アレルギーと楽しく生きる

赤城智美[文] 清重伸之[絵]

FOR BEGINNERS SCIENCE

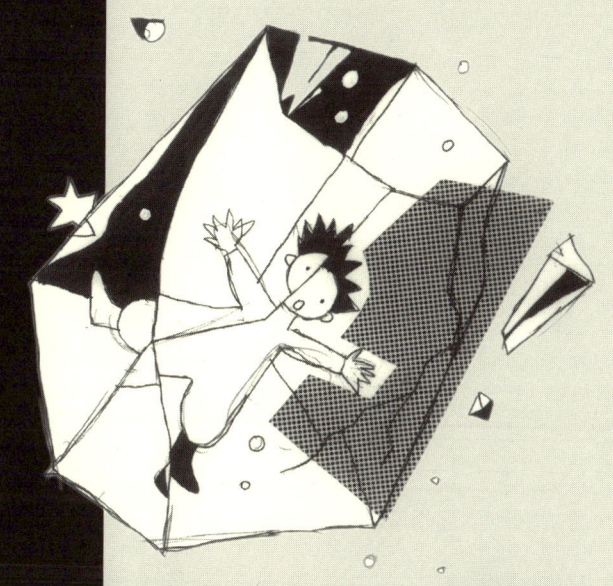

現代書館

もくじ

第1章	生態系につらなる身体	4
第2章	暮らしの中には氾濫がいっぱい	20
第3章	感受性と許容量	36
第4章	からだとこころに起こるできごと	46
第5章	あれもこれも消化の話	58
第6章	文化の変容	68
第7章	共に生きるということ	84
第8章	エコロジーと医療	106
第9章	異なるものへの希求	136
エピローグ	子どもの発達と病について ―科学への道しるべ―	154
参考文献		172
あとがき		173
アトピッ子地球の子ネットワーク活動案内		174

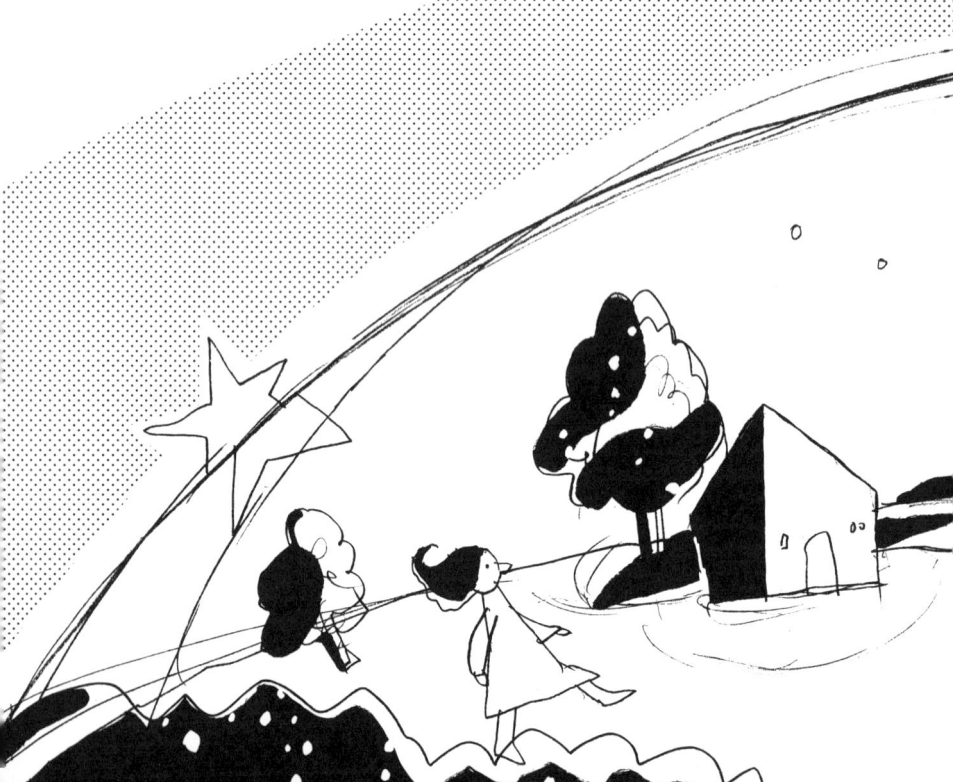

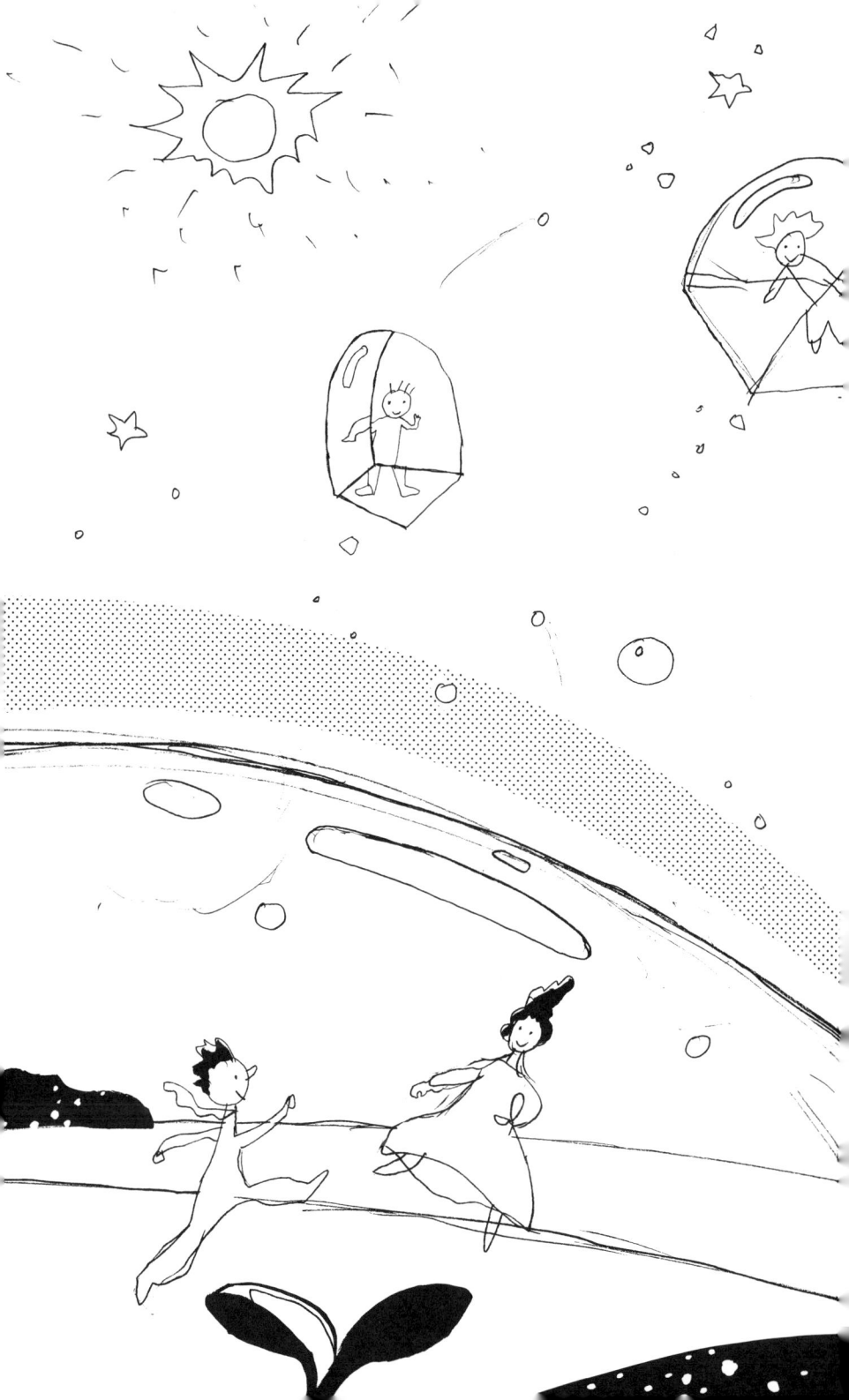

第1章　生態系につらなる身体

都市の温度と大気汚染

　昼間、風は海から陸に向かって吹き、都市で暖められた空気は、夕方海に向かって吹いていきます。イメージでは都市で汚れた空気は海できれいにされて、翌日また生まれ変わって陸にやってくるような感じがするけれど、実はそうではないということを写真家の塚本治弘さんが教えてくれました。

　塚本さんは、都市の空に浮かぶ雲の観察をずっと続けていて、奇妙な雲の存在に気がつきました。幹線道路に沿って雲の固まりが列をなして浮かぶ状態が、ある一定の気象条件の日に観測できたのだというのです。その雲は1969年には環状七号線上空にあり、1985年頃には環状八号線上空に移動したというのです。いわゆる「環七雲、環八雲」の発見です。それからさらなる観察と研究を続け1992年には『環境汚染雲』（塚本治弘著、五月書房）を上梓しました。

　郊外には樹木があり高層の建物はあまり多くありません。環状線の外側は郊外よりも住宅が密集し樹木は少なくなります。環状線の内側は高層の建物が多く、樹木はさらに少なく、交通量がとても多いのが特徴です。都市生活によってもたらされるクーラーの放熱、自動車の排気熱などは人の密集度合い、交通量などに比例して増えるため、大気温度も高くなります。郊外よりも環状線外側、環状線外側よりも環状線内側が、より高い大気温度となります（ヒートアイランド現象）。この温度差

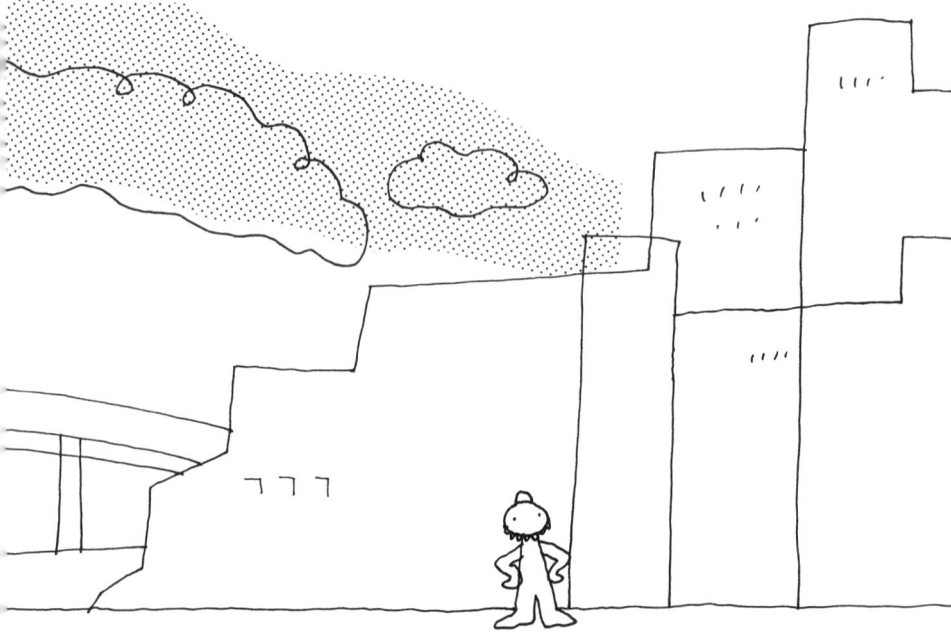

と排気微粒子が核となることによって発生した雲が環八雲です。

都市がヒートアイランド化していることを私たちはすでに気づいているけれど、この悪循環はなかなか止まりそうにありません。クーラーや自動車という便利なものがもたらした都市の高温化のために、都会の夜は寝苦しくさらにエアコンの温度を上げることになります。上がりすぎた都市上空の大気は、夜になって海に向かって風が吹いても全部は海にたどりつかず、翌日の海風に乗って高い温度のままでまた都市上空に舞い戻ってきます。汚れて暖かい空気がぐるぐると都市の上空を移動しているだけなのです。

困ったことがもうひとつあります。都市に点在する緑地帯は、ヒートアイランド化して汚れた空気の中にある、いわばオアシスのような存在になっています。けれども、環八雲の例からもわかるように、樹木のあるところは他のところに比べて気温が低くなるため、都市の中に高い温度の場所と低い温度の場所が存在することとなってしまいます。そのため高い温度から低い温度への気流が起こり、「結果として汚れた空気が低い温度の場所に集まることになってしまう」と前述の塚本さんは指摘しています。

小さなオアシスだと思っている場所は、汚染した空気が流れ込む場所だったということです。本当のオアシスとなるような、都市の空気を回復させるための処方箋はないのでしょうか。塚本さんにお尋ねすると「都市のビルの外壁すべてを緑化して、路面からの放射熱を壁の樹木で遮断できれば、もしかしたら都市の小さな公園の緑はオアシスになり得るかもしれませんね」とおっしゃっていました。

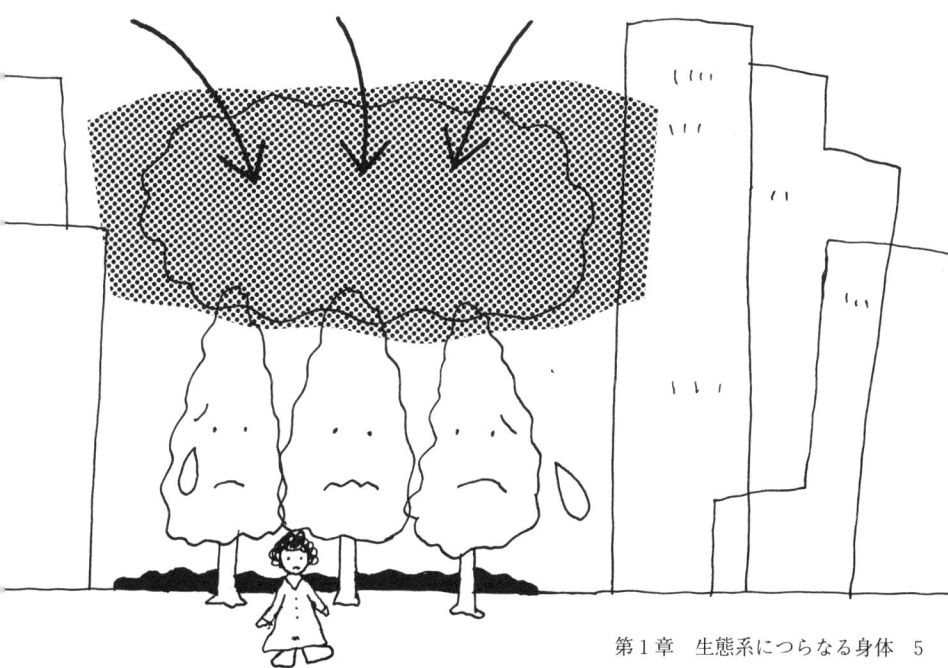

都市化がもたらした花粉症

　花粉症は、花粉（タンパク質）が大気汚染物質とくっつくことによって免疫のセンサーを刺激し、アレルギー反応が起こることによって発症する疾患です。

　花粉と大気汚染物質のどちらも、飛散する絶対量の多さが症状悪化と関係しています。

　飛散しているものは、降雨によって水滴に包まれ地面に浸透しますが、都会のアスファルトの上では水分が蒸発し、花粉は浸透することがありません。お天気の日々が続けば、花粉は一度路面に舞い降りても、風が吹けば再び舞い上がりいつまでたっても飛散し続けることになります。

　また、郊外に植わっているスギの花粉が風に乗って都会にたどり着いている場合もあります。都市化とともに造成された、大規模住宅地に植えられた樹木の花粉が、都市住民の発症に影響することもあります。これらの樹木はその土地の植生と関係なく、特定の種類のものがある時期にいっせいに植え

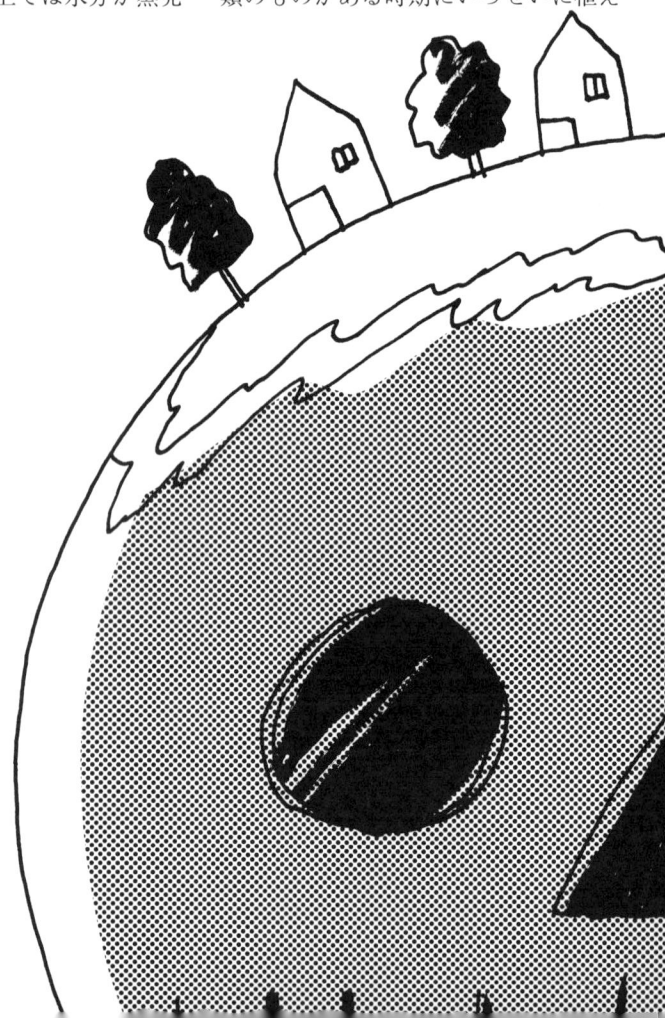

られるため、種類が同じ花粉がまとまって飛散する結果を招いています。

　また造成地は南側の斜面を切り開くことが多いのですが、樹木をいっせいに伐採し表面の土を削り取ってしまうため、街路樹などを整備する頃には、痩せて草木が育ちそうにない土しか残っていないことになります。

　造成地に植える樹木の選択は、街路樹に適した種類で、その上痩せた土でも根付くことができる種類という、とても狭い選択肢しか残らなくなります。

結果として、どこの造成地でも同様の樹木が街路樹に選ばれ、乾いた土を覆い隠すようにして芝生が植えられることになります。

　実際に特定の樹木花粉が飛散することで、その飛散地域で花粉症患者が多数発生した事例を、芦屋市立芦屋病院耳鼻科医師の吉村史郎さんが報告しています。特定の樹木花粉というのは、もちろんスギに限ったわけではありません。吉村さんの報告例はオオバヤシャブシによるものでした。

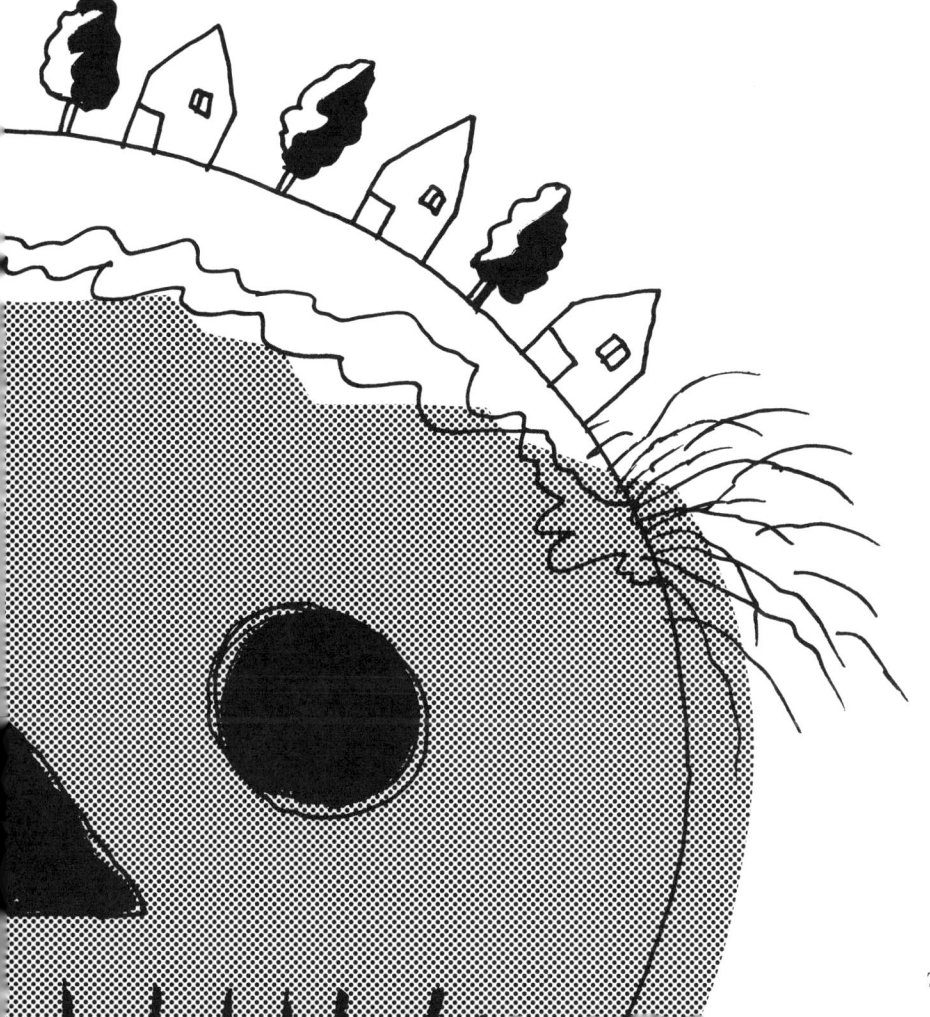

交叉抗原

　ところで免疫のセンサーは、タンパク質に反応してアレルギー反応を起こしますが、発症の原因物質（アレルゲン）としてセンサーが認識したタンパク質は、アレルゲンとして身体に記憶されてしまいます。

　植物にも動物にも、同様の祖先から出発して環境変化や時間の経過とともに枝分かれした種が存在します。それぞれの生き物のタンパク質は、枝分かれの過程が近いものは似たような種類のタンパク質でできています。

　そのため、アレルゲンとして記憶されたタンパク質がたとえ一種類だったとしても、身体はコンピュータではないので、似たようなタンパク質にも反応してしまうことがあります。

　タンパク質どうしが似ていて、アレルギー反応を起こしてしまう可能性があることを交叉抗原性といいますが、樹木の交叉抗原性はとてもやっかいです。

　特定の樹種をアレルゲンとしてつきとめるだけでなく、その樹種と似た花粉（タンパク質）を持つ交叉抗原性のある樹木の花粉飛散時期にも発症予防が必要な場合があるからです。

　また最近では果物に対してアレルギー症状を起こす人が増え、樹木花粉と果物の交叉抗原性が指摘されています。

　ブタクサとセイタカアワダチソウ（キリンソウ）の交叉性は以前から知られており、1960年代から70年代にかけては、ぜんそくの子どもを見ると「きっとブタクサが喘息の原因だ」と調べもせずに断定するお医者さんがたくさんいました。ブタクサは空き地や土手に生え、セイタカアワダチソウも似たような場所で群生していたので、本当のところはどちらがもともとの原因かわからないことが多かったのだと思います。しかし、高度経済成長期に入り空き地が急速に減る中で、ブタクサとセイタカアワダチソウはなりをひそめ、半分忘れ去られてしまった感があります。

　ブタクサはそんなに目立たないけれども、セイタカアワダチソウは名前のとおり、背が高く鮮やかな黄色い花を咲かせて群生するので、その広がりを目にすることができます。関東近県では一時期見なくなっていたものの、近年は今までなかった場所にも姿を現すようになり、目視する限りでは分布域は広がっているのではないかと感じます。

　かつて日本のいたる所に広がっていた雑木林には、雑然としてさまざまな樹木や草が自由に生えていました。それらは、その土地の気象や地質やさまざまな条件にみあった自然の調和の中で生まれた「雑然」であったのかもしれません。一度失ってしまった自然を取り戻そうと、形だけの回復策を施しても、かつてあった自然と人との共生は取り戻せそうにないこともぼんやりと見えてきました。

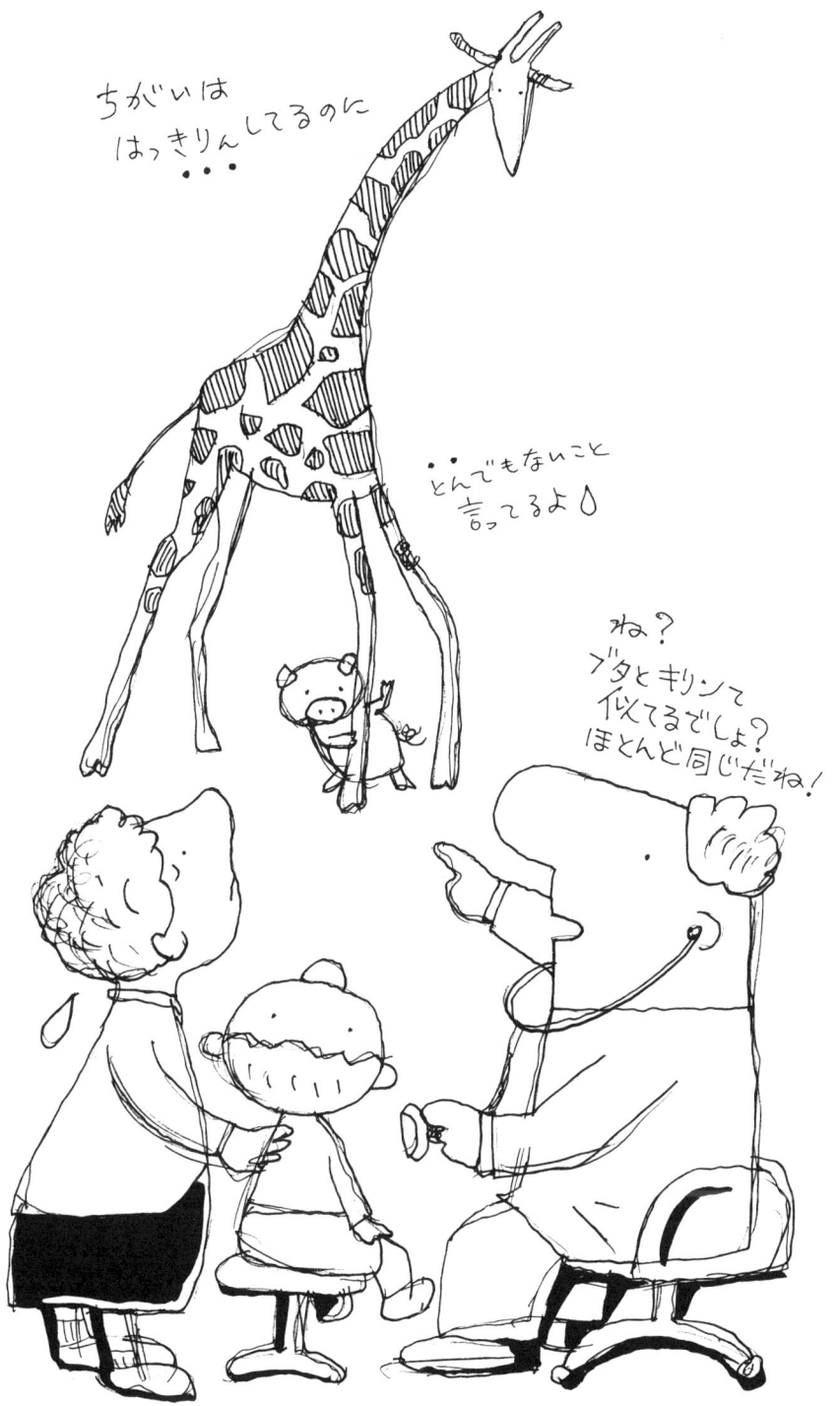

樹木と農薬

山の樹木は好き勝手に生えているように見えますが、下草を刈ったり、間伐したり、下枝を払ったりというような、山の管理を怠ると日差しも風も通りにくいところになり、山全体の元気を失ってしまうこともあります。

少し前の時代、人がまだ薪を拾ったり、ある程度の狩猟を行っていたような時代には、山の管理の一部分は自然な生活の営みでまかなわれたこともあったはずですが、現代の人の暮らしにあっては、「山の管理」は、意図し努力しなければならないものになってしまいました。人や動物の営みと山々は、深く関わることでその豊かさが保たれていたことを忘れてはいけません。

里山にあるような並木道や公園の木々も自治体の公園管理課などが熱心に枝を払ったり寒さ対策をしたり、施肥や害虫の駆除などをして、面倒を見ています。都市に残る街路樹も同様です。

病害虫対策のために、樹種によっては人の手によって殺虫剤が撒かれることがあります。これは「殺虫剤」と書きましたが「農薬」と同様の成分のものが撒かれていることがほとんどです。虫対策は、並木道の下を通る人々の不快感を和らげるために行われることもあります。

ところで、こうした都市や居住地で散布される農薬が原因で、健康被害にあう人の事例が、1990年代以降、急速に増えてきました。

農薬を散布した人の手足に皮膚疾患が起こることは、農業従事者や農薬問題を追跡する市民団体の間ではすでに知られていたことでしたが、殺虫剤散布後の並木道を歩いただけで、喘息様の症状が起こったり、目の痛みを訴えたり、全身の皮膚症状がおこるというような事例は、かつては報告されてい

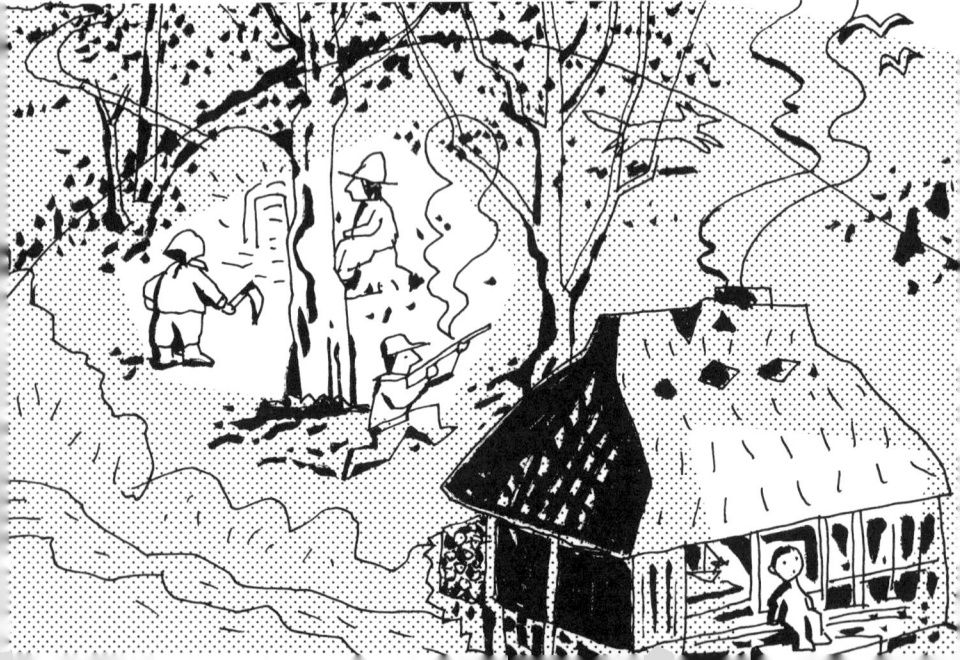

ませんでした。

　眼科学の研究者で医師の宮田幹夫教授（当時北里大学）が、有機リン系農薬フェニトロチオンや有機塩素系パラコートなどが、花粉症をはじめとするさまざまなアレルギー性疾患を増悪させるということを、動物実験によって明らかにしたのも、1991年のことでした。

樹木と酸性雨

　車の使用台数が右肩上がりで増えるにしたがって酸性雨の問題が指摘されるようになりました。

　当時の環境庁が酸性雨による生態系への影響を初めて警告したのは1997年のことでした。同じ頃、名古屋大の研究グループによって乗鞍岳周辺の針葉樹の立ち枯れの原因が、都市部の排ガスによって発生する酸性雨の影響によるものだということが確かめられました。酸性度を示す水素イオン濃度指数（pH）が5.6以下の雨が酸性雨に分類されますが、乗鞍岳ではpH3であったと報告されています（同大学は1990年に初めて乗鞍岳の酸性雨を確認しています）。

　酸性雨は樹木を直接枯らすだけでなく土壌をも汚染します。樹木を枯らす原因となる菌の繁殖を促すことにもなり、影響は深刻です。

　その後、酸性雨対策は急務のこととされ、さまざまな研究が進んでいますが、汚染された土壌の回復も、樹木の再生も、決して容易なことではありません。

　痩せた土や汚染された土壌に強い樹木を植えることで、都市緑化を達成しようとした私たち、殺虫剤や除草剤を散布することで樹木の健康を保とうとした私たちが、手に入れようとしたものは、緑豊かで新鮮な大気だったはずです。

　樹木との共生のために必要な視野や視座とは何なのでしょうか。

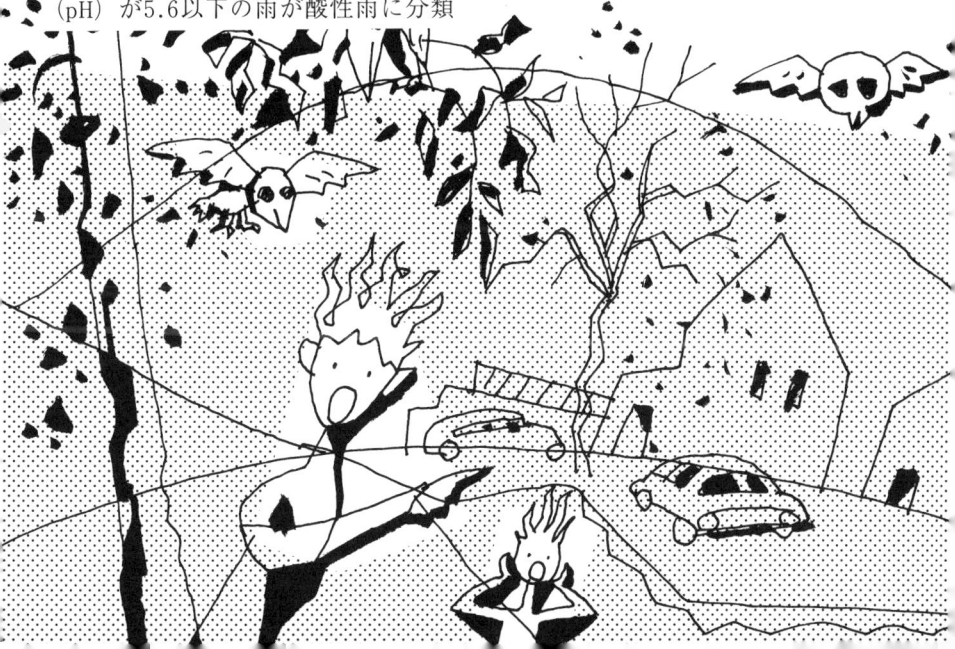

命を育む土の役割

　土の中には、バクテリア、原虫など小さな生き物や、トビムシ、ミミズ、くも、あり、ヤスデなど、たくさんの生き物がいます。適度な酸素や水があり、雑草が生えてさまざまな昆虫がいれば、土を巡る生き物の営み（食べたり、うんちしたり、植物は根っこを張ったり、枯れたり、腐ったり）の中で、土は命の循環の中心になります。

　高度経済成長期以降は、都市に限らず、地方都市の小さな路地の枝分かれした先の小道まで、道は整備され舗装されてしまいました。気がつくと村や町の自治体は、道路や建物を整備することこそが輝かしい未来を切り開く鍵であるかのように錯覚し、山奥の誰も通らない林道までも舗装し続け、それをやりつくしてしまうと、氾濫する川ばかりでなく、護岸する必要のない小さな小川にまでもコンクリートを使った護岸工事を施しました。

　川岸に土のある川は土の中の生き物だけでなく、それらを餌にする幼虫や、幼虫を餌にする鳥や昆虫やさまざまな小動物の生きる場所を残すことができました。その川には昆虫が産卵し、幼

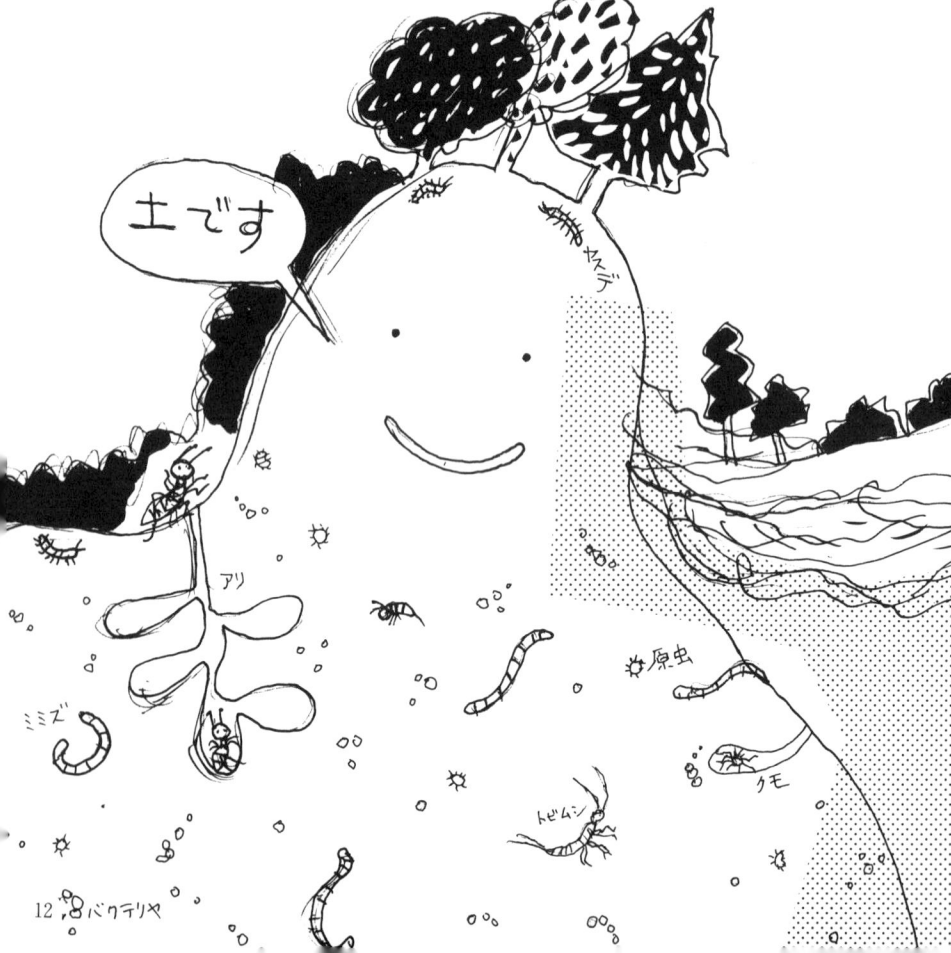

虫が育ち、それを食べる魚が寄ってきます。

　川の水が、生物が生きられるぎりぎりの水質を保っていたとしても、川の岸辺に生物が生きる余地がなければ、川の生命はだんだんと終焉に向かうことになります。

　区画整理によって自然な川の流れを補整したときなどに起こるのは、川の水量が落ちて川底にヘドロが堆積したり、川岸の土や草が落ちて堆積してしまうことです。よどんだ水がたまるようになり川が悪臭を放つので、しかたなく護岸工事したのだという話題も耳にしたことがあります。

　護岸工事で得るものと失うものの大きさを測るのは、難しいことかもしれません。「環境の循環を大切にする」という視点をもった上で、工事の方法を環境配慮型のものにするという選択も成り立つかもしれません。

　利益誘導、効率化、経済効率という価値概念の呪縛から逃れ、環境共生や環境配慮、保全といった価値概念に向かうには、何が必要だと思いますか。

　私は、洞察力と想像力ではないかと思っています。

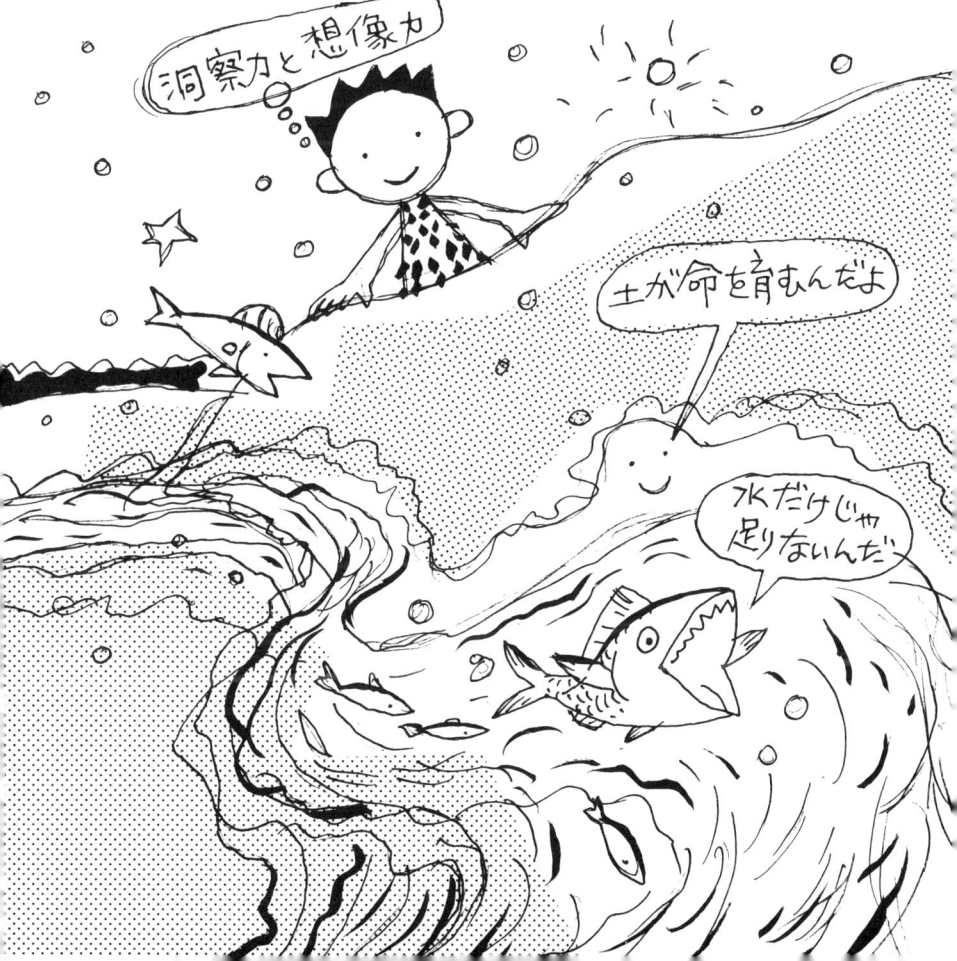

消えることのない化学物質による環境影響

「化学」という専門領域は難しくてわからないものであり、自分とは無縁のものだと考える多くの一般の人にとって、レイチェル・カーソン著『沈黙の春』は、大きな衝撃を与えた最初の書物だったのではないでしょうか。

舞台はアメリカではありますが、農薬・殺虫剤の使用が環境を汚染し、ひいてはそこに生きる生物へも影響を与えるものだという指摘は、「公害＝悪質な企業が起こすもの」という、単純でわかりやすい図式を根本から覆すものだったと思います。

その後DDTやPCBの使用は禁止されましたが、環境への影響は消えておらず、むしろ深刻化していることを、レイチェル・カーソンの書物が古典となった三十数年後、シーア・コルボーンら三人の科学者が『奪われし未来』という著書の中で指摘しています。その『奪われし未来』の日本語訳が出版されてからすでに8年の歳月が経過しています。私たちの暮らしは変わったでしょうか。

環境に拡散された化学物質の元をたどれば、一般の人が日常的に使用するものばかりにたどりつきます。

液体洗剤の容器、包装材、おもちゃなどのプラスチック製品、農業・花壇・菜園・室内に飾る植物類に使用する殺虫剤や除草剤、電気製品の絶縁体、などに使用されているPCBが、主な例です。

これらは、小動物や魚だけでなく、ヒトの血液や脂肪、母乳、毛髪からも検出されています。ヒトの身体に蓄積され、検出される理由はいろいろ考えられますが、ひとつの理由として、人間があまたの生き物の食物連鎖の頂点にいることが挙げられます。

それから環境循環も影響していると思います。
土に埋められたり廃棄されたものが、微粒粉になって風で飛ばされ大気中を舞ったり、土壌に溶出して川に流されてその後蒸発して雲に達し、雨の核となって再び大地にたどり着くという壮大なものです。その過程で、魚や動物の体内に取り込まれたり、作物に吸収されたものを直接、動物やヒトが摂取したり、循環のルートは無数にあります。

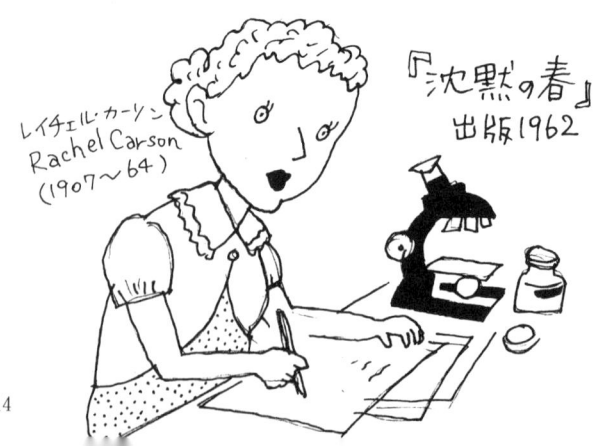

レイチェル・カーソン
Rachel Carson
(1907〜64)

『沈黙の春』
出版1962

食物連鎖と体内蓄積

『奪われし未来』には象徴的な食物連鎖の例として、オンタリオ湖のPCB生物濃縮の例が紹介されています。

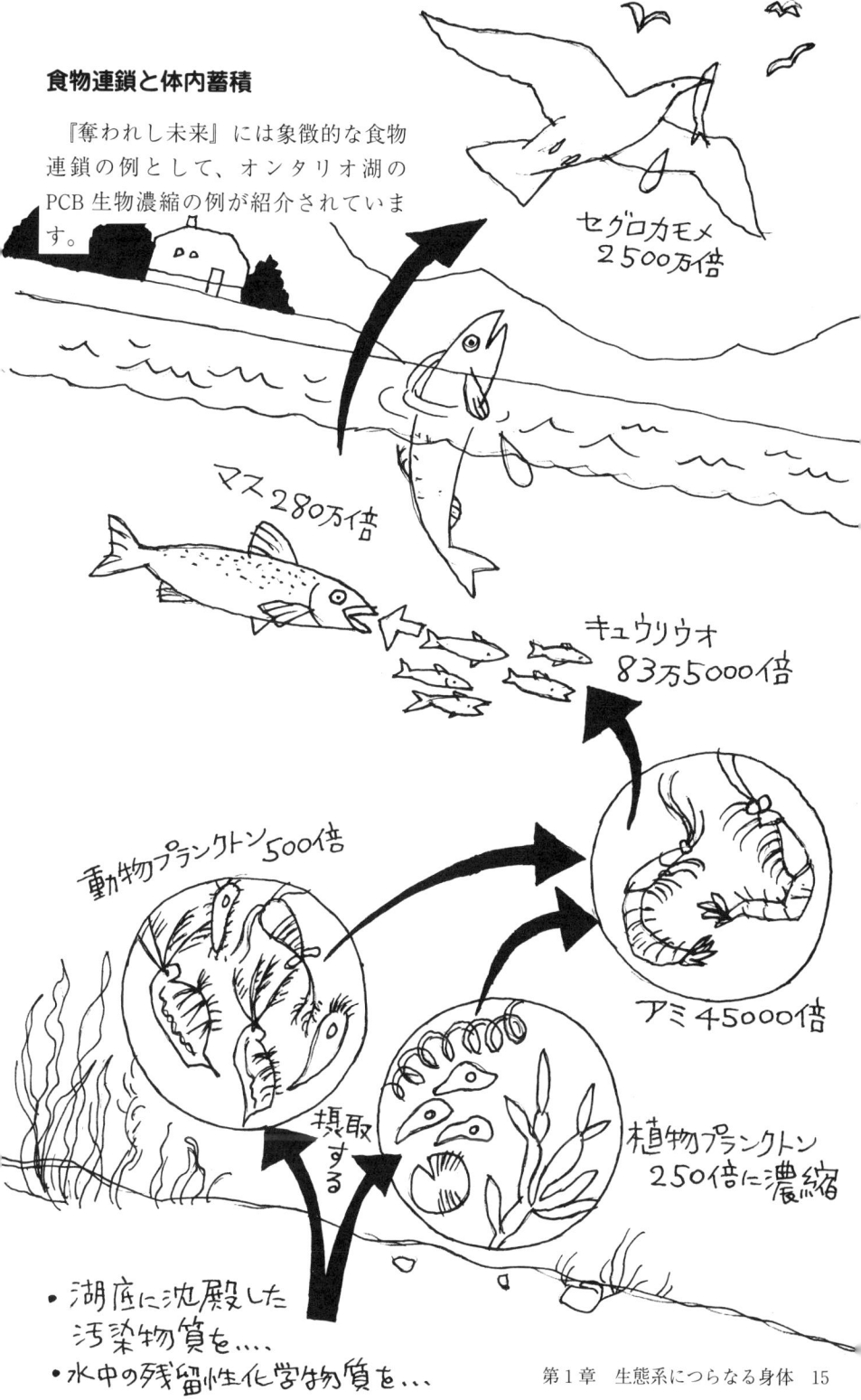

第1章 生態系につらなる身体

1993年当時近畿大学で法医学の研究をなさっていた吉村昌雄教授は『人体汚染』という著書の中で、1972年に製造禁止措置がとられたPCBがその後身体にどのように蓄積されているか報告しています。

1974年とその後5年経過した1979年に成人の血清、肝臓、皮下脂肪のPCB濃度を比較しています。1984年と1989年にも同様の分析を行い、全体としては1974から1989年の15年間に4回の分析比較を行ったのですが、結論は、15年間ヒトの皮下脂肪中のPCB濃度は横ばいであり、低下傾向は見られないというものでした。

その他にもBHC、DDTなどの農薬が使用禁止となって以降の人体汚染の状況を克明に追跡すると、その他の有機塩素系農薬も含め、代謝、排泄のメカニズムをもつ腎臓、肝臓への蓄積のうち、特に腎臓より脂肪の多い肝臓に蓄積されたり、皮下脂肪に蓄積されていることが明らかになりました。

また、代謝が特に盛んな女性の子宮への蓄積も多く、蓄積された化学物質のうち、80％が胎盤を通して胎児へ移行することがわかったということでした。

1997年を境にして、ダイオキシンや環境ホルモンの問題に取り組む多くの本が書かれ、新聞や雑誌やテレビがその特集を組みました。当時の混乱の中には、「母乳からダイオキシンが検出された」ということをことさらに問題視するものや、「母乳を飲ませるからアトピーになるのだ」というような発言をする研究者や市民団体まで出現しました。

もちろん、化学物質が体内に蓄積されていることは問題ですから、その解決のために私たちはさまざまな努力をしなければなりません。しかし、だからといって、母乳は危険、だからアトピーになるという無用な恐怖心や不安

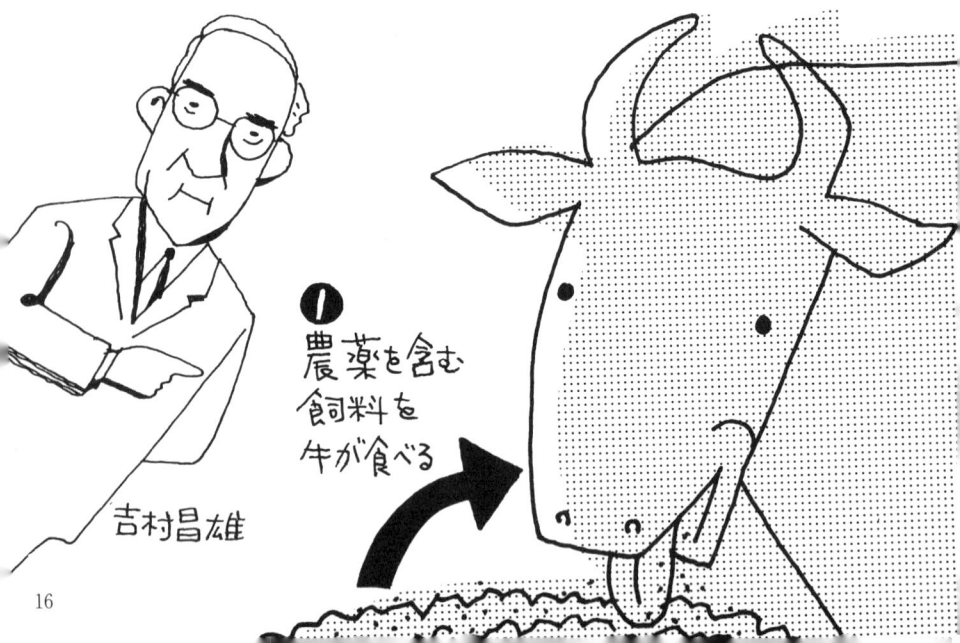

感を持つのではなく、知識を身につけ現在と未来のための冷静な行動を促したいと思います。

化学物質が体内脂肪に蓄積するのは、ヒトだけでなく魚や家畜にも共通しています。中くらいの魚を食べる大きな魚も、それを食べるアザラシも、アミをたくさん食べる鯨も、考えられないほど高濃度の化学物質を蓄積させている可能性があります。

穀物飼料に残留する農薬、それを食べる牛、それを食べるヒトと考えていけば、もともと排泄されにくいところに蓄積された化学物質が、体内から減少しにくいという事実の一方で、知らず知らずのうちに新たに体内に取り込まれ続けている可能性も想像できます。

環境中に汚染物質を拡散させないこと、環境を回復させたり保全することは、ヒトの健康を守ることと直結していることも想像できるでしょうか。

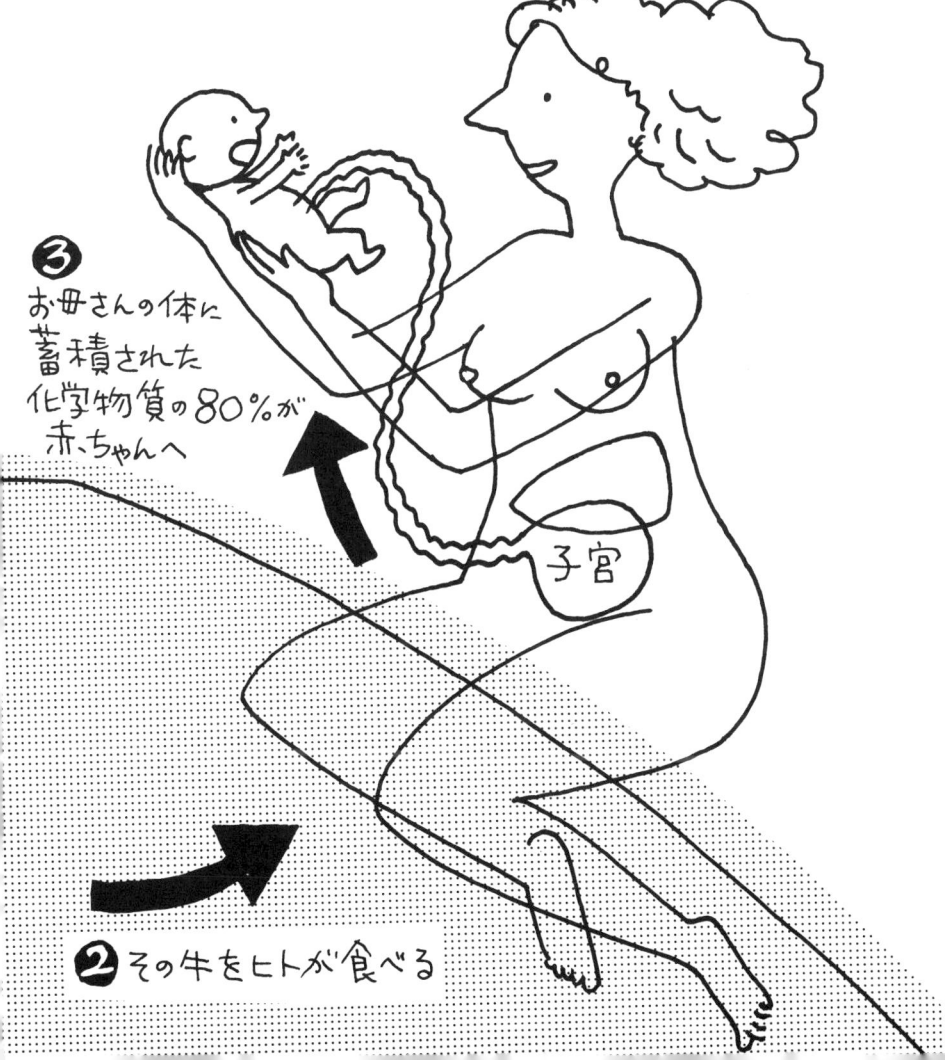

❸ お母さんの体に蓄積された化学物質の80%が赤ちゃんへ

子宮

❷ その牛をヒトが食べる

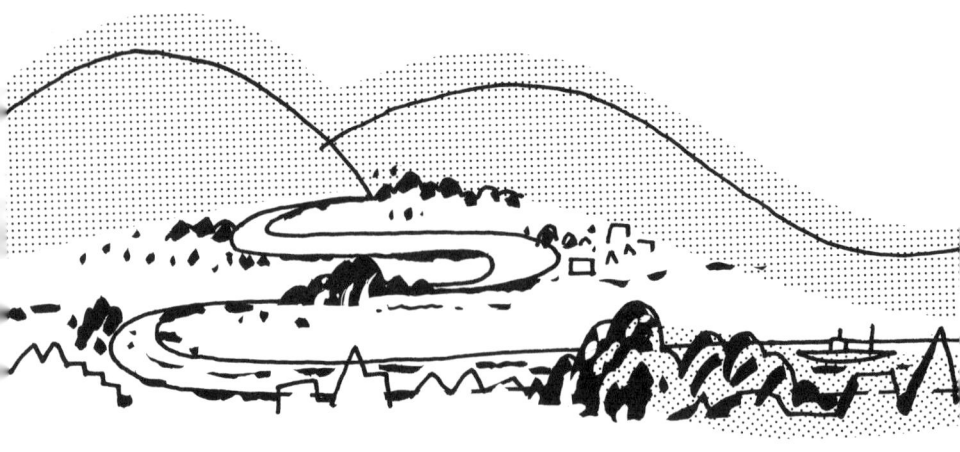

取水口と排水口

　源流に近い無数の小さな川はいくつかの合流を繰り返し、やがて郊外の村や町を通り市外地を抜けて大きな川と合流したり、海に繋がったりしています。

　源流でも人家の近いところでは、下水の排水溝がそのまま川に注がれているところもあります。

　水量の多い川には数キロおきに取水口がつながっていることもあります。

　排水口、取水口、排水口というように、いくつもの役割を果たす川も多く存在します。

　高性能の合併浄化槽が各家庭に取り付けられていて、全ての排水が浄化されていれば何も問題はないのですが、現状は違いますね。家庭で使用される浄化槽の性能はまちまちです。その上浄化能力の高い合併浄化槽の普及が進んでいないところはたくさんあります。

　除草剤を散布した田んぼの水も、工場から出てくる排水も、家庭で使ったお風呂のカビ取り剤も、信号待ちでポイ捨てされて側溝に流れ込んだタバコに含まれるベンツピレンも、公園で散布された殺虫剤も、全部川にたどり着き、その川の水は、別の取水口から取り込まれ、浄水場を通って濾過、殺菌されて、どこかの家庭の蛇口にたどり着くことになっています。

　水に流されて、海に流されていって、海が汚染されてしまうというようなどこか遠い場所や知らない世界のできごとではなく自分や周りの人々が、日常何げなくやっていることが、環境に影響を与え、汚染された環境がすぐに自分に影響を与えるのだということです。こんなお水を飲めるようにするために、日本の浄水技術は非常に発達しました。大部分の汚染物質は除去、濾過され、殺菌のために塩素が投入されることで、飲み水は確保されているのです。

　ところで、アトピー性皮膚炎を起す人や、食物アレルギーなどで腸管が過敏に働く傾向にある人にとっては、この塩素こそが症状悪化の原因となっています。

アトピー性皮膚炎の症状が中程度からやや重症化している人50人の協力をいただいて、1年間お風呂の塩素を除去すると患者のQOL（Quality of Life 生活の質、ハンデイキャップやリスクを越えて患者が普通によりよく生きられる状況）がどのように変化するかというテストを行ったことがあります（㈱ゼンケンさんの風呂用浄水器を用いて1997年実施）。塩素除去する前と後では、皮膚の乾燥度がまったく違うため、乾燥から起こる皮膚のかゆみが軽減した人の割合は6割を超えました。

塩素によるちくちくした痛みがなくなったため、お風呂で初めてリラックスできたという回答もありました。

患者のQOL調査からわかったことは、塩素は皮膚を乾燥させるということと、皮膚に傷のある人にとって塩素は刺激物であるということでした。

また、食物アレルギーのために食事のコントロールをしている幼児のいる家庭（約40家族）に、塩素除去の目的で浄水器を取り付けているかどうか尋ねたとき、8割以上の人が浄水器を取り付けていました。

取り付けた理由の多くは、医師からの指導でした。取り付け後の感想は、食事コントロールと塩素除去の両方で、皮膚症状が落ち着いてきたと思うというものが6割を超えました。

客観的な数値では表しにくいことがらなのですが、疾患をもつ人は、水道水中に残る塩素の影響を何らかの形で体感しているということは、疑いようがないのではないかと思います。

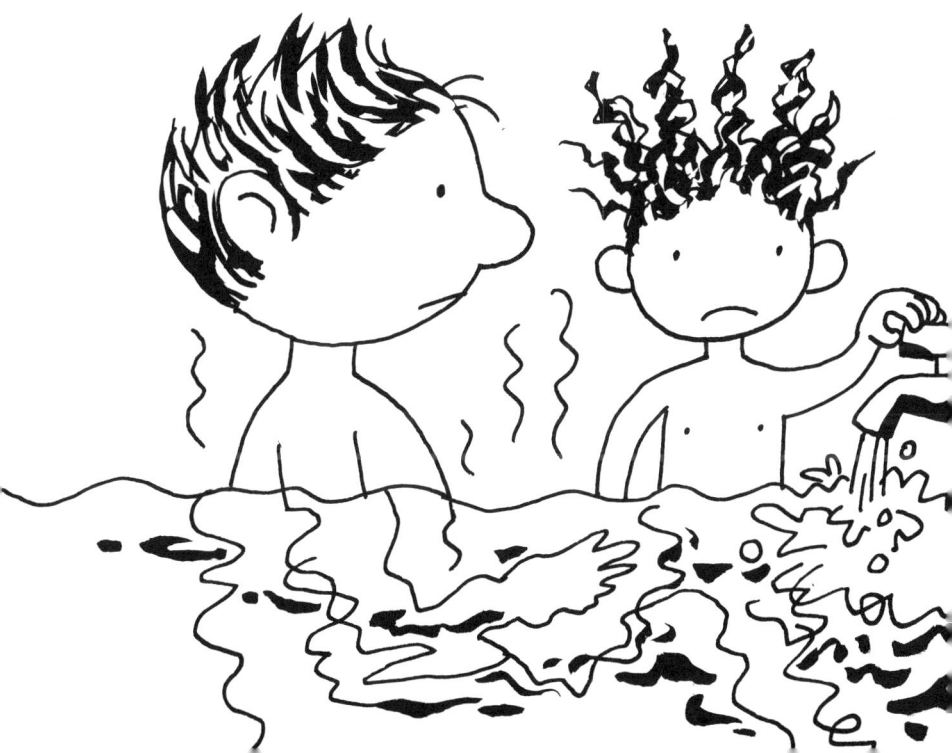

第2章　暮らしの中には氾濫がいっぱい

日用品のダニ・カビ対策と抗菌剤の氾濫

　1980年後半から1990年頃にかけて、アトピー性皮膚炎対策としてダニ対策、カビ対策が有効であるとする皮膚科医の報告が脚光を浴びるようになり、週刊誌の特集や当時登場し始めていた健康雑誌に盛んにその話題が登場するようになりました。

　ダニに噛まれることよりもアレルゲンとして作用してしまうチリダニやコナダニ対策が目的で、ダニの生体のみならず、ダニの死骸や糞までもがその対策対象となりました。

　布団類、ベッド、畳などが主な対策材料となり、農薬成分を含んだ繊維や繊維の密度を高くしてダニの入る隙間をなくしたもの、殺菌作用のある添加剤を含む繊維、布団を丸洗いできるようにファスナーで繋がるようにしたもの、薄型布団など、繊維の開発や形状の工夫がなされ、めざましいアトピー市場の拡大が起こりました。

　抗菌、防ダニは当初はアトピー対策が目的だったようですが、気がつけば布団からシーツ、枕、パジャマと商品群は拡大され、洗面器、タオル、便座カバー、まな板、包丁、筆箱、ボールペンと、誰もが特に目的をもつことなく、「抗菌」が付加価値として意味をもつようになり、商品を選ぶようになってしまいました。

　抗菌商品の中には「防臭」という側面も兼ね備えたものがあり、無防備な広がりの背景には「臭いをきらう」若年世代の意識や若年世代に迎合して消費行動をとる父親、母親世代の意識が影響しているのかもしれません。

　防ダニ、抗菌、防臭の加工品で気をつけなければならないのは、その効果を発揮するために使用される添加剤です。添加剤の中には、身体に悪影響を及ぼす可能性のある物質が使用されていたり、アレルゲン性が高かったり、安全性が不確定なものもあるからです。

　国立医薬品食品衛生研究所の鹿庭正昭さんは、抗菌剤がもたらす皮膚への影響について「抗菌剤は細菌や真菌を化学的にコントロールするものであるため、抗菌剤によって皮膚の常在菌叢のバランスが壊されたり、耐性菌が生じる可能性について考えておく必要があります。抗菌製品について、実際の使用状況下において、抗菌性のチェックとともに、皮膚常在菌にどのような影響を及ぼすのか確認し、消費者に知らせる必要があります」と指摘しています。

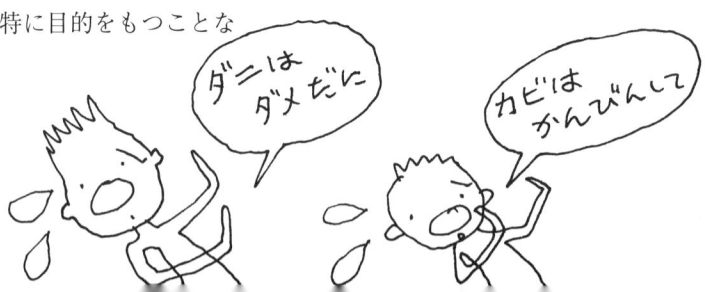

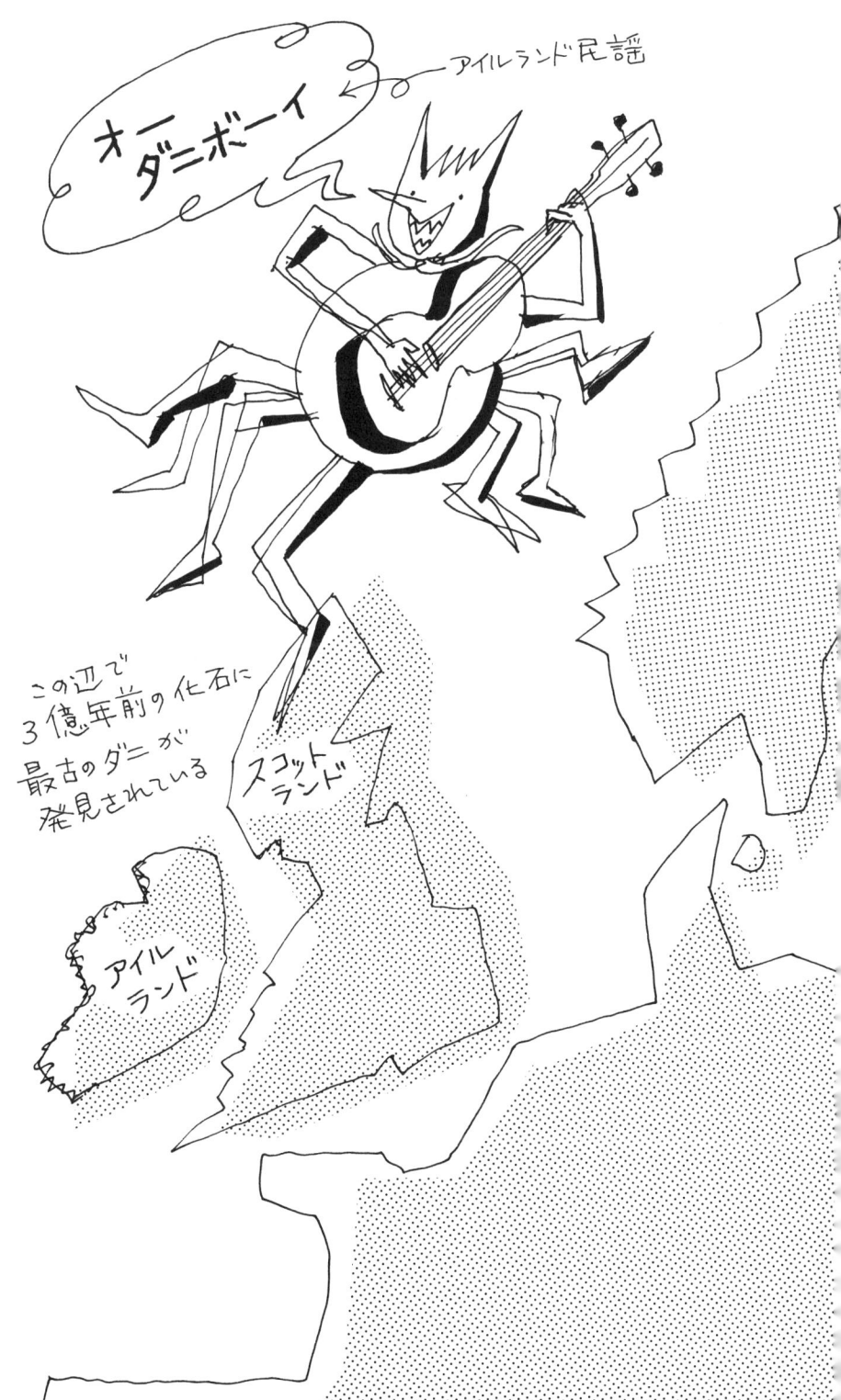

農薬成分が含まれている日用品の典型的な例

　近年はガーデニングが流行し、ベランダに置いたプランターなどで花壇作りを楽しむ人が増えました。そのため、カタログ雑誌、一般の雑誌、ガーデニング専門誌などで、多くの害虫駆除剤の広告をいつでも目にすることができるようになりました。ところで、これらの「花につく害虫退治」に使われる液体の成分を確認したことがありますか。たいていは、アレスリン、ペルメトリン、MEP、などの成分が記載されています。これは農薬と表記されていませんが成分はまったく同じものです。日差し除けや風除けで空気の流れが滞る状態になっている狭いベランダで、このような成分を噴霧することはとても危険です。そのうえ花壇のすぐそばで衣類が干されていたら、危険な状況は幾重にも重なっていきます。

　アレルギー体質をもつ人の中には、虫に刺されると大きく腫れたり、刺された跡が膿んだりするため、肌に直接噴霧する虫除けスプレーを使ったり、蚊、蠅、蟻用の殺虫スプレーを頻繁に使う人がいます。スプレーは使わない

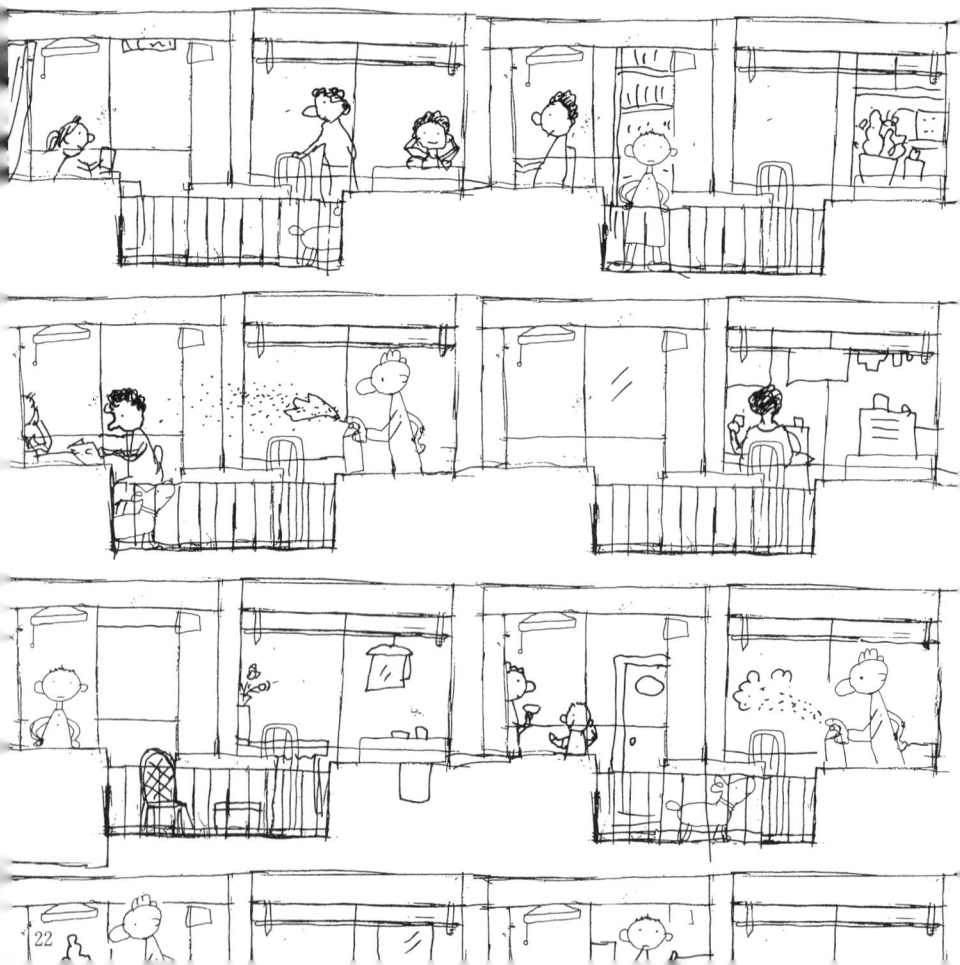

までも、長時間効果が持続する液状のものや、コンセントに差し込むタイプの虫除け剤を使う人もいます。これらのほとんどに使用されているのはピレスロイド系の薬剤です。

　また、アレルギー体質の人は動物を飼うことを避けるよう医師から指導される人も多いのですが、そうは言ってもなかなかペットは手放せないという人も多く、時々このテーマで相談を受けることがあります。医師は動物の毛やフケを吸い込んで鼻炎や喘息、皮膚症状の悪化が起こることを懸念しているのですが、ペットを巡っては別の観点からも注意すべきことがあります。ペット用品に使用される薬剤による影響です。ペットのダニ対策の首輪にはクロルピリホス、ノミ対策用の首輪にはフェノトリン(フェニトロチオン)、ノミ取り用スプレーにはアレスリンなどが使われています。これらは農薬成分です。

　気づかないうちに、ペットも人もこの成分を吸い込んだり、直接触れたりしていることもあり、危険度はとても高いものと考えられます。

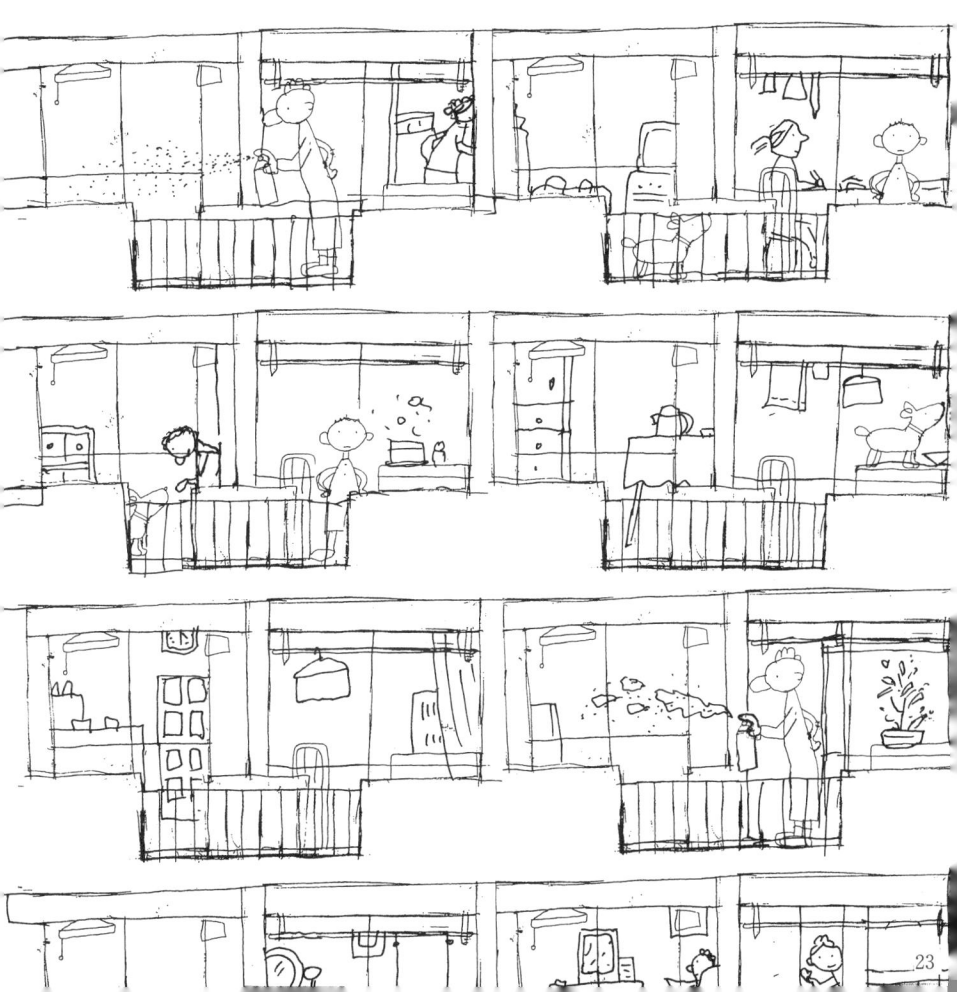

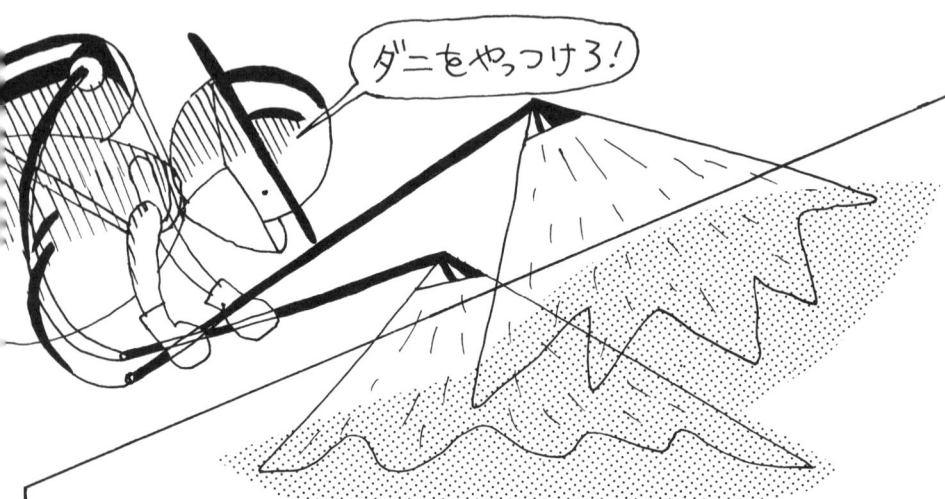

住まいの抗菌剤と農薬の氾濫

　日用品と同様に住まいのダニ対策の流行も、もともとはアトピー対策がきっかけでした。いわゆる虫退治の意味で散布される薬剤が注目されましたが、畳やカーペットなど、潜り込んで出てこないようなものには、その製品そのものに殺虫効果のあるものを染み込ませたり貼り付けたりして、「対策済み」「半永続的効果」が謳われるものが登場してきました。畳には有機リン系化合物が染み込んだ防ダニシートが貼られたり、畳床に直接薬剤を染み込ませたものが登場しました。マット、絨毯、カーペット、布ソファーなどにも抗菌剤や有機リン系化合物が使用されているものが一時出回りました。

　しかし、当然のことながら、農薬成分を染み込ませたような畳やカーペットは、それを使った人々の間から体調不良を訴える声があいついで出てきてしまったため、数年後に目だって危険な商品は淘汰されました。

　住宅の壁紙や建材などに使用される化学物質の問題が深刻化したのは、この後のできごとです。

　日用品やカーペットなどは、自分や家族が選んで購入するものですから、仮に使用している成分が正しく記載されていなかったとしても、「抗菌製品を購入した」と意識することができます。

　皮膚疾患や吸い込みなどのトラブルが起これば、これが原因かもしれないと考えることもある程度はできます。

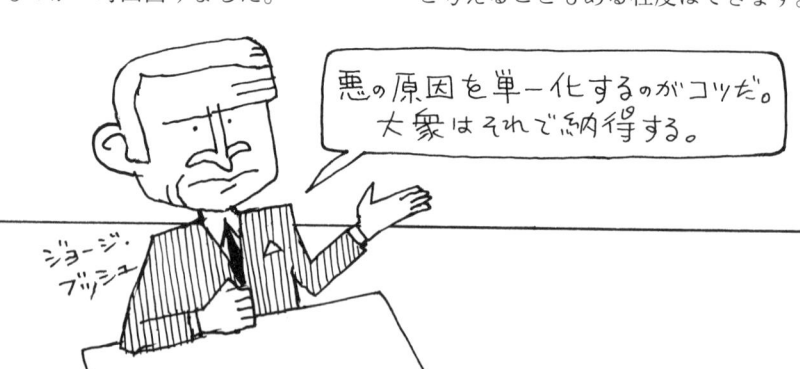

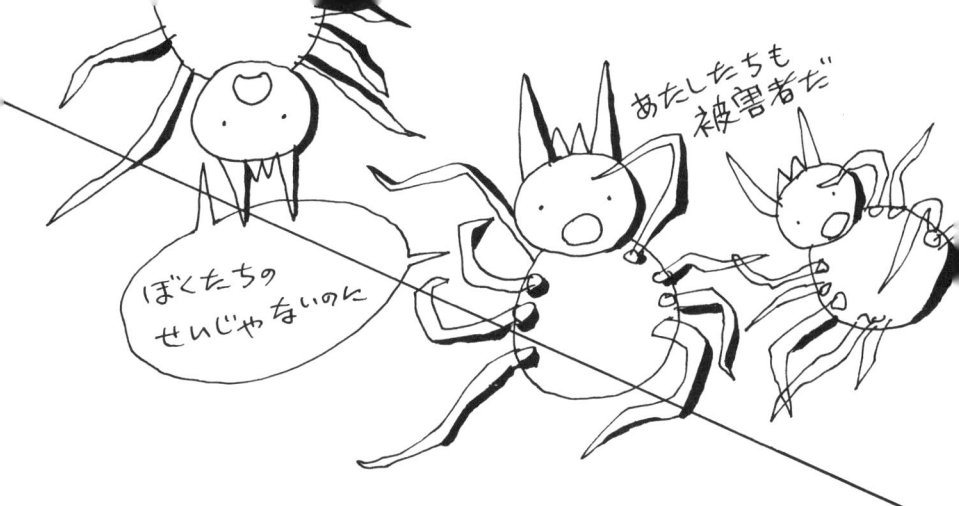

　ところが、住まいの材料に使用されている化学物質については、気づくことも用心してそれから遠ざかることもできない場合があります。
　深刻な症状に悩まされるようになったことで、運よく「住居」の問題に気づくこともあります。けれども、知識や情報をもっていなければ、症状が出てしまってからもなお、気づかないまま悩み続ける場合もあるのです。
　アトピー性皮膚炎の治療やぜんそくの治療に、ダニ対策が有効であるとする専門家の報告や医師の処方箋は、その対象者にとっては正しい事実なのですが、それを伝え聞いた第三者が、一般化して全ての人にとって「あてはまる」と考えてしまうのは、考えてみればおかしなことです。

　あいかわらず、ダニ対策と「アトピー」を関連付ける製薬メーカーの広告が、テレビや雑誌に頻繁に登場しています。農薬成分を含む商品の身体に及ぼす影響力は必ずしも正しく伝わっていません。
　農薬成分の散布は身体に有害です。農薬散布するということについて、もっと慎重になるべきです。身体への影響には個体差があり、人によってはその影響が身体への重大なダメージとなることがあります。身体の感受性が高いと感じる人や、赤ちゃんや妊婦、病中病後で代謝の働きがおちているようなハイリスクグループに属する人にとっては、「自分の身体は自分で守らねばならない」現状だという認識をぜひもってほしいと思います。

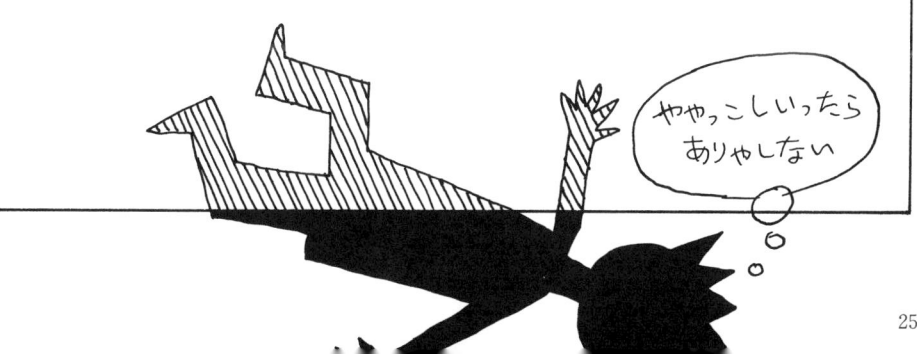

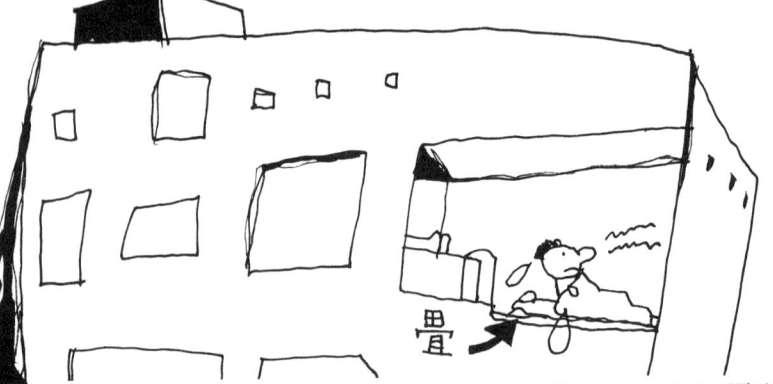

アトピッ子地球の子ネットワークによせられた相談事例

・北東の角部屋で、入居時から湿気が気になる部屋だった。入居2年目の梅雨の長雨で、壁紙が湿気を含んではがれた。後ろにはびっしり黒いカビがはえていた。工務店に依頼して窓のある面の壁紙のみを張り替えてもらった。その後頭痛に悩まされるようになる。目の白い部分に赤く血管が浮き出るようになり、目の痛い日が続くこともある。原因がわからず半年経過して、息苦しくなるようになったため、ぜんそくではないかと気になり電話で相談してきた。本人は壁紙の張り替えのことと、体調不良が関係していることにまったく気づいていなかった。工務店に質問したところ、カビが再びはえないように、壁に殺菌剤を塗布し（薬局などで市販されているカビ取り剤だった）抗菌性が謳われている壁紙を選んで張ったということだった。

本人が実家に避難している間に壁紙を剥がし壁を洗浄し、1週間風を通した後、壁紙を張り直した。1カ月後本人は帰宅したが、以後症状がでることはなくなった。

・団地に入居後、鼻炎とぜんそくに悩むようになった。家族はフローリングしてある部屋で眠り、本人（男性）は畳の部屋で寝ていた。ハウスダスト、ダニ対策の掃除の仕方や、ぜんそくに効果のある布団の購入について知りたいと言って妻が電話をかけてきた。

入居後すぐということもあり、ダニ対策よりも換気が必要というような話題で数回電話のやりとりがあったが、本人がぜんそくにいい布団やダニ対策にこだわっているため、農薬

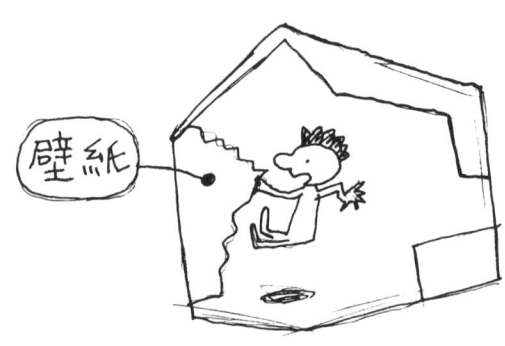

問題を指摘し、成分を確かめ、安全性に納得のいくものを選ぶように話した。畳を燻蒸サービスに出すため、上げたところ、防ダニシート成分エンペンスリンと書かれた紙が貼ってあったという（エンペンスリンはピレスロイド系の農薬、防虫シートの多くには有機リン系化合物のスミチオンが使われている）。これをきっかけに、本人は室内にある壁紙、ふすまなどさまざまなものの成分確認を団地の管理者に要求し、全てのものが抗菌加工されていることを確認した。これらはその団地の標準仕様となっており、団地を通して畳の入れ替え、障子、ふすま、壁紙の張り替えなどを頼めば選択の余地がないこともわかった。

団地サイズに特注した自然畳に入れ替え、予定より少し多目のお金を使ったが、長く続いたぜんそく様の状態は落ち着き、鼻炎だけが残ったということだった。

室内家具からの放散

ホルムアルデヒドの放散は、建材からだけではありません。家具の多くには合板が使用され大量の接着剤が使われています。表面にも木目調やさまざまな色合いの仕上げ材が貼り付けられています。合成ではない、本物の木が使用されている場合も、表面のつや出しや色調を整えるために、さまざまな塗料が使われているため、家具が室内空気質を悪化させていることが多々あります。

箪笥の中にはパラジクロロベンゼンや、ピレスロイド系の農薬成分が含まれたものが「防虫剤」として使用され続けています。

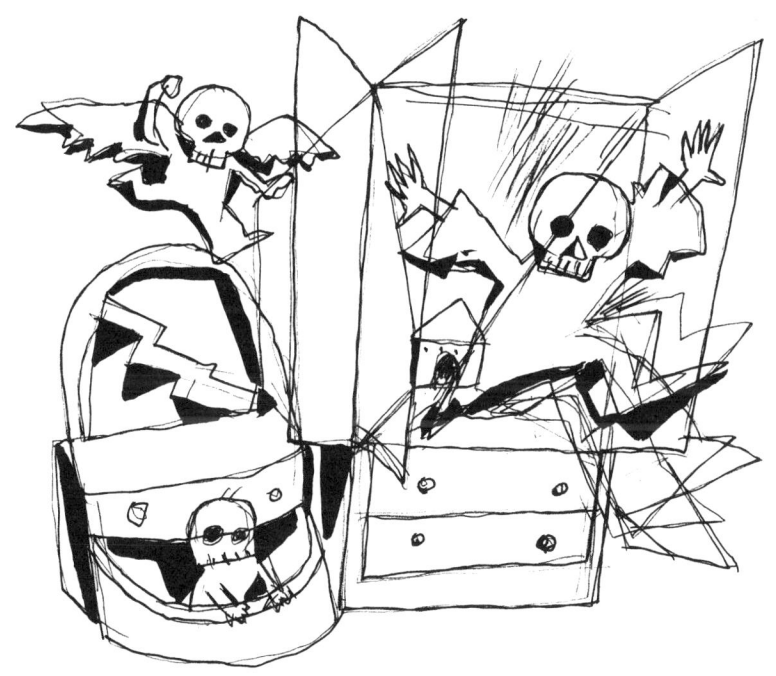

室内空気汚染が促進される構造

　抗菌、防ダニ、防虫の加工は、日用品や寝具にとどまらず、建築に使用する木材（天井、壁、床）、壁紙、畳など、住まう人が日常を過ごす場所に多用されます。基礎や床下などにも高濃度の処理が施されています。これらに使用される薬剤のほとんどは有機リン系の化合物、いわゆる農薬と同じ成分のものです。防腐剤としてホルムアルデヒドも多く使用されます。

　壁、床、天井に貼られるビニールクロスは種類豊富で使用範囲が広がりました。ビニールクロスは接着剤を多用するため、家の中での使用範囲が広がれば、接着剤に含まれる可塑剤やアセトアルデヒドの影響を多く受けることになります。

　接着剤、塗料や表面仕上げ剤には揮発性のものが含まれています。

　夏涼しく冬暖かい快適生活のために室内の気密性は非常に高くなりました。それはたくさんのよいこともももたらしましたが、住宅が過密して建てられた場所や、高層マンション内では、ほどよい空気循環を妨げることになり、入浴や調理などの室内で発生する湿気を外に逃し難い状況を生み出し、時にはカビ発生の原因になっていることもあります。前述したような多種類の化学物質が室内に放散していると、気密性の高さが災いして、汚染空気を高濃度に保つことにもなります。

　アレスリンを有効成分とする蚊取り線香を用いた濃度時間変化測定の実験（横浜国立大学環境科学研究センター、加藤龍夫・花井義道・姜璐ら、92年）では、蚊取り線香を消火した2日後も数μgの濃度のアレスリンが室内空気から検出されたと報告されています。同じレポートでは、室内燻煙剤のペルメトリンやジクロルボスが、カーテンやふすまなどに吸着した後は蒸発しにくい性質があることから、散布後いったん減少した室内濃度は30時間後も数μgから10μgの濃度が保たれていたことが報告されています。

　また室内で殺虫スプレー（スミチホン）を使用した後の空気中の濃度は、6時間後には1/1000の濃度に下がるものの、1週間たってもゼロにはならないことも報告しています。

　室内の空気がなかなか抜けていかない家屋構造や、蒸発しにくい農薬成分の特徴など、いくつかの要因も重なって、室内空気汚染対策は、ますます解決しにくい課題となっています。

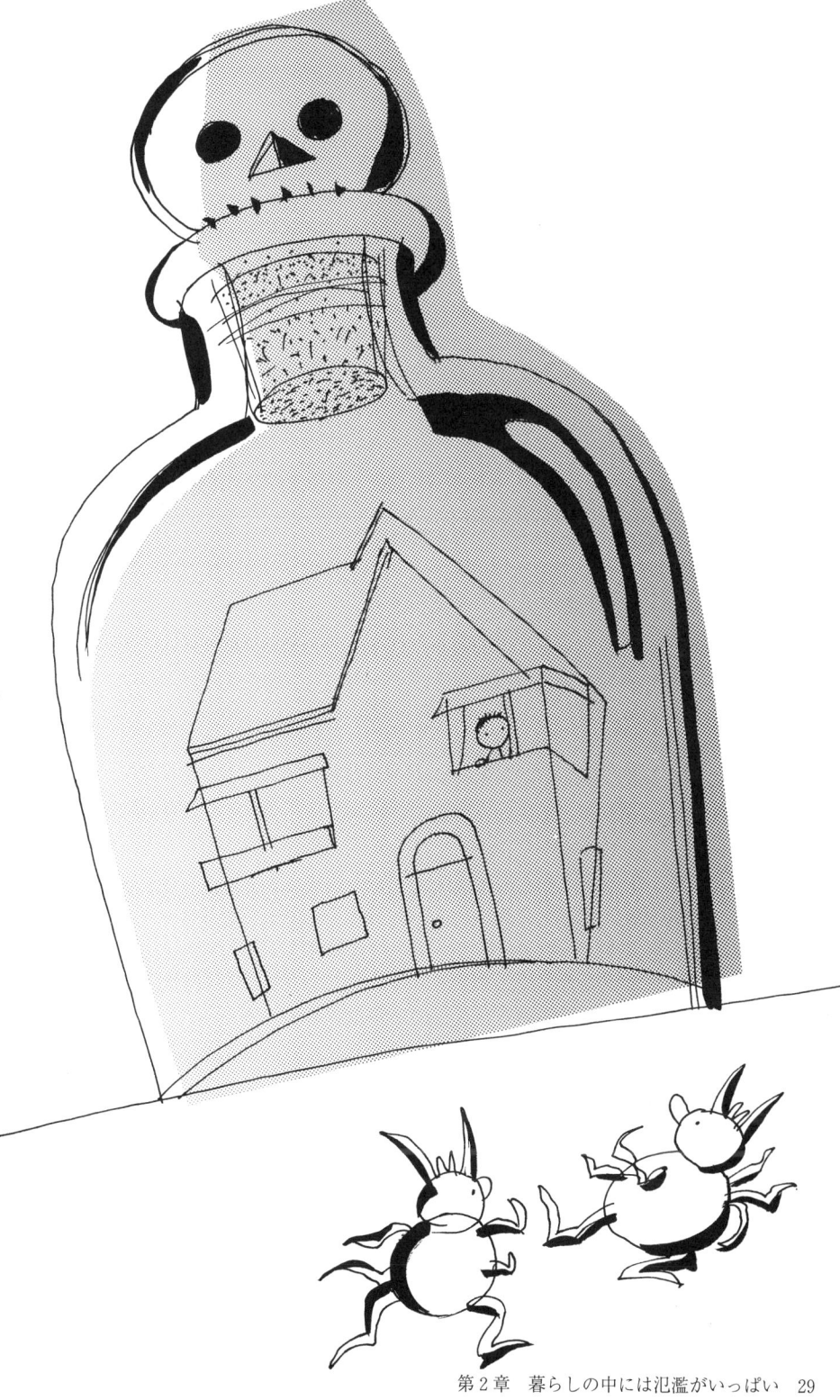

第2章 暮らしの中には氾濫がいっぱい

指針値は出たけれど

平成15年7月に厚生労働省が「室内化学物質の濃度指針値」を発表しました。

室内濃度が高くなることがわかっているもの、過去に健康被害が確認されたものなどがやはり目に付きます。13物質のみが問題であったり、指針値以下なら身体への影響は問題ないという意味のものではないことに注目してください。

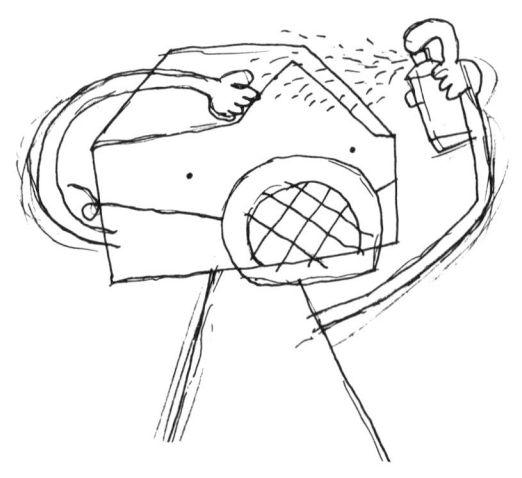

殺虫スプレー使用後の室内空気中スミチオン濃度

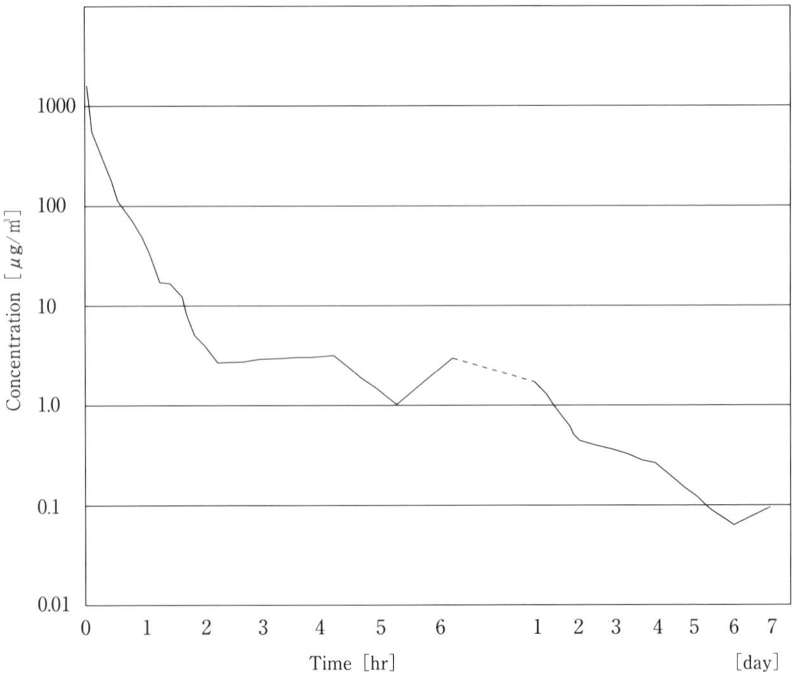

室内空間容積　　$V = 40$ [m³],　　換気率　$\beta = 0.43$
スミチオン含有スプレー使用時間　10秒　発生量　$28000 \mu g$

室内化学物質の濃度指針値当（平成15年7月現在）

　注）室内濃度指針値：厚生労働省の室内空気中化学物質の室内濃度指針値

化学物質名	室内濃度指針値	発生源となる可能性のある材料の例
ホルムアルデヒド	100 μg/m³ (0.08ppm)	合板、パーティクルボード、断熱材（グラスウール）、複合フローリングなど
トルエン	260 μg/m³ (0.77ppm)	塗料等
キシレン	870 μg/m³ (0.20ppm)	塗料等
パラジクロロベンゼン	240 μg/m³ (0.04ppm)	芳香剤等
エチルベンゼン	3800 μg/m³ (0.88ppm)	接着剤や塗料の溶剤等
スチレン	220 μg/m³ (0.55ppm)	合成樹脂塗料等
クロルピリホス	1 μg/m³ (0.77ppb) 小児の場合 0.1 μg/m³ (0.007ppb)	木材保存剤、防蟻剤等
フタル酸ジ-n-ブチル	220 μg/m³ (0.02ppm)	可塑剤等
フタル酸ジ-2-エチルヘキシル	120 μg/m³ (7.6ppm)	塗料、接着剤等
テトラデカン	330 μg/m³ (0.04ppm)	灯油、塗料の溶剤等
ダイアジノン	0.29 μg/m³ (0.02ppb)	殺虫剤等
アセトアルデヒド	48 μg/m³ (0.03ppm)	接着剤や防腐剤等
フェノブカルブ	33 μg/m³ (3.8ppb)	殺虫剤、防蟻剤等

　注）室内濃度指針値：両単位の換算は、25℃の場合による

　　μg/m³：重量濃度　化学物質重量／室内空気の体積

　　μ：マイクロ　10のマイナス6乗

　　ppm：体積濃度（parts per million の略）化学物質体積 c m³／空気体積 m³

　　ppb（parts per billion の略）1ppbは1ppmの1000分の1

効率性追求の結果

　太い木材のように見える集成材はその名のとおり、細い材を接着加工して作られています。合板も同じです。接着剤、防腐剤、表面仕上げ剤などが使われます。乾きやすくするために揮発成分が含まれています。

　壁紙、ビニールクロスなどにも接着剤が含まれています。これも工期短縮のため乾きやすくしてあり、揮発性が高くなっています。ビニールそのものも内分泌攪乱物質であり問題性が指摘されています。

　シックハウス症候群発生の背景には、低価格、効率化といった経済性重視の視点から生み出されたものによる影響が見出せます。　換気や空気循環の悪さが室内空気汚染を助長させている場合もありますが、これも立地条件や住宅密度について、身体への快適性よりも狭いところにどれだけ多くの住宅を造るか、という発想が優先された結果引き起こされたことです。

　これらは、住まう側ではなく、建てる側の人たちが配慮しなければならない問題がたくさん含まれています。

　近年は「人にやさしい住まい」というようなテーマを掲げた住宅も売り出されるようになりましたが、環境負荷や身体影響について吟味してみると、必ずしも触れ込みどおりではないものも散見されます。

　どのように暮らしたいのか、どんな価値観を大切にしたいのか、住まい手となる人が考えることも必要です。造り手と住まい手が話し合い、一緒に考えることも必要です。

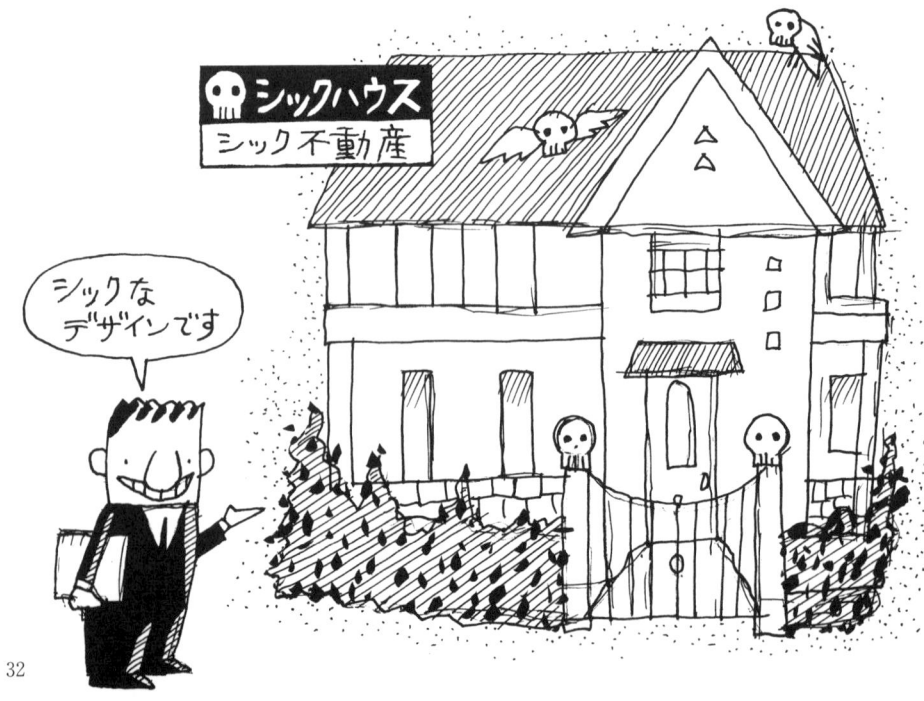

快適な室温と劇的な温度差

　暑い夏に涼しく、寒い冬に暖かく暮らすことは、エアコンのない時代、昔の人のあこがれでした。近年の快適な室温は、エアコンの普及がもたらしたものですが、その威力をさらに強固にさせたのは、室内の高気密化だといわれています。冷暖房の完備は快適ですが、外気と室内の温度差が高いことに身体がついていかず、夏の間ずっと風邪のような症状を引きずったり、居室の出入りや電車の乗り降りのたびにくしゃみと鼻水が押し寄せてくる鼻炎に悩む人などもいます。

　古いビルや規模の大きいビルは、室温を各部屋ごとで管理できない場合もあり、冷房がききすぎてとても寒い夏を過ごさなければならないこともあります。

　そこで仕事をする人の中には、夏の身体の冷えが原因で体調不良に陥る人もいます。特に、内勤で昼間ずっと席に座ったままで仕事を続けなければならない人は大変です。女性の場合は生理不順や膀胱炎を起こしたり、自律神経失調症による諸症状、偏頭痛やアレルギー性の疾患に悩むなど、深刻な状態の人もいます。自律神経のバランスを崩すようなできごとが続くと、ホルモンの分泌や免疫の働きも徐々にバランスを崩してしまいがちです。

　室内温度の適正な管理は、エネルギー問題としてクローズアップされることが多いのですが、健康管理の面からも注目してほしいと思います。

　自分でできる防衛策としては、スカーフを首に巻く、ひざ掛けをひざに掛ける、できればひざ掛けを腰に巻く、夏でも温かいお茶を飲み、冷たい飲み物を飲まないようにする、水分を摂り過ぎないなどの方法があります。

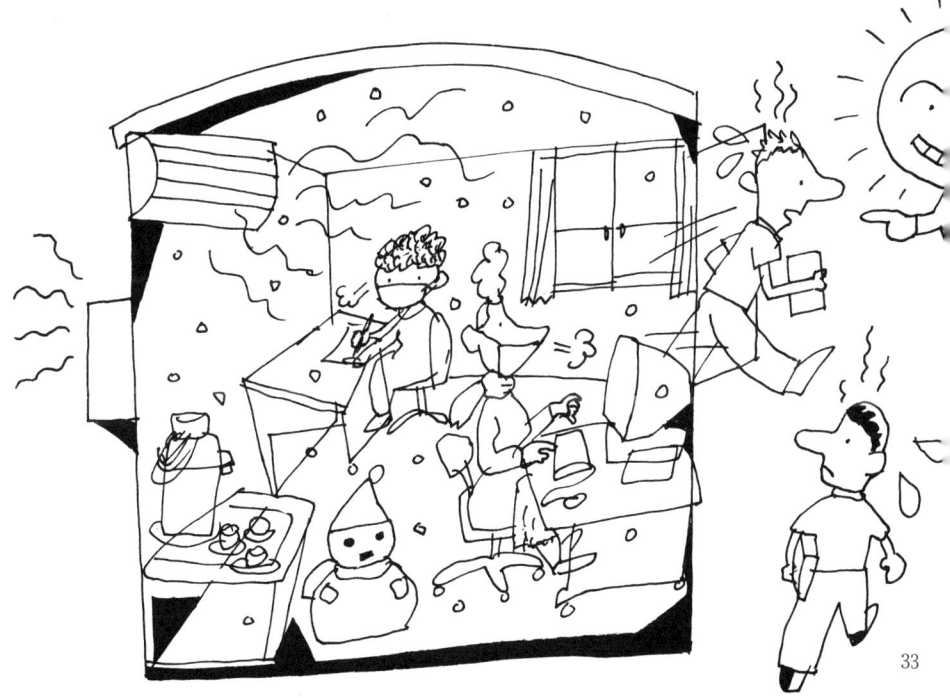

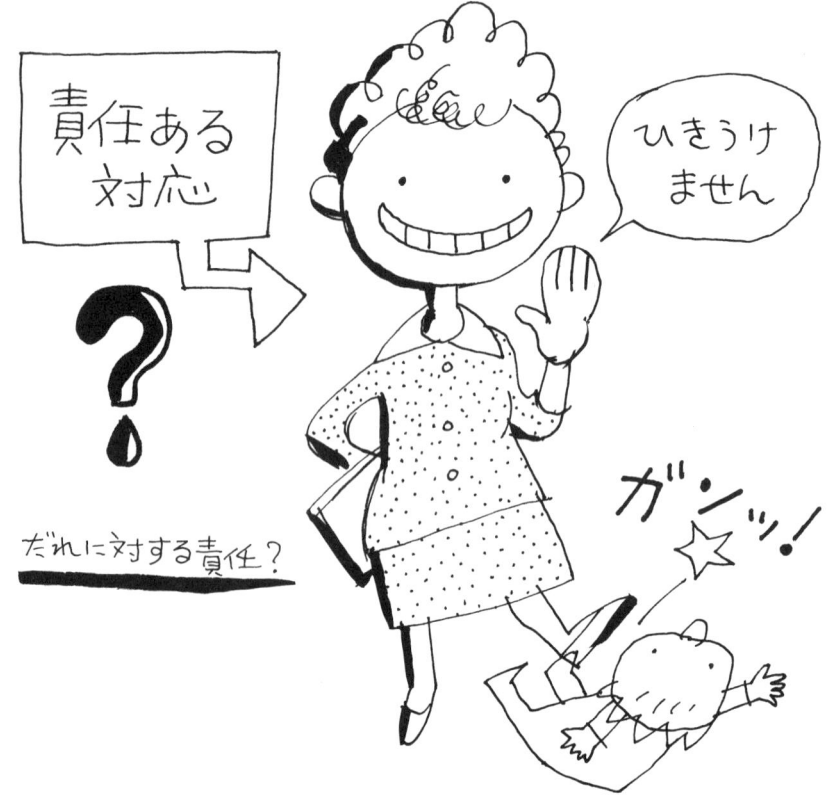

水際で食い止める

　抗菌・防虫に明け暮れて、強い細菌を退治した結果、本来はびこらないはずの弱い菌であるO-157によって引き起こされた食中毒事件がありました。

　この食中毒事件を契機として、学校や公立の宿泊施設でちょっとしたトラブルが散見されるようになりました。そのトラブルとは、食物アレルギーへの対応を巡るものなのですが、共通のキーワードは「責任所在の明確化」＝「事件を水際で食い止める」です。

トラブル1（小学校で）

　保護者「食物アレルギーがあります。アナフィラキシーを起こすので、学校給食は食べられないと思うのですが、せめて食器だけでも皆と同じようにしたいので、空のおぼんと食器を毎回お借りできませんか？　本人が毎回お弁当を食器に移し替えて、みんなといただきますをしたいと言うのです」

　担任教師「O-157等の食中毒が起こったとき、学校側の責任かお弁当が原因かわからなくなるので、食器を貸すことはできません」

トラブル2（県立の宿泊施設で）

　利用者「全館を借り切る大型のサマーキャンプを実施します。参加者は全員食物アレルギー対応の食事が必要

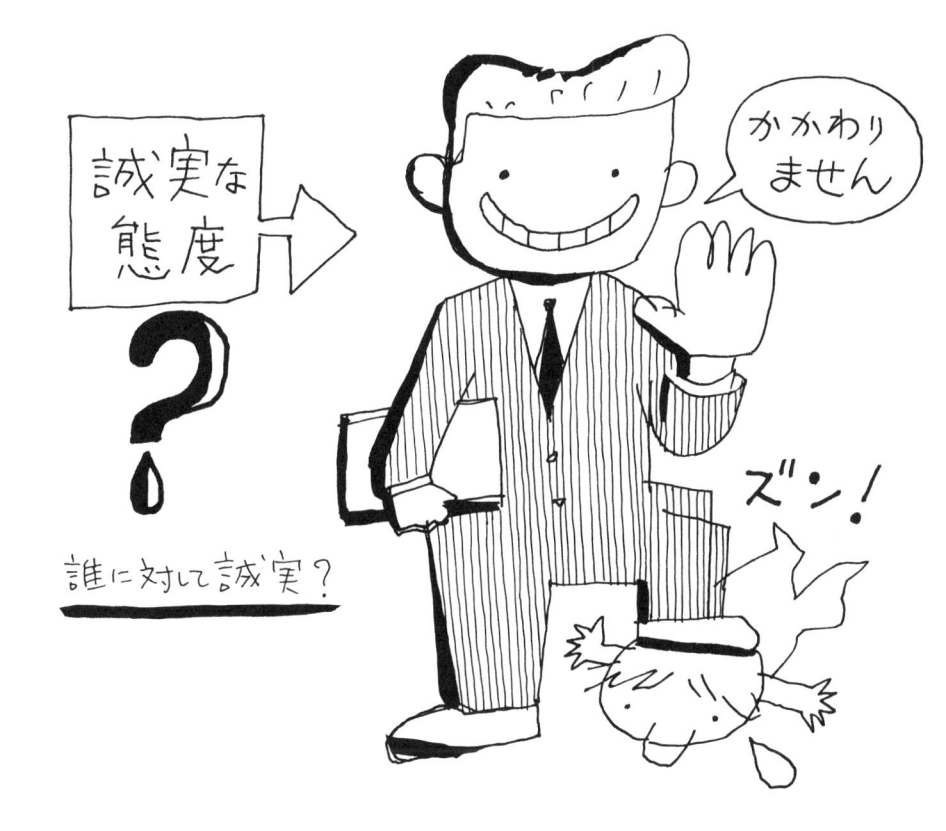

です。食材料とレシピは全て供給いたしますので、調理していただけませんか」

　施設管理者「O-157等の食中毒が起こったとき、施設側の責任か供給された食材料が原因かわからなくなるので、持ち込みはだめです。もしどうしてもということであれば、調理用具も食材料も持参し、調理もあなた方で行ってください」

トラブル3　（保育園で）
　母親「除去食物の代わりに別のものが作れるよう、食材料を用意しますので調理していただけませんか」
　園長「O-157等の食中毒が起こったとき、園側の責任か持ち込まれた食材料が原因かわからなくなるので、持ち込みはだめです。調理しなくてすむものを持たせてください」

　衛生管理の観点からいうのであれば、食材料の搬入時の温度管理や受け渡し方法、持参した食物の管理場所などの具体的調整が整えば、多くの問題は解消できるのではないかと思います。O-157再発防止の水際は「食材料を持ち込むこと」ではなくて、体力を必要以上に消耗しないこと、日頃から抗生物質を多用しない、抗菌剤に頼りすぎないというようなことがらであると思うのですが、どう思われますか。

第3章　感受性と許容量　35

第3章 感受性と許容量

化学物質の大量曝露

「大量曝露」あるいは「大量被曝」という言葉は、聞きなれていない人のほうが多いでしょう。事故を連想する人もいるかもしれないし、日常的なできごととしては、とても想像できそうにないかもしれません。

けれどもこの言葉は、化学物質と人体との関係を考える上でとても重要な意味をもちますので、大事に記憶に留めてほしいと思います。

まず、大量曝露の例を挙げてみましょう。

これらは健康被害にあった人が示すよくある事例ですが、できごと自体は特別なことではないと思われませんか。

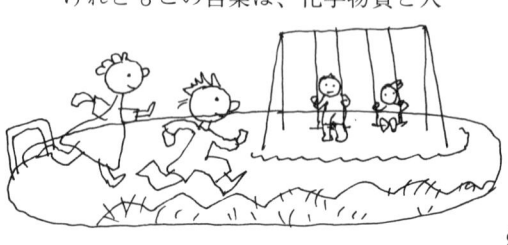

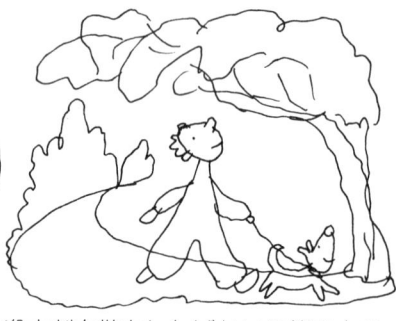

・除草剤を撒いたばかりの公園で遊んだ。

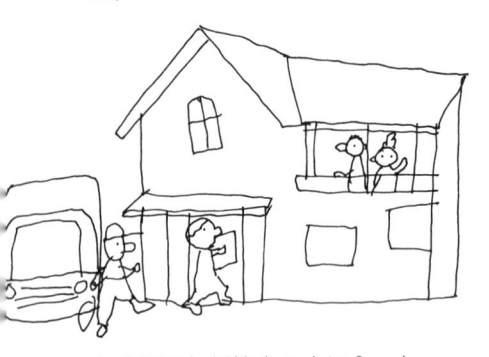

・殺虫剤を散布したばかりの桜の木の下を散歩した。

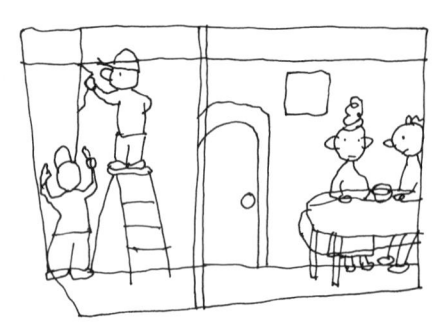

・完成間近な新築中の家に入った。
・新居に引っ越した。

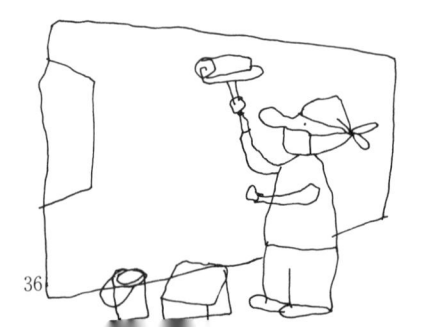

・建物の一室だけリフォームし、工事中は同じ建物の別の部屋で過ごした。

・アパートの共有部分の壁にペンキを塗った。

少し特別かもしれませんが、いずれも実際に健康被害にあった人の状況の一例です。

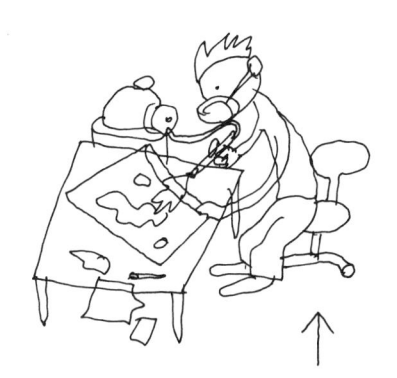

・閉め切った部屋でゴキブリ退治用のエアゾール式殺虫剤を噴霧した。

・スプレー糊やカラースプレーをいつも使用する仕事をしている。

・歯科技工士をしていて、歯の詰めもの用のセメントに触れる機会が多い。

大量曝露は、ある化学物質を大量に吸い込んだり、接触したり、狭い空間で長い時間その物質に曝される、というような経験のことを言います。

そのとき吸い込んだり、曝されたりした化学物質の量や濃度がとても高い場合は中毒を起こしてしまいます。場合によっては死に至ることもあります。

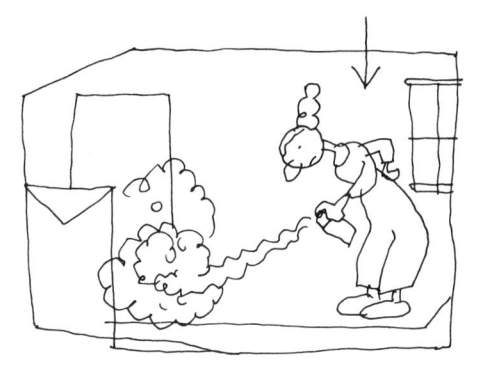

ここでいう「大量曝露」は、中毒には至らないけれども、何らかの身体影響を及ぼす量のことです。濃度の単位でいうppb、pptといったごく微量のものです。

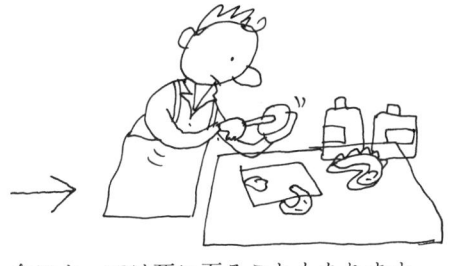

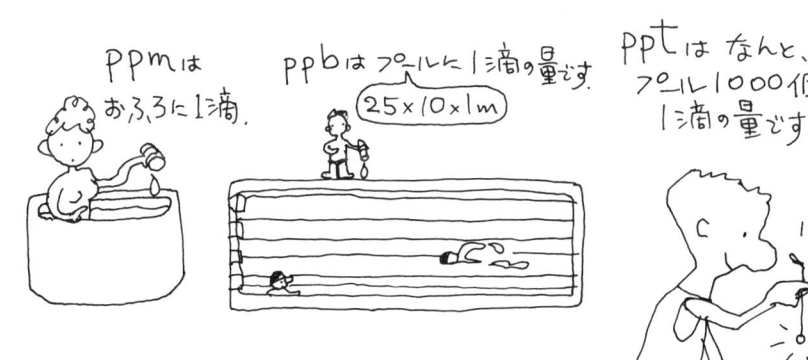

ppmはおふろに1滴。

ppbはプールに1滴の量です 25×10×1m

pptはなんと、プール1000個に1滴の量です 1000コハナビ

身体の感受性（センシティビティ）

　大気、水、住居など、いたる所に化学物質は氾濫していて、その広がりは加速されています。

　ヒトの身体には、体内に入ってきた毒物や化学物質をさらに身体の奥深くに吸収してしまわないように、外に出そうとする仕組みが備わっています。万が一取り込んでしまったものも、肝臓、腎臓、脾臓などが一生懸命解毒代謝して、汗、尿、便などのかたちで排出させます。それでも代謝しきれなかったものが臓器や脂肪に蓄積されることになるわけです。

　代謝の働きは処理すべき化学物質が大量であればオーバーワークになってしまいます。免疫や、自律神経の仕組みは、体外や体内の環境変化に適応するため、フル稼働を余儀なくされます。

　妊娠中の女性、疾患をもつ人、赤ちゃん、アレルギー体質の人などは、免疫の働きや自律神経の働きが、未発達であったりバランスがとりにくい状況にある人たちです。

　ホルモンの働きが1カ月を単位にして大きく変化する女性も、男性と比較するとハイリスクです。大人と比べて子どもは、同量の化学物質による影響を4倍受けると指摘する科学者もいます。

　「身体の感受性には個人差があります」という言葉を聞くと、「神経質な人は感受性が高いのだ」と誤解する人がいます。

　身体の感受性は、気分ではなく身体に備わる仕組みや、環境、年齢、性別などの複合的な状況の総体だと理解すべきなのです。

身体ストレスの許容量（トータルボディーロード）

　薬品に触れる、薬品の臭いを吸い込むなどの化学的ストレス。電磁波、熱などの物理的ストレス。花粉、ウイルスなどの生物的ストレス。遺伝的要因、年齢、精神的ストレス、寝不足、過労などの身体ストレスが許容量を超えたときに、化学物質過敏症が発症したり、アレルギー症状が増悪する状態を、トータルボディーロードと言います。

　大量曝露は、シックハウス症候群や化学物質過敏症の直接原因と考えられています。

　しかし、トータルボディーロードを考慮すれば、大量曝露は身体の許容量をあふれさせる最後のひと押しにすぎないのかもしれません。

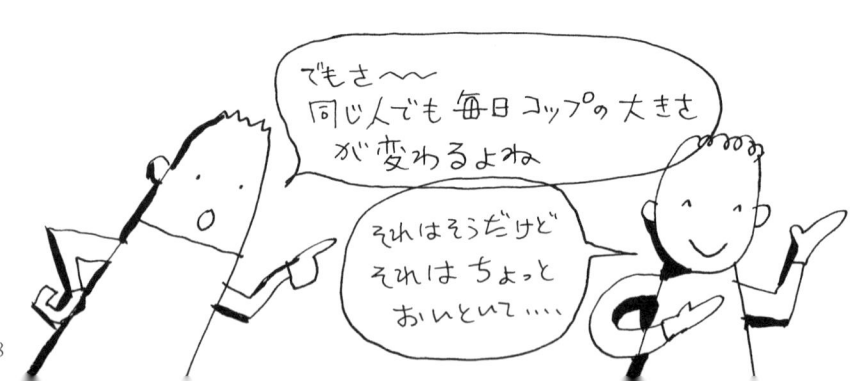

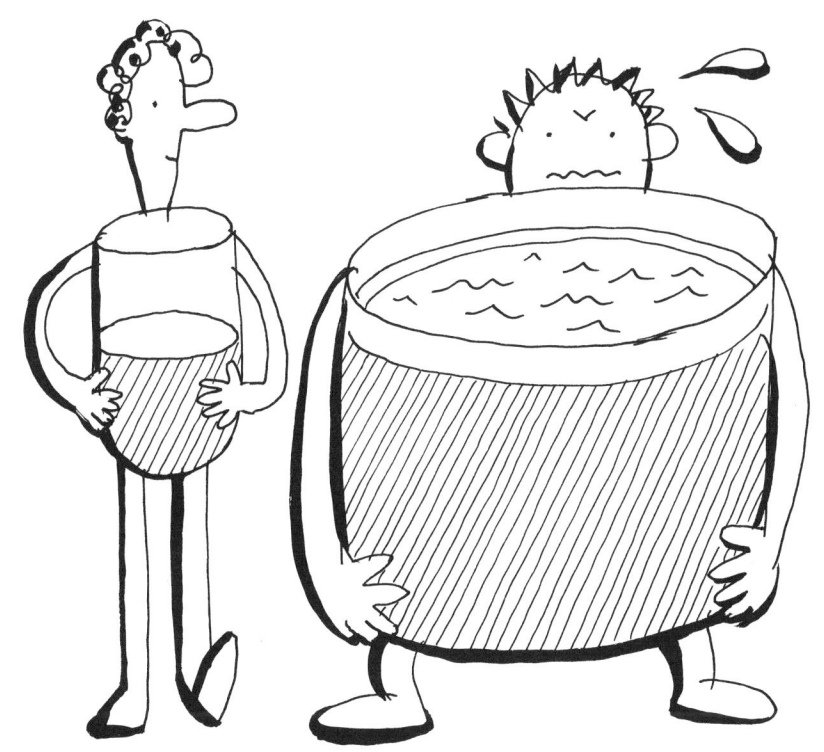

器が小さくても
化学物質や毒やストレスが
小さければ大丈夫.

器が大きくても
入ってくるものがいっぱいあって
トータルボディロードも
越えてしまうとキケン!

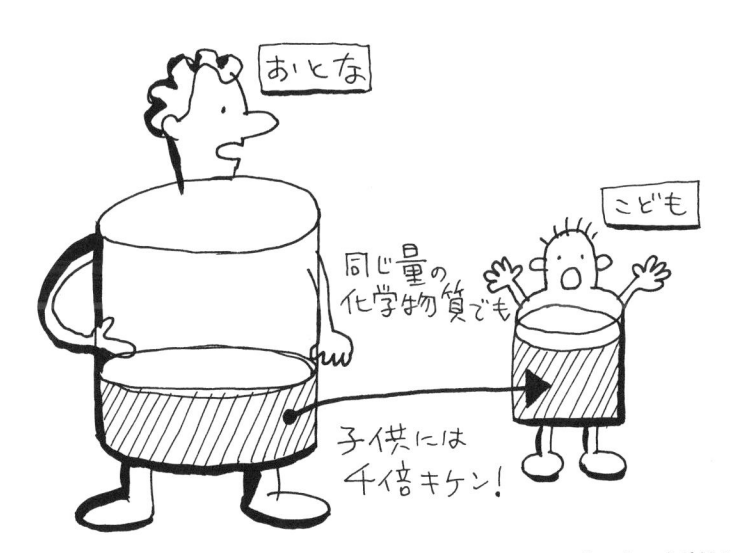

おとな

こども

同じ量の
化学物質でも

子供には
千倍キケン!

第3章 感受性と許容量

シックスクール症候群

補強工事

　1995年の阪神淡路大震災の後、改めて耐震基準の有効性が評価されました。全国の全ての小・中学校と人の集まる可能性の高い公共施設を対象に耐震診断が実施され、耐震補強工事が必要な場合は、随時実施されています。結果として、補強工事に付随してその他の付帯工事が行われるときに、シックスクール症候群発生の問題もいくつか起こっています。

　掃除道具入れや棚類は木材を美しく見せる表面仕上げが施され、それが刺激臭となっていることもあります。ランドセルの棚は、接着剤で張り合わせた合板が使われることが多くそれらが多数組み合わさってできるため、ホルムアルデヒドやトルエンの放散濃度が高くなり使用に耐えないものもありました。

　体育館で音が反響するのを抑え、音を吸収する多穴ボードは、壁に接着する際に使った接着剤が、穴を通して外に出続けるために被害を拡大しやすいと考えられます。体育館、音楽室、パソコンルーム、理科室などに使用例があります。

　近年は、天井を防水加工して校舎の屋上にプールを設置するところが増えました。天井のシールドに使った薬剤が天井裏に充満し、天井のボードの隙間から教室内に漏れ出てきて被害を拡大した例もいくつかありました。

　園芸用の小さな柵、テラスに張り出した棚など、室外で使う木製品でも揮発性が高く臭いが強い防腐剤が使われているため、撤去を求めた事例が複数あります。

　工事は夏休み期間に行われます。子どもへの影響を考慮して、この1カ月ちょっとの期間に工事をしてしまわなければならないのです。揮発、乾燥の期間を短縮させなければならない状況は、一般建築よりも厳しいはずです。化学物質放散のより少ない建材、部材を選択することに加えて、工期短縮のためにどのような方法を取るのか、監視することも重要です。

・建築材料の選択や工法、室内に設置される棚などの材料などにも課題があります。

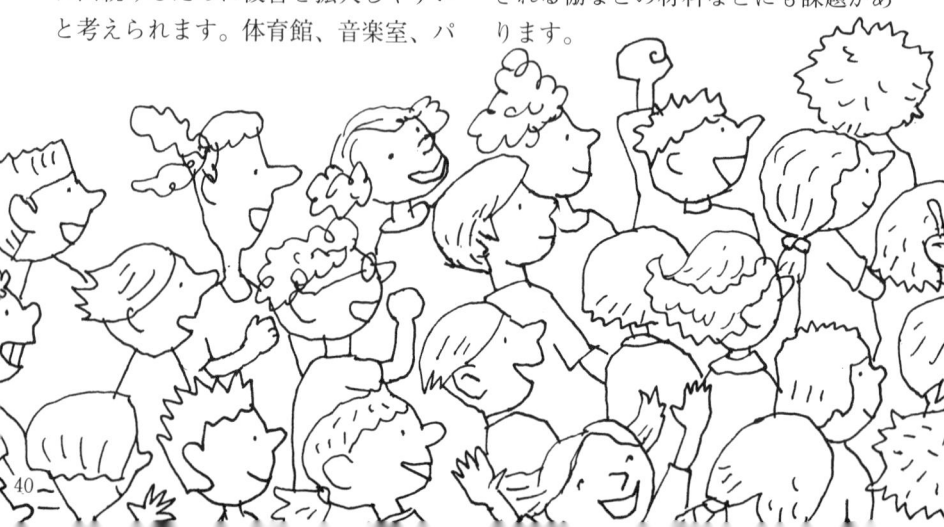

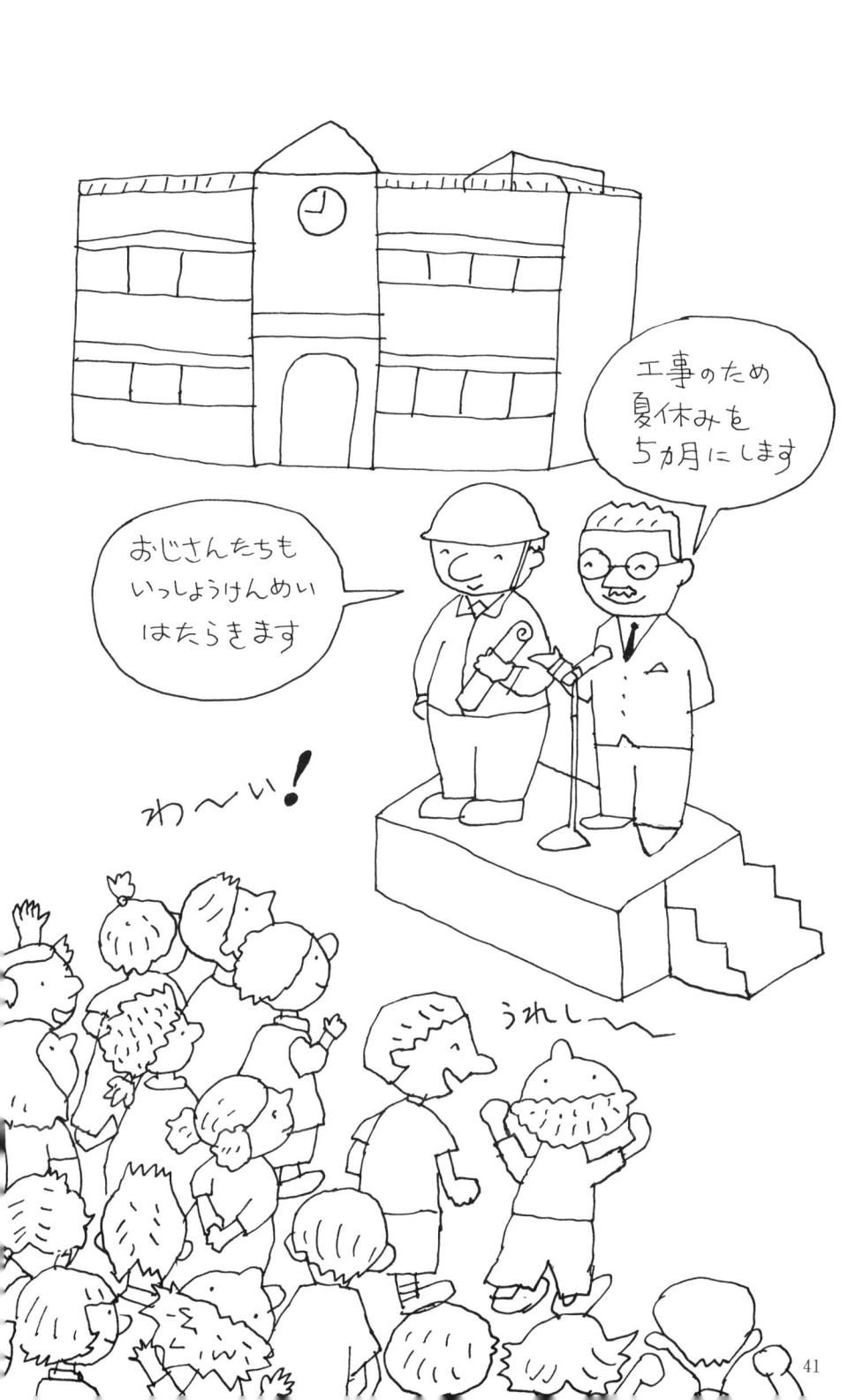

工事のため
夏休みも
5カ月にします

おじさんたちも
いっしょうけんめい
はたらきます

わ〜い！

うれし〜

シックスクール発症のきっかけは、工事の他に、プールの塩素、開放型ストーブの使用、床のワックス、教科書、教材などでも起こっています。

プールの塩素

1996年に病原性大腸菌O-157が問題になって以来、不必要にプールの塩素濃度を高くする学校が跡を絶ちません。

学校保健法で定められている遊離残留塩素濃度は0.4mg／ℓ以上1.0mg／ℓ以下です。その濃度ですら市民団体や研究者からは、塩素消毒に頼ることの危険性が指摘されているのに、個別の教師や学校の判断で、その何倍もの塩素がプールに投入されている実態があります。悪評の高かった洗体槽は激減しましたが、全国での問題解決には至っていません。

プールのたびごとにアトピー性皮膚炎が悪化することに業を煮やしたある保護者が確認した例は、学校保健法の基準の8倍近くの塩素が投入され、そのうえプールの水をよくかき混ぜるために、プールの底に沈んでいる碁石を児童が拾うゲームを実施したというものでした（2003年のことです）。

近年、プールの塩素による皮膚症状の悪化を懸念する皮膚科医が、患者（児童）に対してプールの授業を見学するように指導している例が増えました。子どもの気持ちや、授業に参加できないことへの疑問、症状を悪化させたくない思い、などに揺れ動く保護者からの相談も増えています。

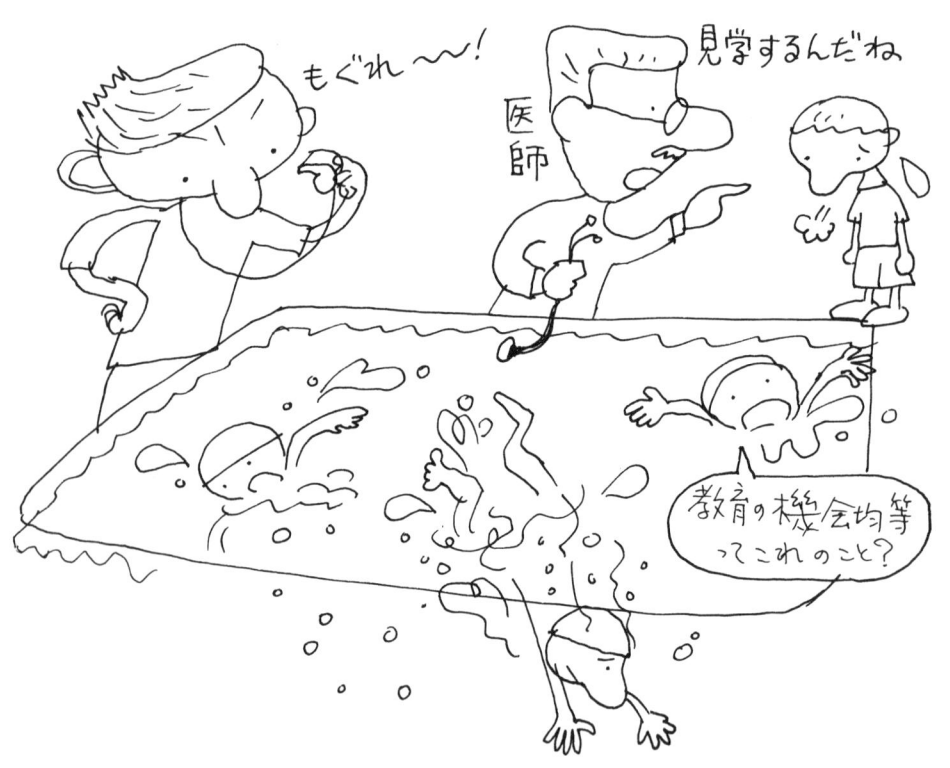

ストーブ

　開放型のストーブは寒冷地などではまだたくさん使用されています。石油ストーブの燃焼ガスがぜんそくの原因になったり、喉や目の痛みなどを引き起こしています。すでに過敏症を起こしている人は、ストーブのある部屋に入れない場合もあります。

トイレの消臭剤、パラゾール

　トイレの臭い消しとして使われるトイレボールは、パラジクロロベンゼンが主成分です。家庭でも衣装箱や箪笥の中につるすタイプのものがたくさん出回っています。

教材・教科書など

　教科書の表紙のカラー印刷が原因と考えられる人、図工用の粘土、マジック、木工室の油の臭い、教師のタバコや化粧品の臭いが原因の人もいました。

　原因を取り除いたり使用しないことで対処できる場合であれば、対策は単純なように感じます。しかし、化学物質の総量を減らすために、今まで使用していたものの代替を考えたり、買い替えたりという総合的対処となると、予算や教科の内容にも影響するため、さらに多くの理解や共感を得なければならなくなります。

　シックスクール症候群の問題の注意すべき点は、単に化学物質対策だけでなく、集団の中の個人の状況を周りがどのように捉えるかという課題を持っていることです。

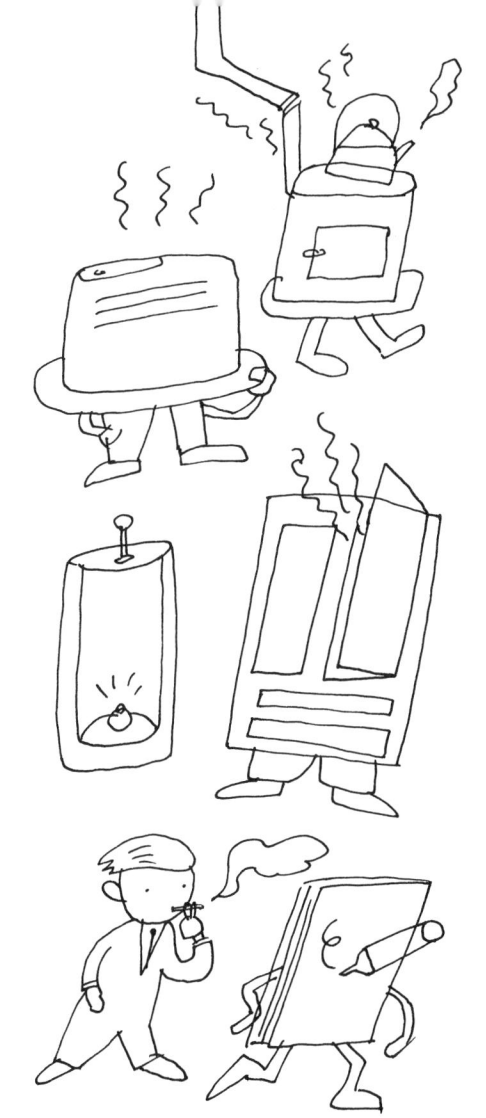

　転校や自宅学習を余儀なくされた子どもたちも存在する中で、基本的人権である「健やかに学ぶ権利」が脅かされているということを、皆の問題として捉えなおさなければなりません。

誰にでも起こり得る化学物質による身体影響

　化学物質に対して過敏な症状を起こすことを、特別な体質の人の問題と捉えずに、誰にでも起こり得ることと捉えることが大切です。

　また、どのような化学物質とどのように接触したのか、具体的に知ることも重要です。散布された殺虫剤を吸い込んだとすれば、どのくらいの時間それに接したか、もしもそのとき感じた臭いがあればそれを言葉で記録し、もし頭痛が起こったり、鼻血が出るなどの身体の変化があればそのことも記録しておくべきです。さらに、散布した人や事業所、場合によっては行政などに尋ね、殺虫剤の商品名、使用されている薬品名を可能な限り追跡してください。現在の一般的な公共窓口では、こういった化学物質の追跡や健康被害を受けた人に対する支援は必ずしも充実していませんから、自分の対処がまず最初の一歩となることは間違いあり

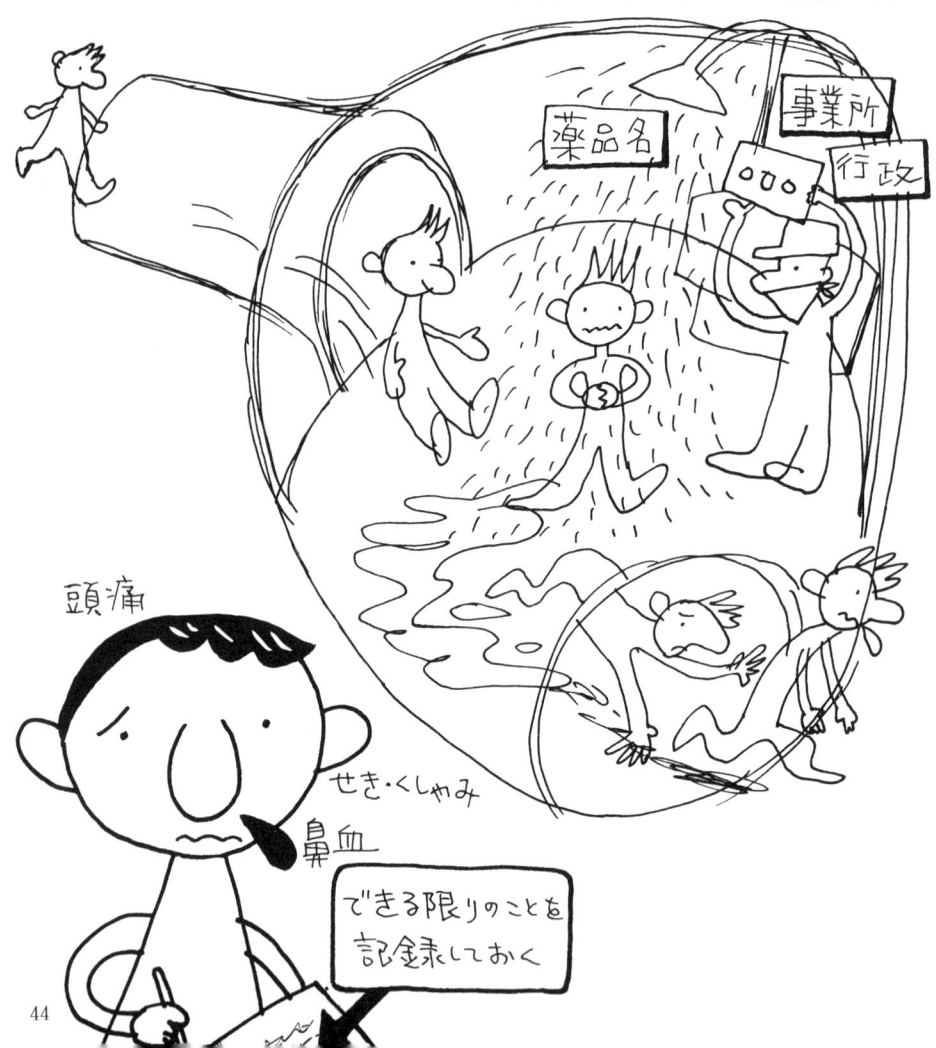

ません。自分自身や家族の健康を守る最低限の方法をぜひ実行してください。

もし発現した症状が一過性のものだったり、大量に吸い込んだのに何事も起こらなければ、本当に幸運だったと理解して、くれぐれもその後同じような経験をしないよう注意してください。万が一再び経験したときに「あのとき大丈夫だったから」と安心しないでください。

大量曝露の経験はたいていの人が気づかずに通り過ぎてしまいます。けれども、気づかないままで同様の化学物質に曝され続けるようなことがあると、身体の感受性や許容量は水位を上げてしまいます。いわば、化学物質による身体影響が発露しやすいハイリスクグループになってしまうのです。

再び大量曝露したときに何らかの症状が起こることもあるし、時間がたつにつれてさまざまな化学物質に反応するようになることもあります。

●アレルギーによって引き起こされる代表的な症状や病気●

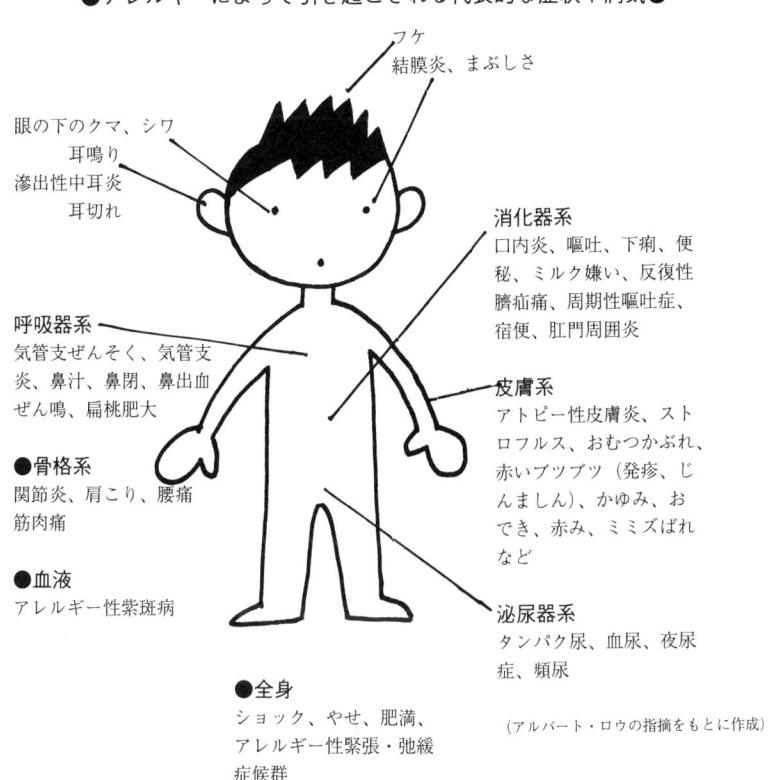

フケ
結膜炎、まぶしさ

眼の下のクマ、シワ
耳鳴り
滲出性中耳炎
耳切れ

消化器系
口内炎、嘔吐、下痢、便秘、ミルク嫌い、反復性臍疝痛、周期性嘔吐症、宿便、肛門周囲炎

呼吸器系
気管支ぜんそく、気管支炎、鼻汁、鼻閉、鼻出血、ぜん鳴、扁桃肥大

皮膚系
アトピー性皮膚炎、ストロフルス、おむつかぶれ、赤いブツブツ（発疹、じんましん）、かゆみ、おでき、赤み、ミミズばれなど

●**骨格系**
関節炎、肩こり、腰痛、筋肉痛

●**血液**
アレルギー性紫斑病

泌尿器系
タンパク尿、血尿、夜尿症、頻尿

●**全身**
ショック、やせ、肥満、アレルギー性緊張・弛緩症候群

(アルバート・ロウの指摘をもとに作成)

第4章　からだとこころに起こるできごと

　身体には、生きものとしての恒常性を保つ仕組みがいくつか備わっています。そのひとつが免疫の仕組みです。免疫は身体に備わる防御システムあるいは、安全パトロールと考えるとわかりやすいと思います。防御システムのうち、特に異物認識を担当しているがIgEです。

I型（即時型）のカラクリ

　目、鼻などの粘膜や口や皮膚から異物が侵入してきたときに、自分の身体とは違う「異物」を認識して、身体の外に押し出したり無害化しようとする「生体防御」の働きです。

　IgEは、センサーで開く自動ドアに似ています。人がドアの前に立ちセンサーにひっかかるとドアが開く銀行などどこにでもある、あのドアです。

　大きな分子のタンパク質はセンサーにひっかかるので異物だと認識されます。消化分解酵素や唾液などの働きで、十分に消化され、ペプチドやアミノ酸に分解されたものは分子量が小さく、IgEのセンサーにはもうひっかかりません。

　未消化のタンパク質は、本来は吸収されることなく排泄されなければなりません。ところが、細胞と細胞の間が隙間だらけで粗く整っていない大きな網の目のような幼児の腸管や、腸の壁がいたんでいて網の目にほつれがあるような不調な状態のときに、未消化のタンパク質が吸収されてしまいそうになると、身体のセンサーは異変をキャッチし、このタンパク質を攻撃しようとするのです。

I型アレルギーの反応

❶ 抗体（アレルゲン）が体内に入る。
食物アレルゲンは消化器、ハウスダストなど環境アレルゲンは呼吸器や毛穴から入る。

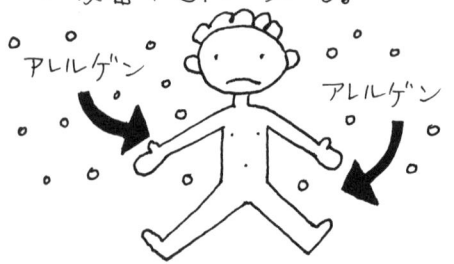

アレルゲン　　アレルゲン

❷ 細胞中のBリンパ球が抗体を作る。

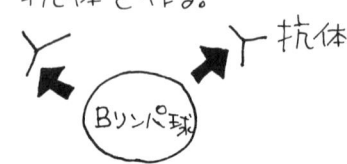

抗体　　Bリンパ球

❸ 抗体が、化学伝達物質を含むマスト細胞にくっつく。

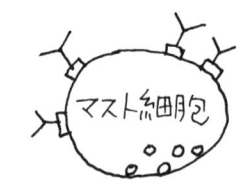

マスト細胞

このような「防御」の仕組みを抗原抗体反応といいます。

一方腸管の内側では、未消化のタンパク質が吸収されてしまわないように、IgEの攻撃にさらされないようにと、腸管の働きをIgAが応援しています。

IgEはもともとは寄生虫対抗システムとして機能していました。

寄生虫に対抗しなければ身体の恒常性が維持できないような場所では、どの人の血中IgE値もみな高くなります。身体の中に寄生虫が侵入してきたら異物だと認識し、攻撃しなければならないからです。上下水道が整った環境で寄生虫の脅威が減少すると、IgEは活躍の場があまりないため血中IgE値は低くなりました。

国によっても、年齢によってもIgEの平均値が異なるのはこのような事情によります。

病院で、アレルギー反応の状態を調べるために、血液を採られ血中IgE値を示されたことがある人はたくさんいるでしょう。

IgE値をアレルギー症状の重さだと誤解している人もいるようですが、この値は、「身体が異物を認識して戦っている状態を示すもの」と考えるとよいと思います。

アレルゲンに脅かされず身体が落ち着いてくると、IgE値は下がってきます。反対に、身体が何かに反応し続けている間は、いつまでも数値は下がらないこともあります。数値は状態を知るある程度の目安にはなりますが、数値の変化に一喜一憂してしまうのは無意味です。

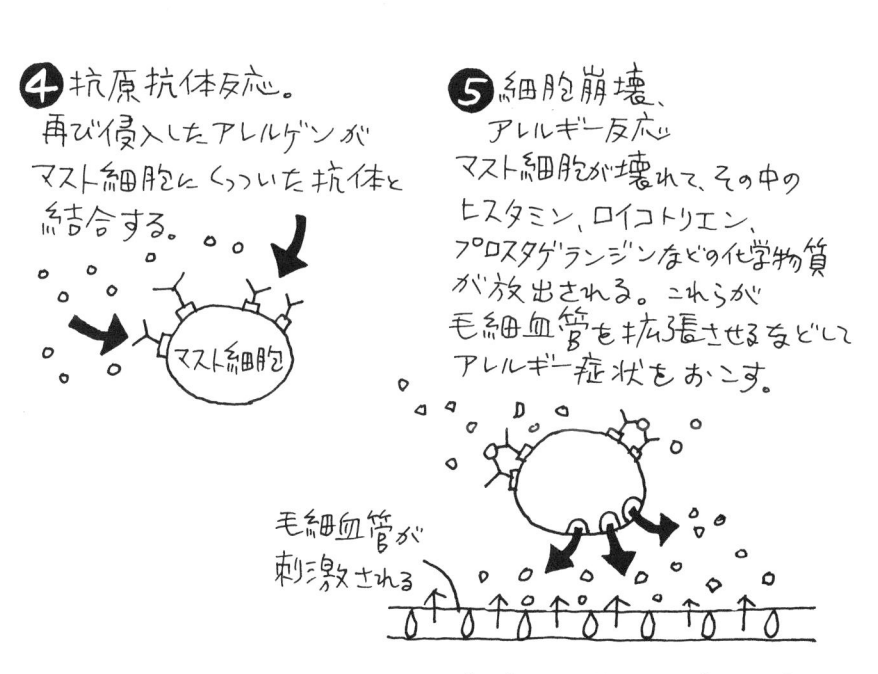

❹ 抗原抗体反応。
再び侵入したアレルゲンがマスト細胞にくっついた抗体と結合する。

❺ 細胞崩壊、アレルギー反応
マスト細胞が壊れて、その中のヒスタミン、ロイコトリエン、プロスタグランジンなどの化学物質が放出される。これらが毛細血管を拡張させるなどしてアレルギー症状をおこす。

毛細血管が刺激される

第4章　からだとこころに起こるできごと　47

Ⅳ型（遅延型）のカラクリ

　リンパ組織や血液中に存在するリンパ球にはBリンパ球とTリンパ球があります。

　Tリンパ球は、異物を取り込んだマクロファージからの情報によって活性化され、リンフォカインと総称されるさまざまな物質を放出します。リンフォカインによって炎症が引き起こされます。うるしかぶれ、化粧品かぶれなどの接触性皮膚炎がよく知られています。近年は、金属アレルギー、ラテックスアレルギー、洗剤によるアレルギーなどがその事例として挙げられることが多くなりました。

　ラテックスアレルギーは、手袋、チューブなどの医療器具との接触によって発症する事例が多く、妊婦や医療従事者でラテックスアレルギーの人は注意しなければならないことは以前から知られていました。一般的には、接触性の皮膚炎に留まることが多いのですが、交叉抗原性のあるキウイフルーツやバナナを食べて、全身性の蕁麻疹や呼吸困難を経験した人が、ラテックスに触れてアレルギーを起こしたとき、症状は皮膚炎に留まらず全身性の症状を起こした例もありました。

　金属アレルギーの人がスクラッチテストやパッチテストを受けただけで、全身に重篤な皮膚炎を起こした例もあります。

　Ⅳ型のアレルギーはⅠ型よりも軽症というイメージをもつ人も多いのですが、Ⅰ型は即時型で早く症状が出る、Ⅳ型は遅延型でゆっくり症状が出るという違いがあるだけです。アレルゲンに対する知識を正しくもつことが大切です。

アレルギー反応の種類

反応の型	名称	反応の起こり方	主な疾患・症状
Ⅰ型	即時型 アナフィラキシー型 IgE依存型	アレルゲンの侵入によって多量に作り出されたIgE抗体が、再びアレルゲンが侵入することで反応を起こす。その結果マスト細胞から化学伝達物質が放出されて起こる。	アトピー性皮膚炎 気管支ぜんそく じんましん、血管浮腫 アレルギー性鼻炎 アナフィラキシーショック 食物アレルギー 花粉症 アスペルギルス症
Ⅳ型	遅延型 細胞免疫型 ツベルクリン型	抗原がTリンパ球に作用し、リンフォカインが放出されて炎症が起こる。	アトピー性皮膚炎 感染アレルギー 臓器移植の拒否反応 アレルギー性接触性皮膚炎 薬剤アレルギー ウイルス免疫

（上記の表は、Ⅱ型、Ⅲ型は省略してあります。）

年齢によって異なる悩み

　乳幼児のアトピー性皮膚炎、思春期前後に突然悪化するアトピー性皮膚炎、成人型のアトピー性皮膚炎、食物アレルギーをもつ人のアトピー性皮膚炎、それらは医学的に同じ診断を受けるのでしょうか。

　医学の領域はさておき、人の暮らしの側面から捉えると、病気の様相はずいぶん違って見えます。乳幼児の頃は母親がつききりでいてもおかしくない年齢です。痒くて眠れない子どもに付き添って母親も眠れず、朝になってようやく眠る日々を送っていたり、風呂に入ると皮膚が痛く、湯から上がると今度は痒く、薬を塗ったり包帯を巻いたり、汗だくになって家族は一人の幼児の入浴時間を決意してむかえます。ダニ・カビ対策の掃除も、油と糖分を控えた食事作りもやってあげられることは全てやりたいという思いで、焦り疲れる母親とたくさん出会いました。

　幼児期は母親に頼りきって泣いたりだだをこねたりしていた子どもたちも、思春期をむかえると様相が異なってきます。やるなということをやって症状を悪化させたり、飲めといった薬を飲まなかったり、「治す」意欲が本人と母親(時々は父親)とずれていて、心理的に葛藤しこじらせてしまっていたり、大人が折れるかたちで治療を放棄していたり、一生懸命何かに抵抗しようとする子どもの姿があります。

　時には本人が「治る」ことに固執するあまり、些細な症状悪化を家族(特に母親)のせいにして、暴れたり怒鳴ったり、時には母親に子どもが暴力を振るうケースもありました。

　食物アレルギーがある人は、食事のコントロールを暮らしの中心においていることが多く、子どもたちも疾患をコントロールすることの意味を理解しています。むしろ母親に従順でありすぎることを心配するケースもありました。

　いずれの年齢の場合も、子どもの成長発達と疾患の治療について、相互性を考慮することが、大きな意味を持つのではないかと感じます。からだとこころの両面を捉えた総合医療、あるいはそれぞれの分野の専門家が協力するチーム医療の実現が待ち望まれます。

　成人の場合は、ステロイド外用剤を使わなくなって数年たった人と、ステロイド外用剤の使用を継続している人とでは、疾病に対する考え方や身体への認識の仕方がずいぶん違っていると思います。

　症状の波をかかえる人は、疲労が激しかったり、かゆみの発作があると集中できない時間ができたりすることから、長時間の勤務や就労が困難なことが多いのが特徴です。生活を維持しなければならない年齢でも、それがままならない場合は、家族がどのような状況にあるか、本人はどのように暮らしたいかということを語り合いながら、社会参加(復帰)への道を模索しなければなりません。

さまざまな症状について

アトピー性皮膚炎、食物アレルギー、アレルギー性鼻炎などの症状が重い人の中には、集中力の低下、うつ傾向、多動などの状態を訴える人がいます。

その症状は、アレルギーと直接関わりがなさそうなので、性格が悪いと決め付けたり、痒みがおさまればじっとできるはずだと考えたり、とかく本人の気持ちや態度の問題として処理されがちです。

多角的な症状のひとつとして理解すべき場合もありますし、学習障害として理解すべきときもあります。服用している薬の量が多すぎたり、副反応が起こることで身体が震えたり、緊張したり、不安感が募ったりするため、態度に変化が起こることもあります。

小さい子どもの場合は特に見極めが

患者の年齢分布
(n = 3840)

年齢	割合
0歳	32.8%
1歳	18.0%
2,3歳	15.3%
4-6歳	11.6%
7-19歳	12.8%
20歳以上	9.5%

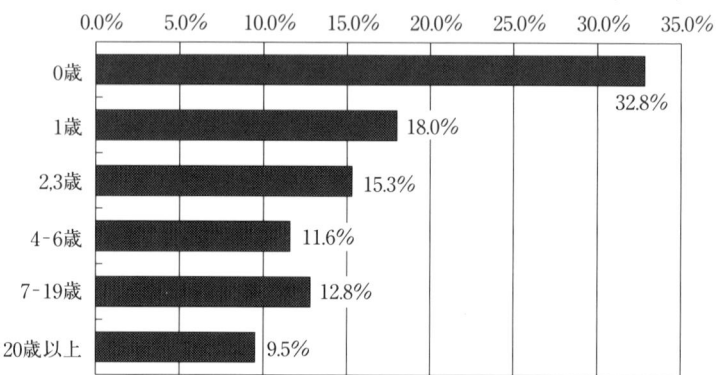

食物アレルギーモニタリング調査より作図
(平成13年1月1日～平成14年12月31日に実施)
海老澤元宏（独立行政法人国立病院機構相模原病院臨床研究センター
アレルギー性疾患研究部長）

食物アレルギーをもつ相談者の年齢分布
(n = 812)

年齢	割合
0歳	20.3%
1歳	16.7%
2,3歳	19.2%
4-6歳	19.5%
7-19歳	19.6%
20歳以上	4.7%

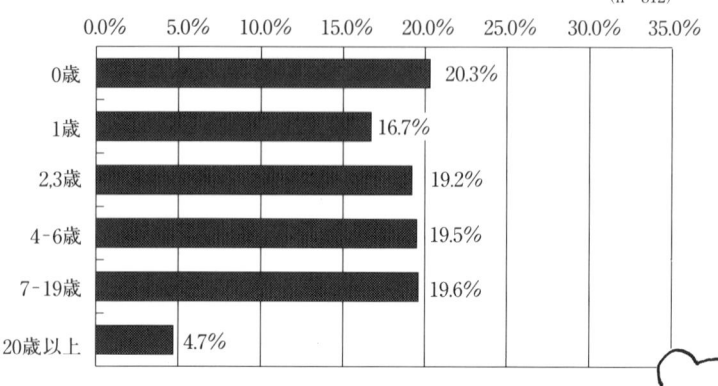

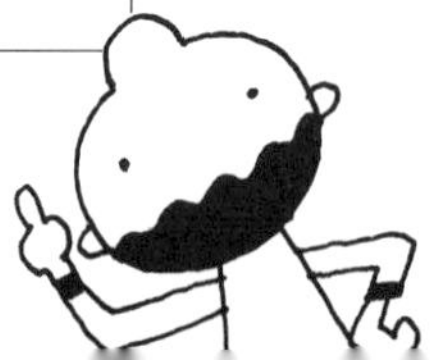

アトピッ子地球の子ネットワーク2000年-2003年詳細記録

難しいと思いますが、専門医とじっくり様子をみてあげてほしいと思います。

仮にそのどちらでもなかったとしても、持って生まれた気質が、多動や気分の落ち込みのある子どもなのだと理解して、その人の暮らしやすさを一緒に考えてほしいと思います。

理由なくいらいらする、怒りっぽい、ぐったりして身体に力が入らない、集中できないなどの症状から、緊張弛緩症候群がわかることもあります。

千葉友幸医師（千葉クリニック院長）は、アレルゲン負荷前と負荷後に患者に絵を描いてもらって、その集中力や表現力の違いに着目しています。まったくの別人が描いたように変化が起こるケースを何例も紹介しています。「この変化は、アレルギーが脳で起こっていることを示唆するものです」と千葉医師は解説しています。

食物アレルギーモニタリング調査全体としての原因食品

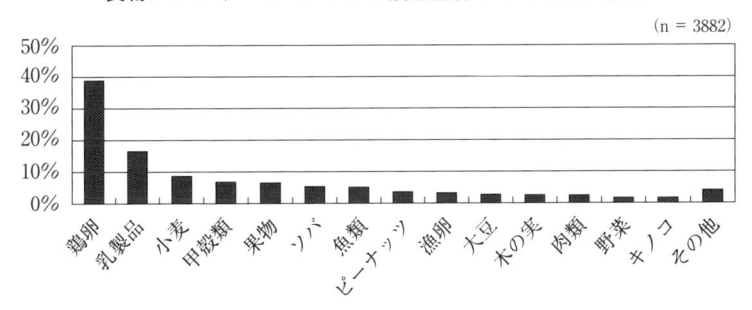

(n = 3882)

食物アレルギーモニタリング調査より作図
（平成13年1月1日～平成14年12月31日に実施）
海老澤元宏（独立行政法人国立病院機構相模原病院臨床研究センターアレルギー性疾患研究部長）

詳細聞きとり・アレルゲン食物

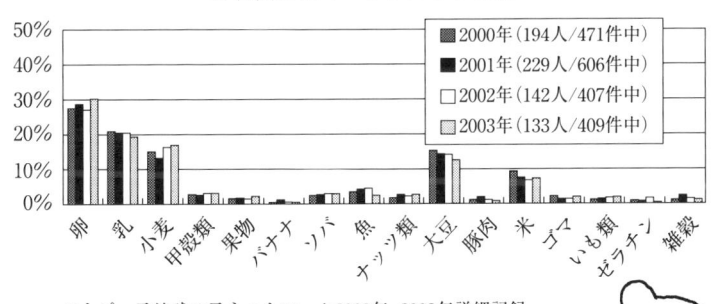

- 2000年（194人/471件中）
- 2001年（229人/606件中）
- 2002年（142人/407件中）
- 2003年（133人/409件中）

アトピッ子地球の子ネットワーク2000年-2003年詳細記録

即時型食物アレルギーの症状
〔12.3%(465/3794)で入院加療を要していた〕

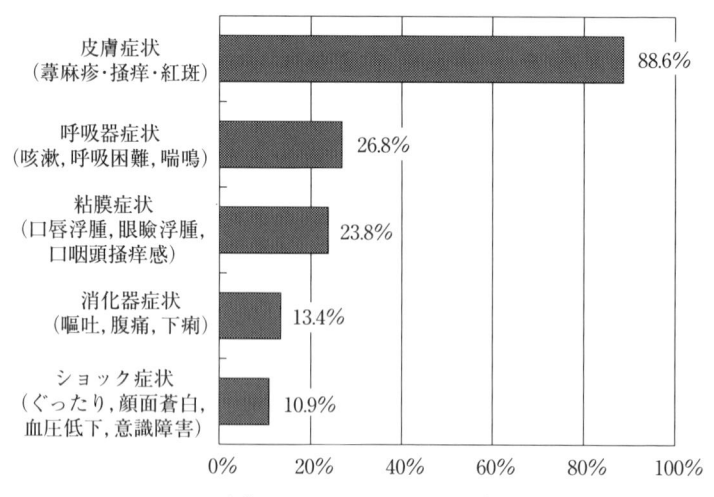

- 皮膚症状（蕁麻疹・掻痒・紅斑）: 88.6%
- 呼吸器症状（咳嗽, 呼吸困難, 喘鳴）: 26.8%
- 粘膜症状（口唇浮腫, 眼瞼浮腫, 口咽頭掻痒感）: 23.8%
- 消化器症状（嘔吐, 腹痛, 下痢）: 13.4%
- ショック症状（ぐったり, 顔面蒼白, 血圧低下, 意識障害）: 10.9%

食物アレルギーモニタリング調査
（平成13年1月1日～平成14年12月31日に実施）
海老澤元宏（独立行政法人国立病院機構相模原病院臨床研究センターアレルギー性疾患研究部長）

2003年 アトピッ子地球の子ネットワーク電話相談年間集計
（詳細記録321件の内訳 複数回答）

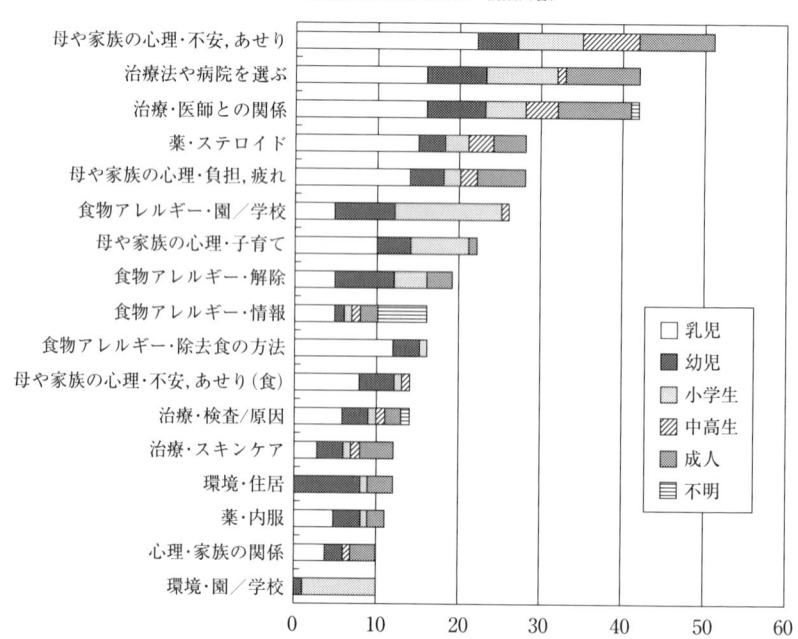

項目（上から順）:
- 母や家族の心理・不安, あせり
- 治療法や病院を選ぶ
- 治療・医師との関係
- 薬・ステロイド
- 母や家族の心理・負担, 疲れ
- 食物アレルギー・園／学校
- 母や家族の心理・子育て
- 食物アレルギー・解除
- 食物アレルギー・情報
- 食物アレルギー・除去食の方法
- 母や家族の心理・不安, あせり（食）
- 治療・検査／原因
- 治療・スキンケア
- 環境・住居
- 薬・内服
- 心理・家族の関係
- 環境・園／学校

凡例: 乳児／幼児／小学生／中高生／成人／不明

アトピー性皮膚炎の性年齢別総患者数

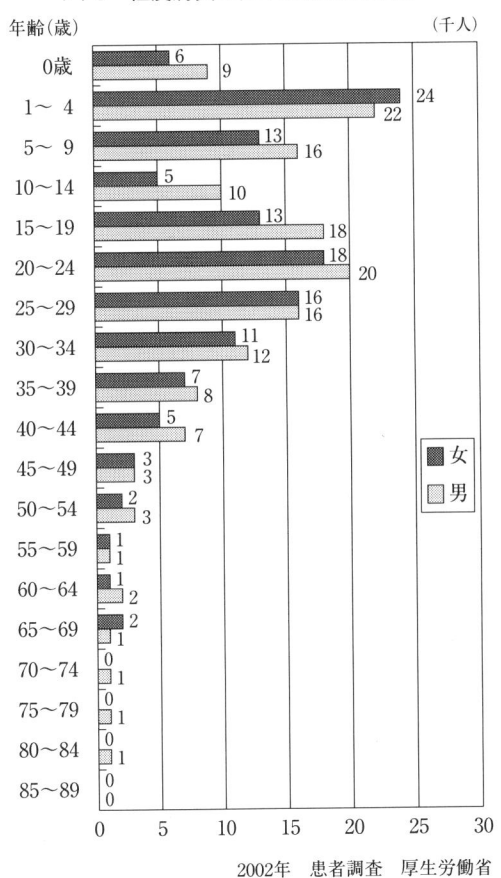

年齢(歳)	女	男
0歳	6	9
1～4	24	22
5～9	13	16
10～14	5	10
15～19	13	18
20～24	18	20
25～29	16	16
30～34	11	12
35～39	7	8
40～44	5	7
45～49	3	3
50～54	2	3
55～59	1	1
60～64	1	2
65～69	2	1
70～74	0	1
75～79	0	1
80～84	0	1
85～89	0	0

(千人)

2002年 患者調査 厚生労働省

ゆっくり生きよう

第4章 からだとこころに起こるできごと

学校に行かない自由・おっとりしている自由

「聞き間違いが多くとんちんかんな応答をする。忘れ物やものをなくすことが多い。ボタンの掛け違いが多い。靴を左右反対に履き違えることが多い。痛みに対して過敏もしくは鈍感である。左右を混乱しやすくよく間違える。一度入った情報は、たとえ間違いだとわかっていても訂正しにくい。音に敏感で、小さい物音に驚きやすい。身体に触られるのを嫌がる傾向がある。そのため、入浴や髪をとかしてもらう時、抵抗する。時計の読み方が理解しにくい。臭いに敏感で、気分が悪くなりやすい。乗り物酔いになりやすい。鏡文字を書きやすい。扁桃炎になりやすい。食物アレルギー、アトピー性皮膚炎などのアレルギー体質である。一人で遊ぶことが好きなことがある。授業中にボーッとすることが多い、もしくは手遊びが多い。動作が遅く、スポーツが苦手である。劣等感があり自信がないことが多い。テストの時など時間制限のあることが苦手でパニックになりやすい」。これは"ディスレクシアの子ども時代"という項目をメモしたものの一部です。

あるとき姉があなたの子ども時代のことを書いたような本を見つけたと言ってこのメモを持ってきました。

「数字の6と9、36と63など数字を見間違えることが多い。方向音痴がひどい。子ども時代左利きだった。手紙などの文章を書く際、誤字脱字が多い。整理整頓が下手か、反対に非常に得意であり、独特のこだわりがある。あることは大変精通している反面、簡単なことがわからなかったりするなど、知識のアンバランスが見られる。家族や血縁の者に、ディスレクシアの傾向を持つ者がいる。正義感が強く感情的になりやすい。自分にも相手にも完璧を求めたがる」。これは子ども時代に限らず全体の傾向のメモ。

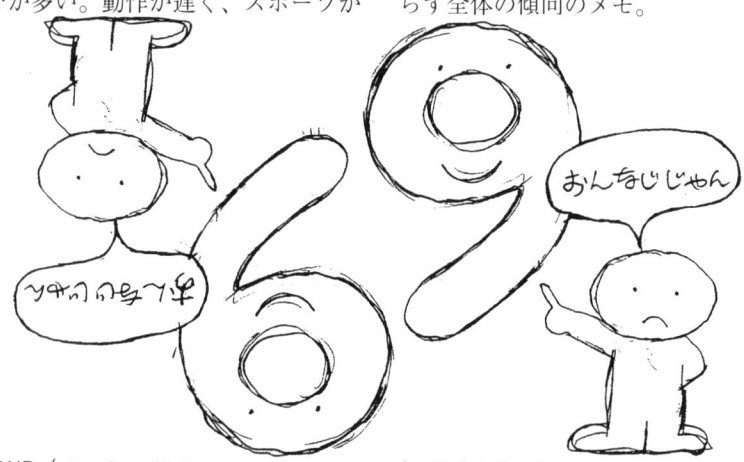

＊ADHD（attention dificit-hyperactivity disorder）、注意欠陥・多動性障害

　古い辞書には注意欠如・多動症障害と訳されているものもある。不注意、多動性、衝動コントロールの弱さなどが存在する状態で、児童期、特に小学校入学によって表面化する例が多い。障害そのものは思春期頃に沈静化するが、学習障害、自己像の低下による不適応などが関連して発生する場合が多いとされる。薬物療法の効果が高いとされている。

他にもたくさんの項目があったのですが、書き写せばきりがないので、このくらいにしておきます。ロンドン・ディスレクシア研究会の定義では、「ディスレクシアとは、知的能力には問題がないにもかかわらず、読むこと・書くこと・時に話し言葉・数的処理に困難を伴い、特に読み書き言葉に関して、一つもしくはそれ以上の特異的な学習上の困難を示す障害である」とされています。

頭部の怪我や病気などの脳損傷性のものと区別して、発達障害としてディスレクシアが説明されるとき、胎児時代のホルモン分泌によるもの、脳の器質的な微細な障害、遺伝性のものなど諸説あり、研究途上であるようです。

唐突にディスレクシアという言葉を出してしまったのですが、多くの人と出会い、多くの人と電話で語り合うことを続けていると、自分自身がADHD*（注意欠陥・多動性障害）やLD*傾向がある、パニックを起こしてしまうので抗うつ剤を処方してもらっている。というようなご自身の状況を話してくれる人にも出会います。そのようにはっきりと自覚している人もいれば、そういう状況で困っていらっしゃるのではないかと推察できる人もいます。電話口でパニック状態になっている人が落ち着くまでの間待っていることもあります。

学校に行かなくなった子どもたちの相談や、思春期にさしかかり会話が途絶えた親子関係について話し合うときなどもあります。

そんなとき、「正常」「異常」「障害」「普通」「健常」「健康」なるもののあいまいさと相対性について、もっとわかりあえたらいいのになあとしみじみ思いつつ、みなさんのお話をうかがっています。

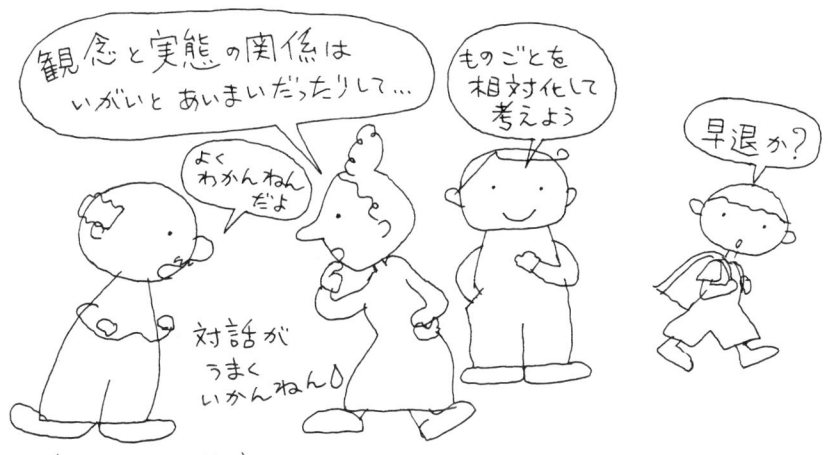

*LD（learning disabilities）
　知的な面には障害がないにもかかわらず、学習に障害があること。例えば文字がうまく書けない、文章が読めない、数の概念がわからない、対人関係がうまくとれないなど。社会的な概念を習得する上で困難がある場合も含まれる、と辞書にある。
　学習障害という訳語が使われた時期もあるが、さまざまな誤解を生むおそれのある表現であるため、LDと表現されるようになった。
　多動、落ち着きがない、集中力がない、衝動的などの行動特徴をもつ場合もある。

ところで姉が言うところの「あなたの子ども時代」ですが、まったく冒頭のとおりの子ども時代でした。とんちんかんではありましたが、ひとりぼっちで過ごし本ばかり読みふけり、目で見た光景を写真のように記憶していました。書く文字は鏡で映したようにみごとに裏返っていました。

　一人で切符を買って電車に乗れるようになったのは高校生になってからです。中学生の頃は、文字の読み書きはできますから、バスで遠くに行くことはできましたが、走っている最中のバスの中で、でんぐりがえりをしたような感じで、今自分が進んでいる方向が皆目わからなくなったりするので、一人では出かけたくなかったのです。

　たしかにぜんそくの発作がひどく、小学校はほとんど行かずじまいだったのですが、たぶんほとんど人とうちとけられなかったので、半分はさぼっていたのではないかと想像するのですが、都合の悪いことはあまり覚えていないので、真実はわかりません。

　今でも約束の時間や曜日をうまく覚えられず、左右が時々混乱します。人とかなり親しく話したにもかかわらず、次にはまた初対面として話してしまいます（3回くらい会うとさすがに覚えられます）。そして困ったことに人の名前が覚えられません（これが原因で人に迷惑をかけたり、誤解されたりしているかもしれません）。でも、靴の左右を間違えたり、ボタンを掛け違うことはなくなりました。

　さて正常と異常の話ですが、もともとその人が持っている性質を、周りの人が「問題」と感じてしまうと、その人は自分の性質を「負」の傾向として捉えてしまうことがあります。「問題」であり「負」である限り、その人の性質は理解の対象にはなりにくいことになってしまいます。

　「問題」と感じる根拠はどこから来るのかといえば、たいていの場合は、問題と感じる人の価値観に起因してい

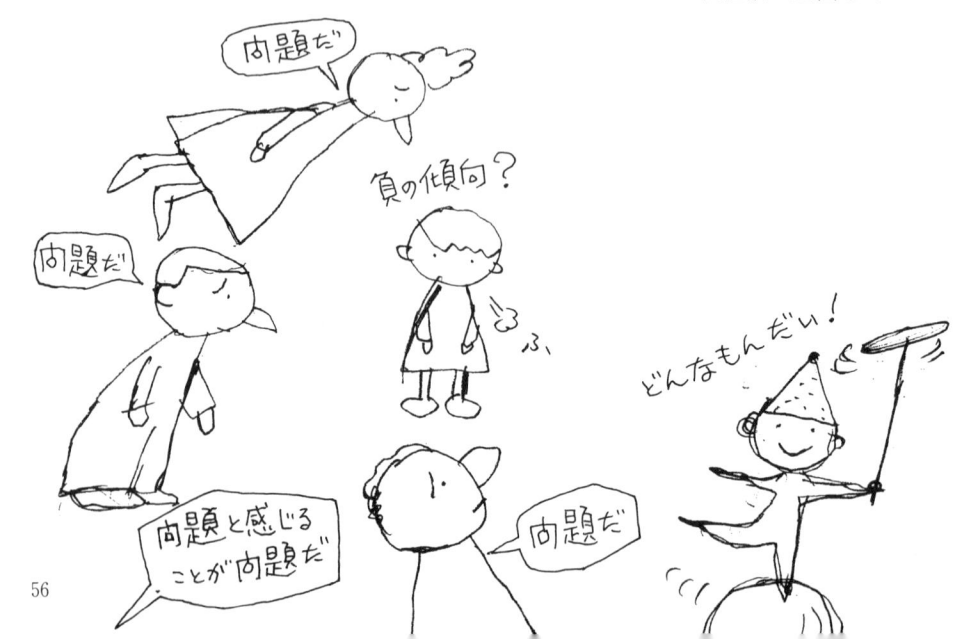

ます。その価値観を疑うことからはじめると、子どもは驚くほど自由に伸びやかになることがあります。

外に出たがらない子、黙っている子、人と接したがらない子、おびえる子、緊張の強い子、緊張と弛緩のバランスの悪い子、気難しい子、その子たちが穏やかでいるときの様子を観察してみてください。その子たちのなぞを解く鍵は、その子たちですらわからないのです。問い詰めたり、叱ったり、強制しても「問題」の壁を乗り越えることは難しく、あんがい子どもたちの自然な様子を見続けることで、理解のきっかけを知ることができるかもしれません。

ディスレクシアの傾向のひとつに「アレルギー体質」というものが含まれていますが、アレルギー体質だからディスレクシアの可能性があるわけではありません。

ただ、ひとつだけ誤解を恐れずに伝えなければならないのは、アトピー性皮膚炎の症状が重たい人の中に、学習障害に近い状況の人や、ある状況に直面するとパニックを起こしてしまう人、ものごとの整理がうまくできない人がいるということです。その人たちに共通するのは、その状態は、アトピー性皮膚炎の症状の変化とともに良くなったり酷くなったりすることを自覚していることです。

この状態をどう説明したらいいのでしょうか。患者が周りの人から理解されるようになるために、このような状態になる人がいることを、もっと整理して表現できないものでしょうか。これは、私たちの課題です。

余談ですが、ディスレクシアだということが知られている人には、映画俳優のトム・クルーズ、女優のウーピー・ゴールドバーグもいます。アインシュタインやエジソンもそうだったといいます。アインシュタインは大人になってもいたずらっ子の顔をしていて素敵です。

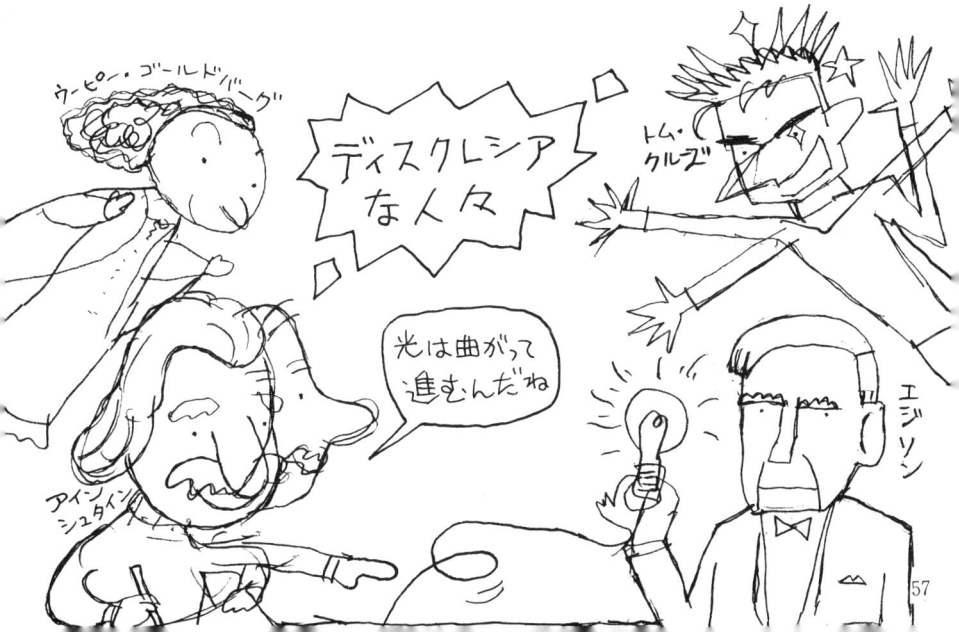

第5章　あれもこれも消化の話

消化が不得意な身体だと理解する

　食物アレルギーを起こす人も、アトピー性皮膚炎を起こす人も、何かを食べたことで症状が出たり、悪化のきっかけとなったり、症状が促進されてしまうという経験がある場合は、「私の身体は消化が不得意かもしれない」から「消化が上手になるように配慮しよう」と考えて日常を過ごされることをお勧めします。

　食物アレルギーは、未消化のタンパク質に対して抗原抗体反応を起こしている状態だと前章で書きました。だからといって、未消化のものを消化してしまえば症状はまったく出なくなるのかというと、必ずしもそうではない場合もあるので難しいのですが、概ね、消化能力の発達に伴ってアレルゲンとなっていた食物はだんだんと食べられるようになり、乳幼児で発症した人も小学校入学の時期を前後して、症状はほぼ落ち着いてくる場合が大半を占めます。

　年齢やアレルゲン食物の種類によっても経過はまちまちですから、「正しい食べ方」が存在するわけではありません。けれども、消化をテーマに考えてみると、どんな場合にも共通することはあると思います。

噛むことと身体が「食べる」を実感すること

　小学校の"給食だより"などにもよく登場するテーマです。ゆっくりとよく噛み顎を動かすこと、唾液が分泌されることで消化が促されます。さらに、顎が動き唾液が出ることで脳にサインが送られ、身体が「食べる」を実感しそれに備えた仕事をします。この「食べていることを身体が実感する」というのはとても大事なことです。目で見て楽しむことでも唾液は出てきますし、おいしそうだなあと想像をめぐらせても唾液が出ます。

　ところで、「よく噛む」などというと、ひとくち30回噛むとか、何回噛めばよいのかという方向に子どもへの指導が向かいがちですが、ここはどうかひとつちゃらんぽらんになってください。

　例えば鮭の切り身を食べるとき、「クラス全員の切り身を合わせたら鮭何匹分になるかな」とか、沢庵を食べながら「よく干した野菜はどうして甘くなるのかな」とか、今食べているもののことを想像したり、作物を作る人のことを思い浮かべたりしながら、「ところで口の中のどこが甘いって感じているのかな」と、頭と身体を総動

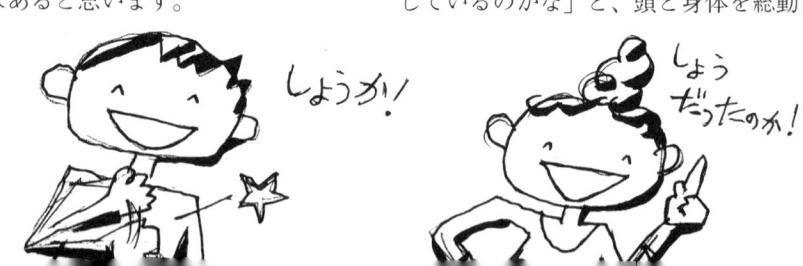

員させて食べることを堪能してほしいのです。

　最近は、食農教育が脚光をあびています。第一歩はぜひ、ちょっと緩んだ顔をして食べ物のことを思い浮かべると、唾液分泌が促されてしまうヒトのカラダを理解して、想像力がくすぐられる時間を毎食もつことをお勧めしたいです。

　現代の子どもたちは硬いものを嚙まなくなったことで、顎の細い子どもが増えたことが指摘されています。

　顎の一番奥に生えてくるはずの親知らずがまったく生えてこない人が年々増えていると指摘されるようになってずいぶんたちます。

　人類が進化を遂げる過程を追ってみると、何万年もの時間をかけて、ヒトの顔は、顎が大きくえらの張った形から、次第に小さい顎になっています。これは、民族の違いを超えて共通する大きな変化です。顎の大きさはなぜ変化したのでしょうか。

　そんなことがらを大人も子どもも考えながら、もぐもぐもぐもぐ長く嚙んでいられるような食物を、選択して食べることがきっと必要なのだと思います。

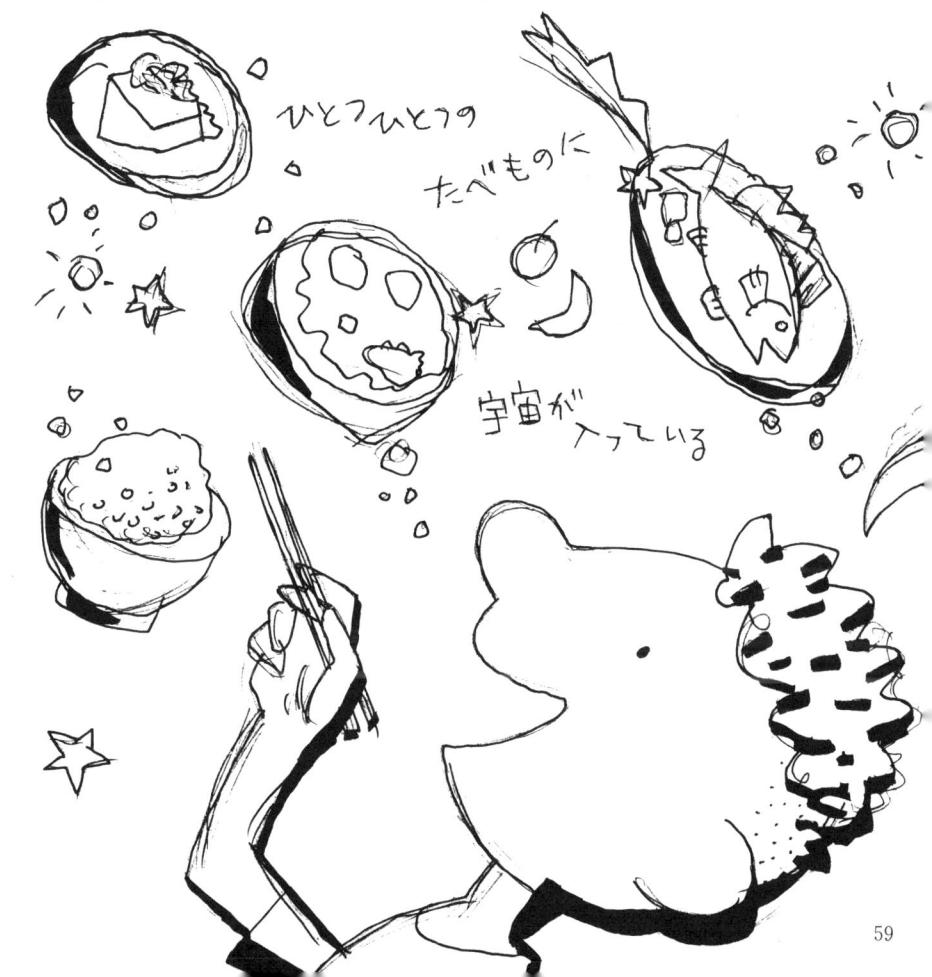

ひとつひとつの
たべものに
宇宙がはいっている

火を通したものを食べる

　十分に火を通すと、たいていの食物のタンパク質は形が変化します。火を通して柔らかくなったものを、さらによく噛んで消化を促進させます。

　最近の離乳食は「食べやすいものや、柔らかいもの」を食べさせようとする傾向が強いようです。「お刺身のマグロやイクラ（魚卵）を離乳食として与えてしまう母親が増えている。そのため、アレルギーの原因食物としてマグロ、イクラがアレルゲンとして登場するようになった」と、食物アレルギーの患者を多く診ている佐守友仁医師（さもり小児科院長）は指摘しています。

　アトピッ子地球の子ネットワークの電話相談でも1999年から2003年の5年間の記録を見ると、食物アレルギーでアレルゲンを回答してくれた750件の回答のうち、マグロ、魚卵は1999年、2000年ではそれぞれ1件でしたが、2001年以降はマグロ3件／229人中、魚卵2件／229人中、2002年マグロ、魚卵ともに5件／142人中、2003年はマグロ、魚卵ともに5件／133人中でした。マグロと限定せず「お刺身」と回答している人も入れるとそれぞれの数字はもう少し増えてしまいます。

　離乳食は柔らかいものを食べることに主眼をおくのではなく、火を通した消化の良いものに主眼をおくことが大切です。こんな当たり前のことがらが、どうして次世代の母親たちに伝わらなくなってしまったのでしょうか、それが少し心配です。

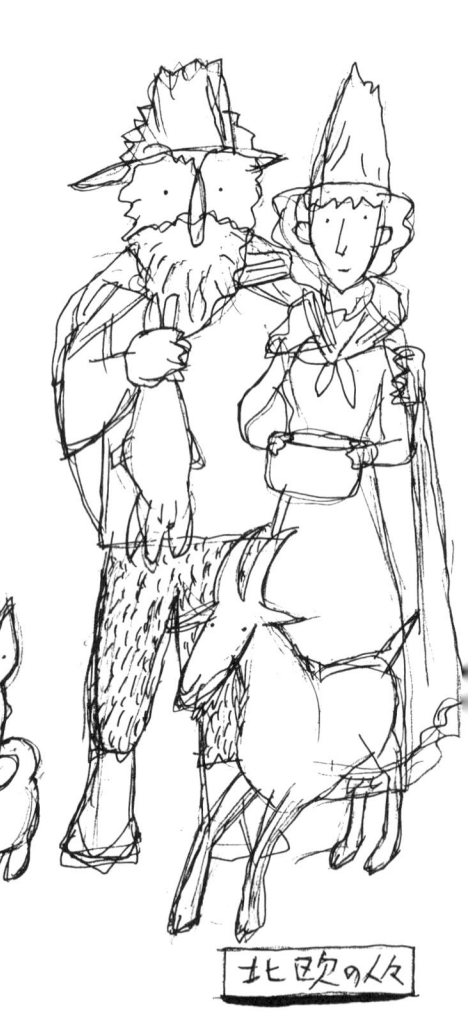

極北の人々

北欧の人々

消化しやすい食べ物を選ぶ・調理を工夫する

　消化は胃液の分泌や消化酵素の働き、腸の蠕動運動によって達成されます。ところで、消化酵素は長い食生活の歴史を経て受け継がれるものなので、動物性タンパク質を多く食べるイヌイット、乳製品や動物性タンパク質が比較的豊富でその食生活に長い歴史をもつ北欧の人、動物性タンパク質を多く食べる歴史が比較的浅く、植物性タンパク質を中心に食べる日本人、などそれぞれの文化圏の人の消化酵素を比較するとその違いは歴然とします。

　日本人の戦前の食生活をたどると、地域によって多少の違いはありますが、イモ類、穀類を常食にし、季節ごとの根菜、野菜をそのまま調理して食べたり、乾物にして食べたりしています。動物性タンパク質は魚が主で、動物の肉を食べる頻度はそんなに高くなかったようです。

　煮る、蒸す、焼く、炒りつけるといった調理方法を見てみると、油の使用はそんなに必要がなかったことがうかがえます。

　ヒトという種類の動物で、日本という地域に長く棲息しているイキモノにとって、現在の食生活は、消化しにくいものまで常食にしてしまっている状態なのかもしれません。

　消化や代謝、免疫の働きといったベーシックな働きを調子よく整えるためには、その働きの原点となるような、身体の作られ方に着目することも必要かもしれません。

　腸の長さや消化酵素、顎の発達、体格に見合った代謝などというのは、個人の意思や数世代の歴史で、変化させられるようなものではないはずです。

　全てを昔に戻す暮らしはできませんが、アレルギー性疾患や、アトピー性皮膚炎に罹患する人があまり多くなかった時代の食生活は、消化という観点から眺めると非常に参考になるのではないでしょうか。

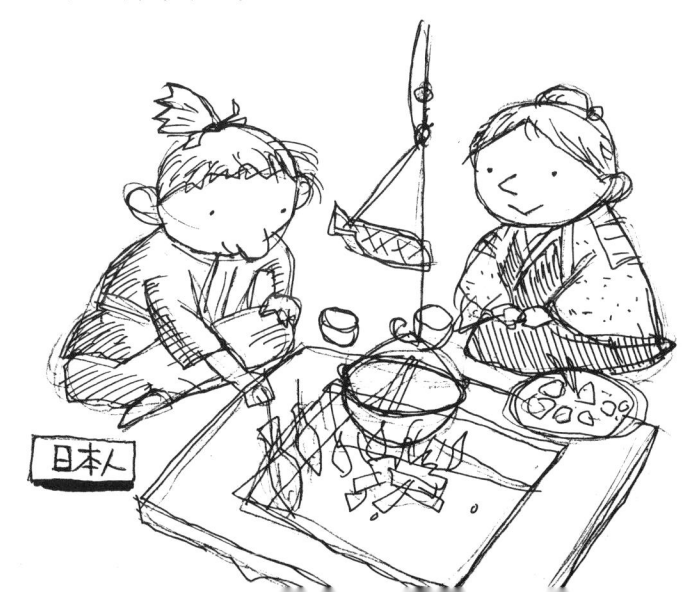

腸内細菌叢と抗生物質

　ジョン・マトスン著『イーティングアライブ』(桐書房)の中に、とても端的に抗生物質の身体影響を述べた一文が引用されています。「健康時および病時における人間の腸内細菌叢」というその論文を以下に孫引きします。「体内に住みついている腸内細菌叢が、多くの病原菌感染に対して自然の防衛機能を果たしているというたしかな証拠がある。だが、抗生物質を投与されると、その防衛機構は損なわれてしまう。抗生物質は人間の腸内細菌叢の構成に著しい変化を引き起こし、有害になった体内バクテリアの異常増殖、あるいは外界から入り込んだ外来微生物の寄生を許してしまうのである。抗生物質の投与により抵抗力が低下すると、ほんの少数の病原菌さえその宿主であるからだに重い感染症を起こしかねない。腸内細菌叢の保全が宿主の健康にとって重要であり、細菌叢を破壊する抗生物質使用はきわめて慎重にすべきである」。

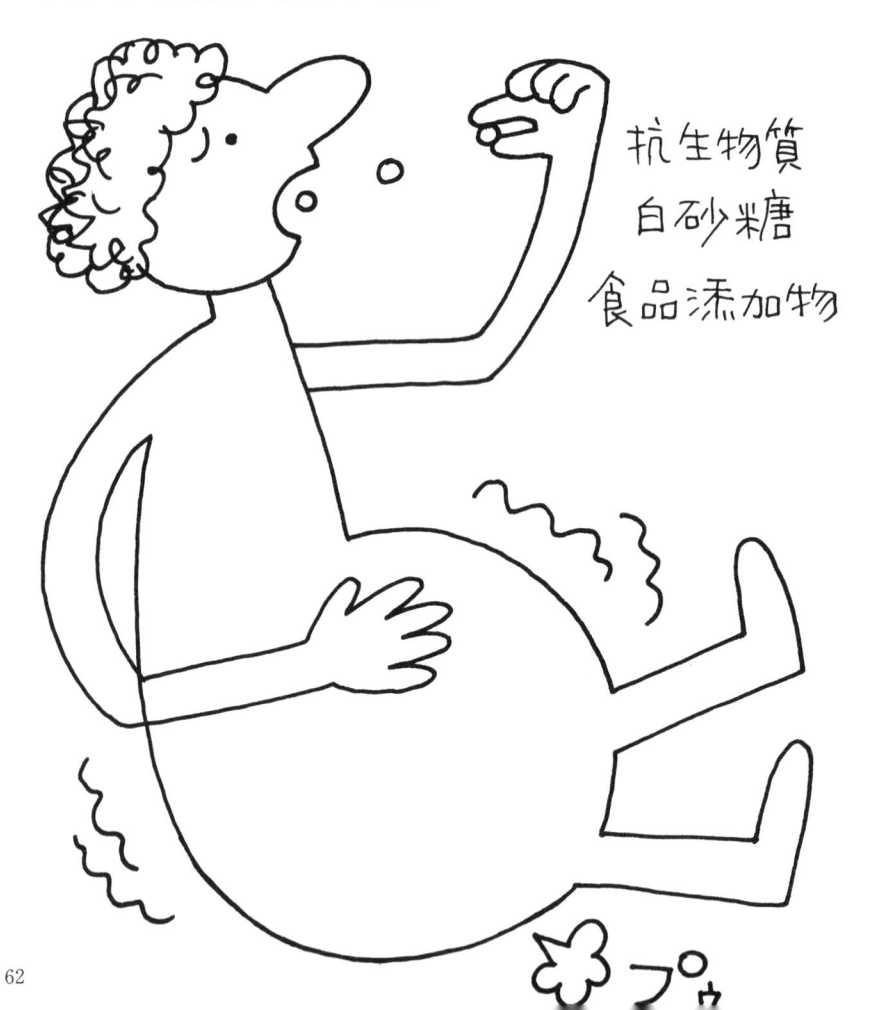

抗生物質
白砂糖
食品添加物

プゥ

とてもわかりやすくていいですね。

腸内細菌叢では、ビタミンK、ビタミンBグループのパントテン酸、ビタミンB_2などが作られたり、甲状腺の働きに影響を与えたりすることがわかっています。

また反面、腸内細菌叢のバランスが崩れると、腸内の微生物が毒素を出すことによって、T細胞、B細胞といった免疫担当細胞に悪影響を与え、免疫機能を下げることもわかってきました。

腸内細菌叢はさまざまな食物や消化酵素からも影響を受けます。悪い影響を与えるものとして挙げられるのは、精製された白砂糖、さまざまな食品添加物などです。

白砂糖や甘いものを食べると白血球は正常な働きを妨げられ、結果として体内の正常な微生物が感染したり、異常増殖して腸内細菌叢のバランスが崩れると考えられています。

腸の不調は、腹部膨満感、げっぷが出る、オナラがやたらと出るなどで気づくことができます。身体のシグナルは大事にしましょうね。

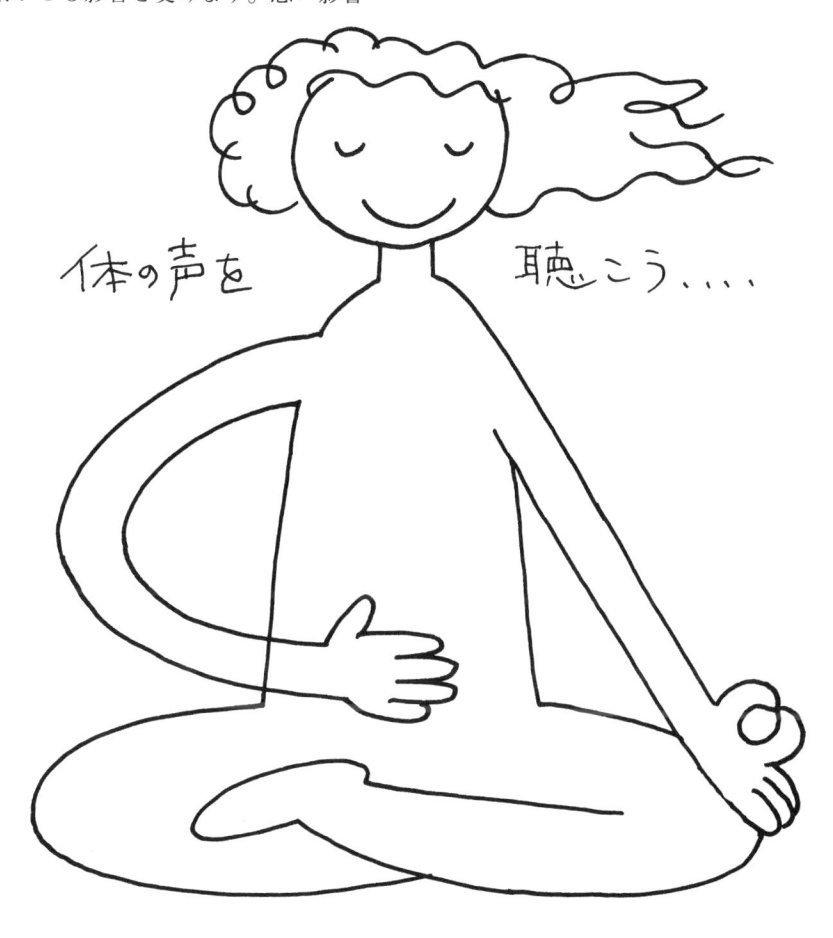

体の声を聴こう....

飼料に使う抗生物質

　卵の収量を高くするために、効率良くたくさんの鶏が飼えるように、狭いケージに入れられた鶏は、1日に何回か朝と夜を感じるように電気の明かりが調節された部屋にいます。運動せずひたすら餌を食べ、たくさんの卵を産む鶏たちは、人家の庭先で放し飼いで育った鶏より体力がありません。

　狭い鶏舎で病気が発生すれば、あっという間に蔓延してしまいます。

　そういった事情をあらかじめ予測して、経営者は病気予防のために鶏の餌に抗生物質を混合させます。

　鶏や牛、豚、などの家畜には、このような病原微生物による感染を防止するための抗生物質や合成抗菌剤が与えられることは容易に想像できますが、この他にも国によっては成長促進や、卵や乳の収量増加のために、成長促進剤（ホルモン剤）などが使用されています。

　日本の法律では、成長促進ホルモン剤の投与は禁止されており、屠殺する前7日間に抗生物質や抗菌剤を使用してはならないとされています。そのため国内産の畜肉は輸入畜肉に比べ安全とされています。しかし、国内産であっても抗生物質や合成抗菌剤の残留の疑問は残ります。なぜなら、動物用の薬品は、排泄が遅く効果が持続するように作られているため、仮に屠殺前の定められた期間内に薬が投与されたと

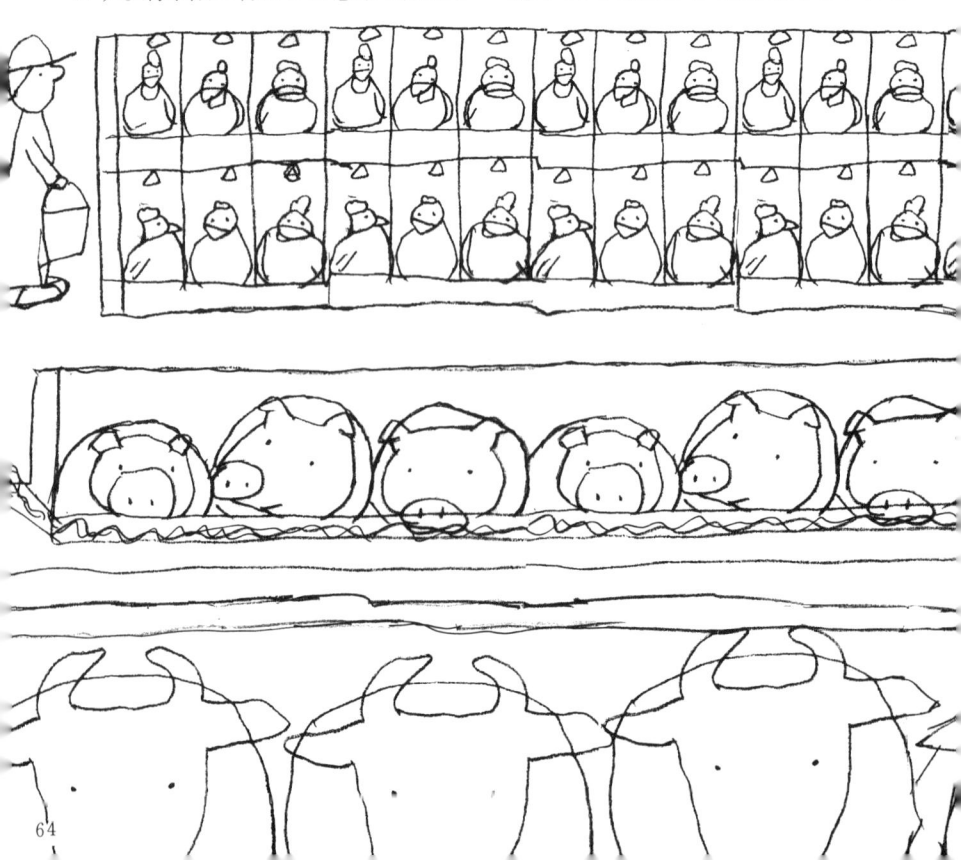

しても、薬がどの程度排泄されているかを知ることは難しく、また、その肉を食べたヒトに与える影響についても未知の部分が多いのです。

　市販されているピルブックを利用して、ヒト用の医薬品と動物用の薬品とを比べようと思っても、動物用飼料に使われている抗生物質名を探すことはできません。もちろんメディカル専用のデータベースで調べても同じです。これはつまり、ヒト用の医療品としては安全性が確認されていないものだということなのではないかと思います。

　自分が知らぬ間に、抗生物質や抗菌剤を体内に取り込んでしまうということは、アレルギーを起こす人にとっては重大な問題です。非常に危険なことです。しかし、アレルギーではないその他の多くの人にとっても、これらの薬品にさらされることは問題があります。抗菌剤に必要以上に接触するのは、耐性菌とのいたちごっこに巻き込まれる危険があるからです。

　なかなか因果関係を説明できず、わかりにくいことがらですが、抗生物質に対して不耐性を示す人や食物アレルギーの人、腸内細菌叢のバランスが崩れると皮膚症状が悪化するタイプのアトピー性皮膚炎患者が、肉食を制限すると症状改善する事例があり、患者にとっては、「肉類の摂取が腸内の環境をかき乱す」という認識はそんなにめずらしいことがらではないことを付記しておきます。

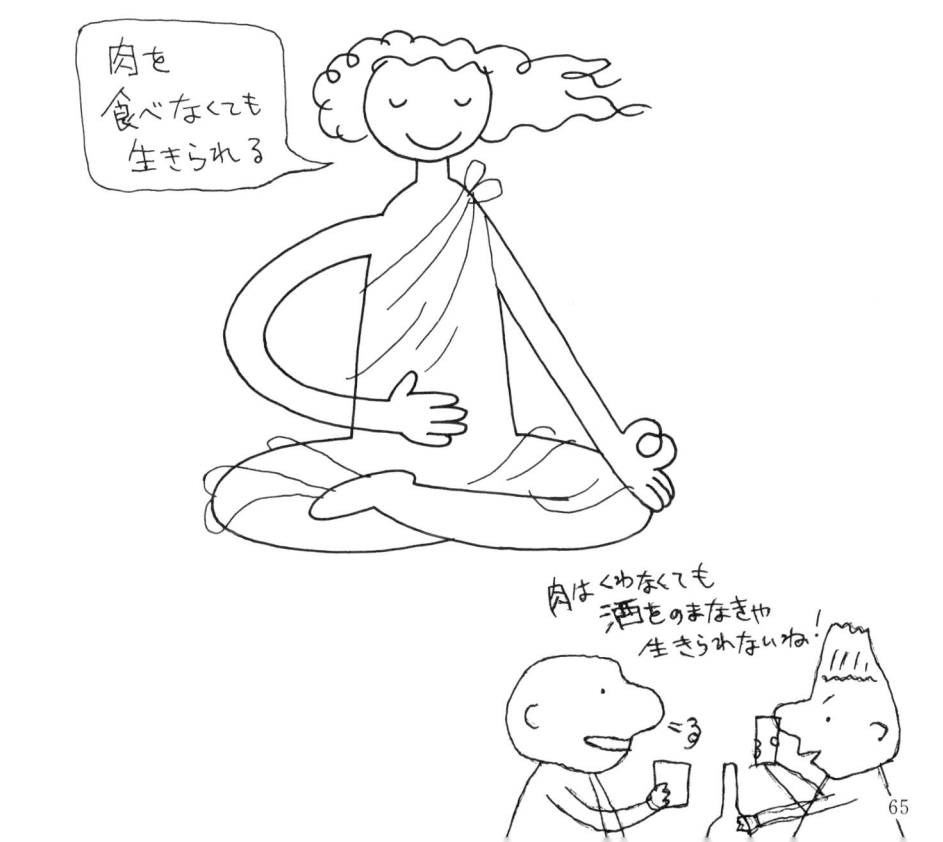

快適生活とからだの変化

　夏涼しく冬暖かい都会の暮らしは一見便利で快適ですが、外気温度との差が開きすぎていたり、室内と室外の出入りを頻繁にする状況が続くと、環境変化にいち早く対応しようとする自律神経を刺激し、時にはそのバランスを崩してしまうこともあります。

　交感神経と副交感神経をつかさどっている自律神経は、過労や疲労、睡眠不足、身体の冷えなどが影響して調子が悪くなることもあります。

　アトピー性皮膚炎が継続して発症している人の中には、「眠くなると体温が上がるため、全身が痒くなって眠れない」「夜痒みのために何度も目を覚ますうちに、眠りそびれてしまうことがある」というような睡眠障害を起こしたり、「夜眠れない日々が続くうちに、昼間眠り、夜起きているようになった」というような昼夜逆転に苦しむ人がたくさんいます。

　眠りのサイクルがうまくいかないことが続いてしまうと、前述のように自律神経のバランスが崩れ、暑くないときにどっと汗をかいたり、暑いのに汗がかけなかったり、四六時中手足が冷たいという状態になる人もいます。

　ところで身体の恒常性を保つために、ヒトの身体は複数のホルモンを分泌していますが、その多くは、身体がゆったりとリラックスしている時や睡眠時に分泌されます。

　自律神経の働きとホルモンの分泌は互いに影響しあい、そのどちらにも睡眠が深く関わっています。

　ホルモンというと、性ホルモン、成長ホルモンなどが思い浮かびますか？　その他にとっても大事な消化ホルモンもあります。副腎皮質ホルモンもありますね。

　寝不足、手足の冷え、消化不良と不調が続くと、その後に便秘も……と、身体はドミノ倒しのように影響されてしまいます。

　さてそれで、どうやってその症状を治そうかと考える前に、どうして身体はそんなことになってしまうのかと考えてみてください。

　長い話をざっくり省略して結論だけ申し上げると、休養をとれ、昼でも夜でもいいからとにかく眠れるときに寝ろと、免疫の仕組み、内分泌系、自律神経系の三つのシステムサポートが言っているのです。ホントです。

　身体を冷やさないようにして、だらだら過ごして、もぐもぐもぐもぐ長く噛んで飽き足らないイモ、ご飯、干物、よく煮込んだ野菜など食べて、いいうんち出して、よく眠るというのを数日続けて英気を養うことを休養といいます。歩くのが好きな人はぶらぶらと散歩もします。少し元気になったらたくさん歩き、元気回復に拍車をかけます。

コラム

腸管発達を促進する母乳の働き

腸の表面積を仮に3300㎠としたとき、微絨毛まで考慮すると2,000,000㎠になるといいます。腸の吸収面は微絨毛によって一層拡大されるわけです。絨毛の発達は、小腸管腔内の栄養吸収と深く関わっており、抗原や細菌の付着性にも影響を及ぼします。新生児の未発達な腸管では、抗原や細菌に十分対抗できないため、出生後は急速に消化管の成長を促進させなければなりません。このとき母乳成分は新生児の腸管に大きな影響を与えます。

母乳は、細胞のDNA複製や、さまざまな成長因子を刺激しますが、母乳によってもたらされる食物成分によっても消化管は刺激を受け、内分泌腺や上皮細胞の隣接細胞からホルモンなどが分泌されます。

母乳栄養がアレルギー予防に有効だと言われる理由は、乳児の身体が腸管発達に必要とするものを調達する役割と、重要な役割を果たす成分そのものも母乳成分が持っているからです。

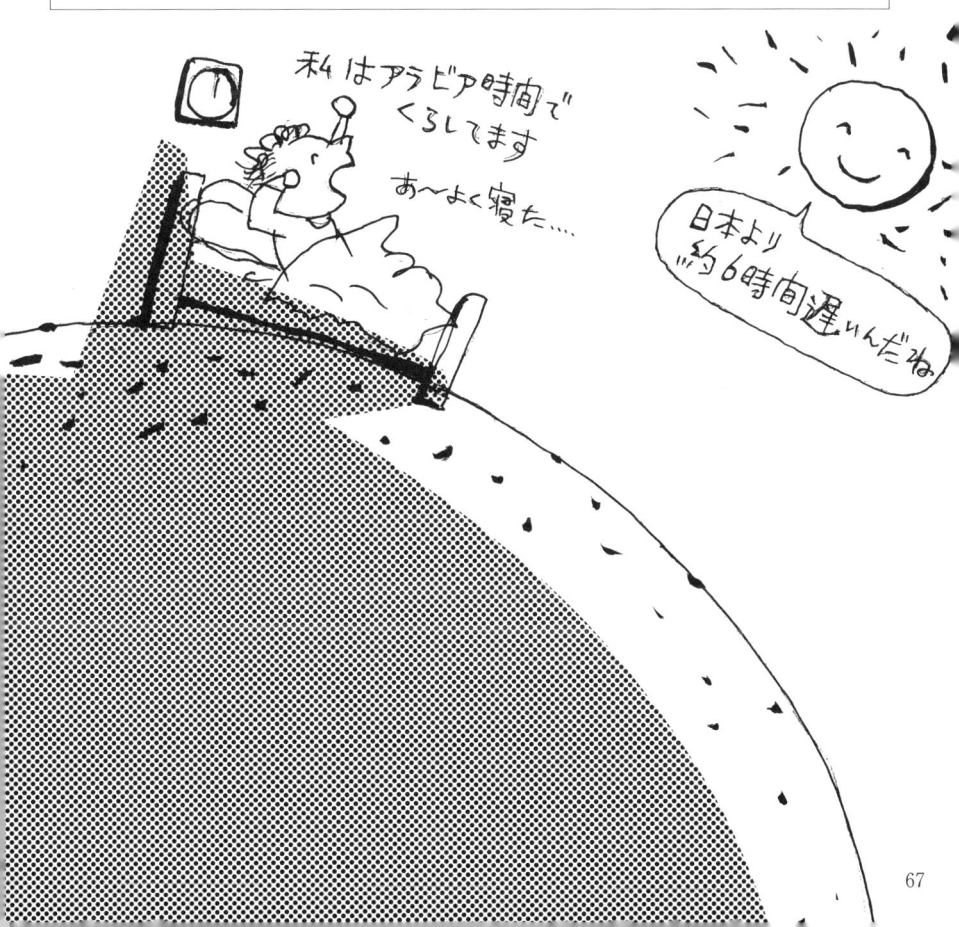

第6章　文化の変容

小麦の消費と健康被害

　小麦の輸入量は変遷しながら、右肩上がりの増加を続けています。反対に国内生産高は、それまで自給率が20％近くを推移していた状態から、1969年を境に極端に減少していきます。年ごとの微動はあるものの、小麦の国内生産量は低迷維持の状態にあります。

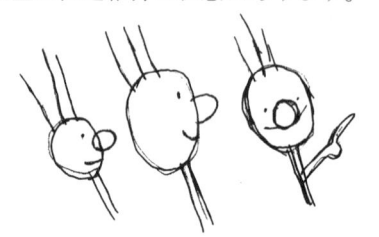

小麦の国内生産量と輸入量（単位：千トン）

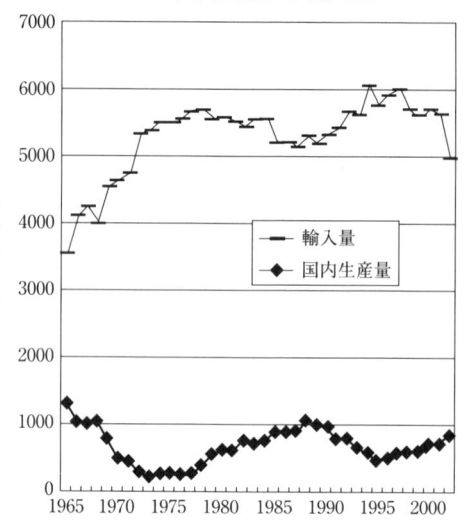

　小麦粉加工品輸入量のうち、マカロニ・スパゲッティを見ると、1985年25,700t、1995年63,200t、1999年85,900tと着実な伸びを示しています。

小麦粉加工品輸入量の動向（単位：千トン）

- 小麦粉調整品（小麦粉に砂糖，粉乳等を混ぜたもの）
- マカロニ・スパゲッティ
- ビスケット（加糖＋無糖）
- パン・乾パン類
- うどん及びそうめん

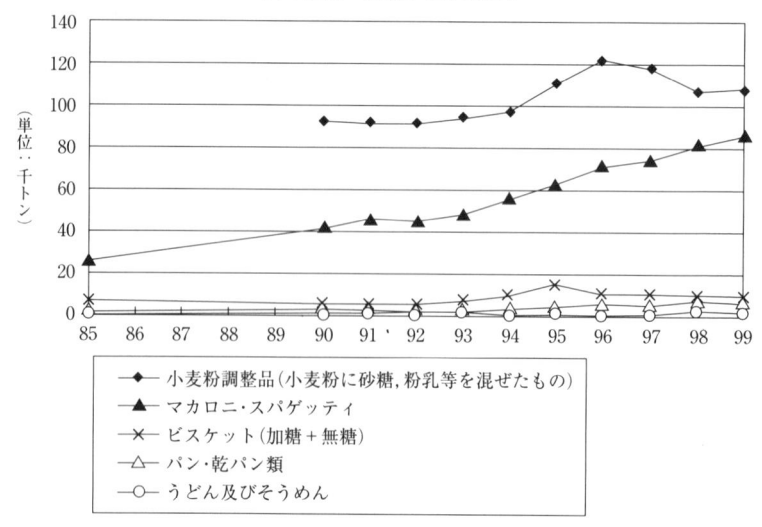

資料　大蔵省「貿易統計」

日本の小麦粉生産量

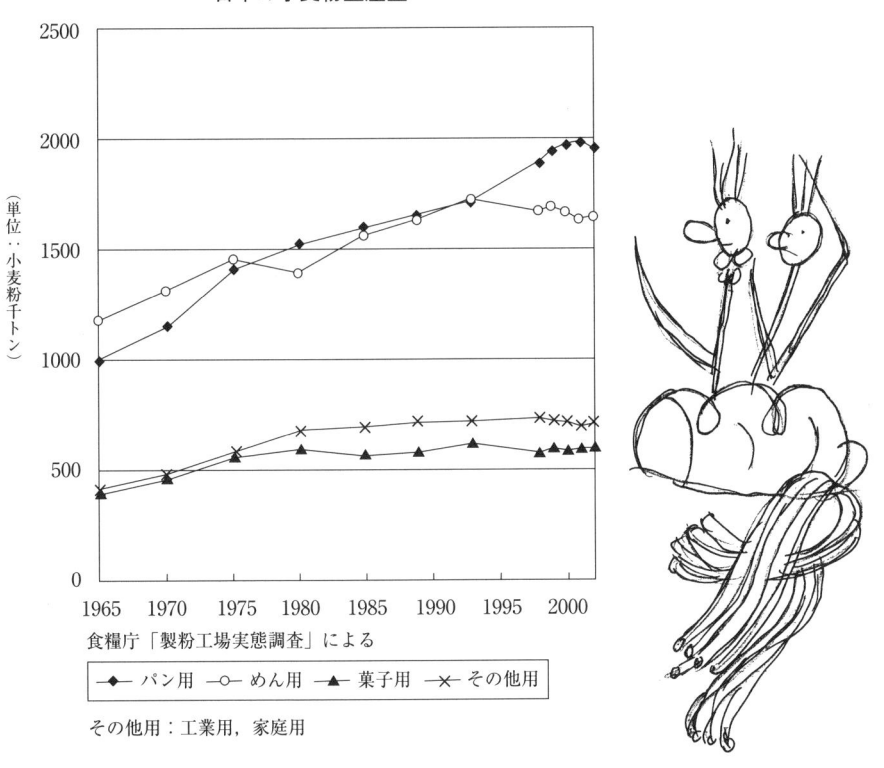

（単位：小麦粉千トン）

食糧庁「製粉工場実態調査」による

◆ パン用　─○─ めん用　─▲─ 菓子用　─✕─ その他用

その他用：工業用，家庭用

　国内産小麦粉の種類別生産量推移を見てみると、1994年頃からめん用とパン用の生産量が入れ替わり、めん用が減少傾向を続ける中、パン用の生産量は伸び続けています。

　これらのグラフは着実に日本人の食卓が、米＝粒食から小麦＝粉食に変化してきていることを物語っています。

　米＝粒食には一汁一菜という形式がまだ残されていますが、小麦＝粉食と一緒に供される副食物は、一汁一菜とは異なるものが並ぶはずです。主食の変化は、作る料理や栄養摂取バランスの変化と密接に関わっています。

使う器や箸、スプーン、フォークなどの食べる道具、食卓全体の雰囲気も変化します。

　アレルギーというテーマでパン食を捉えると、保存料や膨張剤などの使用が、直接、間接に健康被害と関わっていることに気づきます。収穫後農薬の使用（ポストハーベスト）による健康被害や遺伝毒性の問題も解決されていません。

　小麦がアレルゲンになる人が増えている背景を緻密に調査し、患者増加に歯止めをかける検証作業が今ほど必要なときはないと感じています。

第6章　文化の変容

米の品種改良

　自分の身体がアレルギー反応を起こさない食物は何かということについて、患者たちは自分の身体で直接試しながら、食べられる食物群を見極めそれを選択してきました。医師の臨床経験の蓄積とともに、患者が経験し積み重ねてきた「食物選択の理由」には一考の価値があります。

　20年以上前から、こうした臨床の現場で共通理解があったもののひとつに「米の品種に気をつける」という知恵があります。

　米の外側のタンパク質を多く含む部分を削った状態の「酒米」を一般の米の代替として食べることができる人がいたことから、「タンパク質を多く含む部分に注目するといい」ということがわかってきます。さらに、新しい品種よりも歴史的に古い品種、モチ種よりもウルチ種、できればコシヒカリ系は避ける、ということも積み重ねられた。また、病害虫や冷害に強く、たくさんの化学肥料や農薬を必要としない品種がよいのではないか、ということにも気づきます。

　アレルギーと食物に関わる取り組みの多くは、こうした「臨床的に理解するに至ったことがら」によって支えられています。

　臨床経験を生かし、さらに科学的調査研究や疫学的データが積み重なり、患者の食卓におけるQOLが向上していくのです。

　お米（水稲）の例では、1984年に北海道で生まれた「ゆきひかり」は、長谷川浩医師（長谷川クリニック院長）らの研究により、米アレルギー患者への有効性が認識され、登場後3〜4年の間に、多くの米アレルギー患者や、専門医から高い評価を得るようになりました。

　1998年1月に、北海道立中央農業試験場農産化学部穀物利用課は「米のアレルゲン性評価手法の開発と変動実態調査」という報告書を出しました。まとめでは、「これまで未検討であった水稲の品種間差に基づく要因が存在する可能性があることを示した」と述べられています。

　個別の体験が社会化し、理解の一歩にようやく踏み出したと感じるできごとでした。

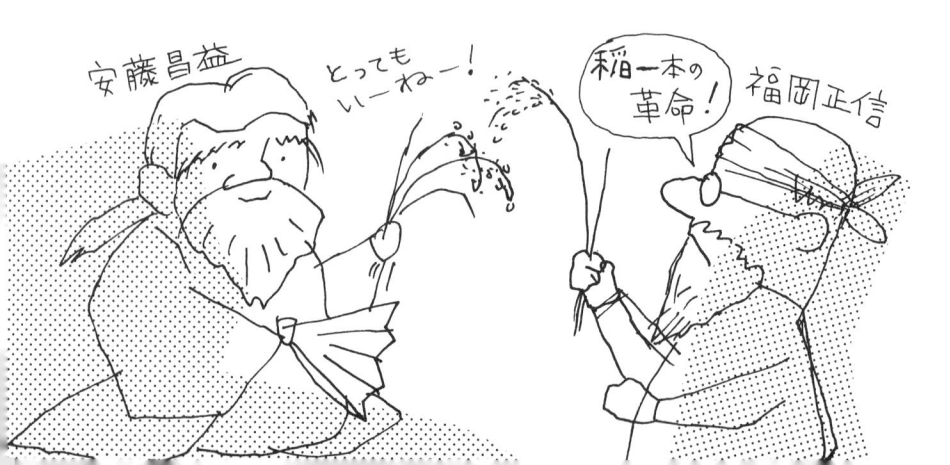

農業技術の伝承

　湿度が高く病害虫が発生しやすい自然環境にあり、一つひとつの耕地が狭く、隣同士が近接しているという特徴を持つ日本の農地では、一度発生した病害虫は隣接農地に伝播しやすい環境にあります。

　病害虫の駆除のために使用される農薬や除草剤の散布、化学肥料の使用は、大気中への飛散や用水路を通じて、隣接地へ影響を与えます。

　無農薬・無化学肥料での栽培に踏み切るのが困難であったとしても、化学肥料や農薬散布の使用量を減らす方法はあります。収穫した農作物に農薬が残留しないタイミングで散布する方法もないわけではありません。

　地方公共団体やＪＡが一律に示す農薬散布カレンダーに合わせて、各種薬剤を散布することに疑問をもちながらも、近隣との歩調や相互影響を考慮して、独自のやり方に踏み切れない農家もあります。

　農業従事者の人口は急速に減り、作業の省力化が必要になりました。薬剤に頼る農業は、省力化、規格化（同じような姿形のものを大量に作る）、季節のボーダーレス（一年中同じ作物がとれる）を実現しましたが、薬剤に頼らない農業技術の伝承は、縮小の一途をたどっています。

　農薬の使用をできるだけ少なくし、伝承された農業技術によって耕された田畑の作物は、病害虫に強いと言われています。

　農業人口が減り続ける日本の中で、生命力の強い作物を作るために何が必要なのか、私たち自身の課題として捉えることができるでしょうか。

農業経営者と農業後継者 (2003年)

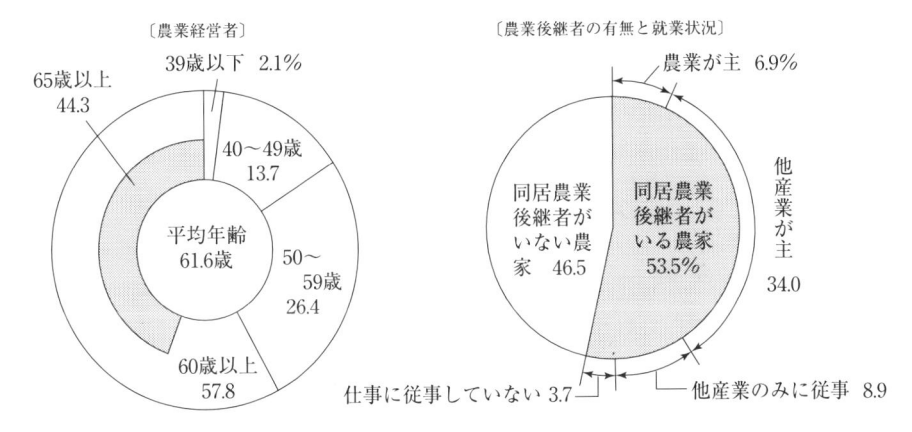

〔農業経営者〕
- 39歳以下 2.1%
- 40～49歳 13.7
- 50～59歳 26.4
- 60歳以上 57.8
- 65歳以上 44.3
- 平均年齢 61.6歳

〔農業後継者の有無と就業状況〕
- 農業が主 6.9%
- 同居農業後継者がいる農家 53.5%
- 同居農業後継者がいない農家 46.5
- 他産業が主 34.0
- 他産業のみに従事 8.9
- 仕事に従事していない 3.7

農林水産省統計「農業構造動態調査」（速報）により作成。

第６章　文化の変容

世界的独占企業の誕生

　遺伝子組み換え作物、例えば、除草剤耐性の大豆やなたねなどの作物は、遺伝子組み換えによって新しい種として誕生し、人類がかつて食べた経験のないタンパク質によって生成されています。

　即時型のアレルギーは、タンパク質に対する免疫の反応によって症状が起こります。アレルゲンとなっている食物の発症頻度を見ると、世代で「食経験」を重ねてきたものよりも、比較的浅い食経験しかないものを、未消化なまま摂取したときに発症する可能性が高くなっています。

　新しいタンパク質が作られることは、イキモノの身体にとっては新しい脅威になるということを想起しなければなりません。
米の品種改良によって、新しいお米が誕生するのと少し似ています。

　遺伝子組み換え情報室の河田昌東さんはアレルギーに関わる問題として、
　１．共通配列によって引き起こされるアレルギー、２．遺伝子同士の相互活性によって起こるアレルギー、３．マーカーとして使われる抗生物質耐性遺伝子の身体影響、についても指摘しています。

　その詳細はこうです。１．は、アレルギーの原因となるタンパク質の配列をエピトープといいますが、ミルクアレルギーのエピトープと、卵アレルギーのエピトープが、「遺伝子組み換えによって作られたコーン」のタンパク質で発見されたことがありました。これは現段階の遺伝子組み換え技術では、「遺伝子配列の特定の場所に別の特定の遺伝子を組み込むことができない」ことによって起こっています。

　特定の遺伝子を組み込む技術はあっても、組み込まれた場所は、いつも「たまたま組み込まれ場所」でしかないということです。組み換えコーンで見つかったエピトープは、偶然できあがった配列が「アレルゲンと共通の配列」になってしまった可能性があるというのです。

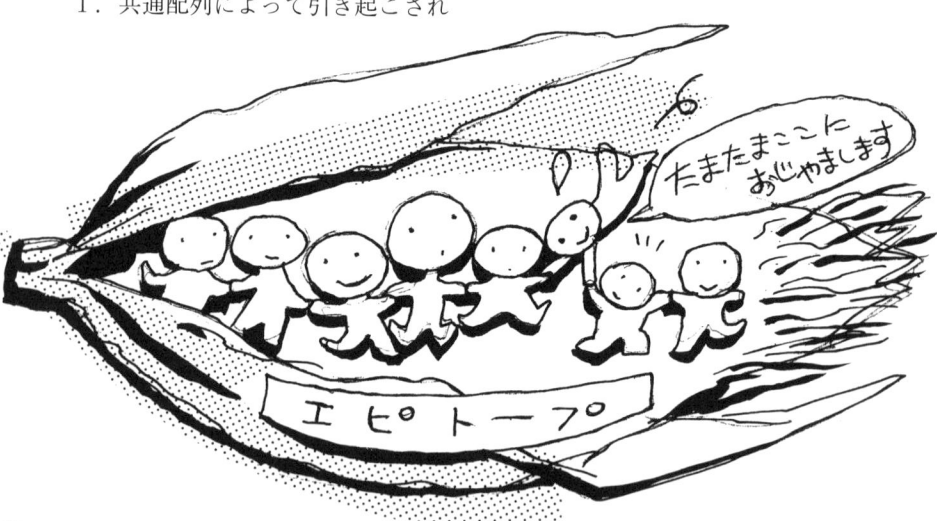

2．は、遺伝子組み換えによって、タンパク質のグリテリンを抑えた酒米を作ろうとしたところ、ポララミンができてしまった事例があり、組み換え体を入れることで、お米の他の遺伝子に影響を与え、別のタンパク質が活性化されアレルゲンとなった可能性が指摘されました。

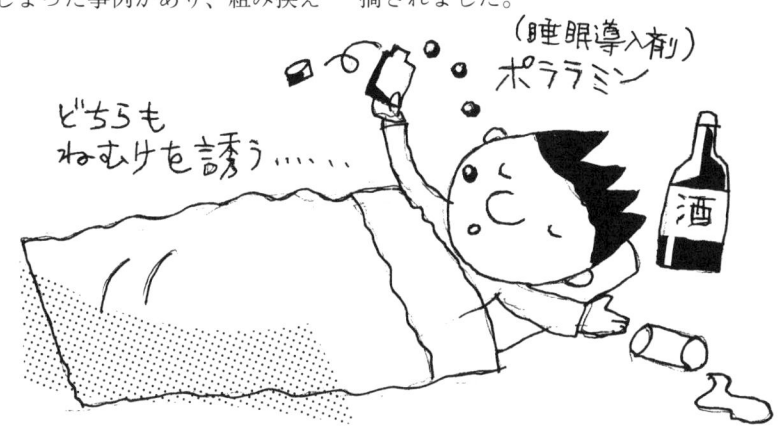

（睡眠導入剤）
ポララミン

どちらも
ねむけを誘う……

3．は、遺伝子組み換えを行う際には必ず、遺伝子組み換えがうまくいったかどうか確かめるためのマーカーとして抗生物質耐性遺伝子が使われます。抗生物質耐性遺伝子が消化されないまま腸内に達すると、腸内細菌叢に抗生物質耐性の性質が移行し、身体は抗生物質に耐性をもつ危険性があるというのです。

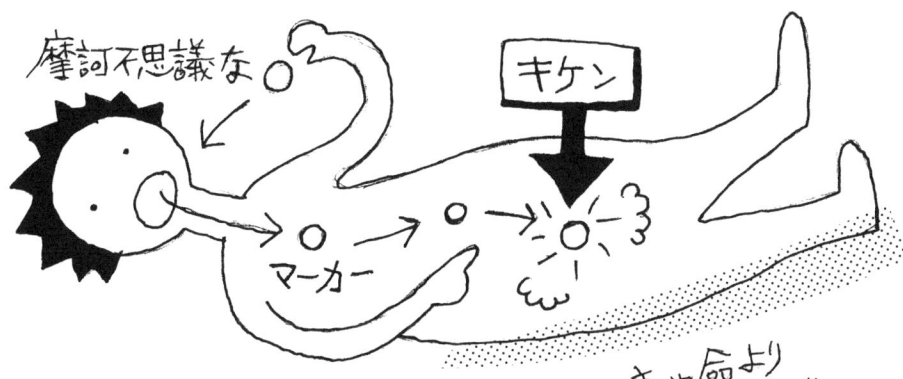

摩訶不思議な
マーカー
キケン

これらの指摘に対する明快な答えはなく、「収量が増える」「スギ花粉対策などヒトに有用」という良い面だけのアプローチばかりが流布され、さまざまな問題性が棚上げされたまま開発されている状況が浮かびあがります。

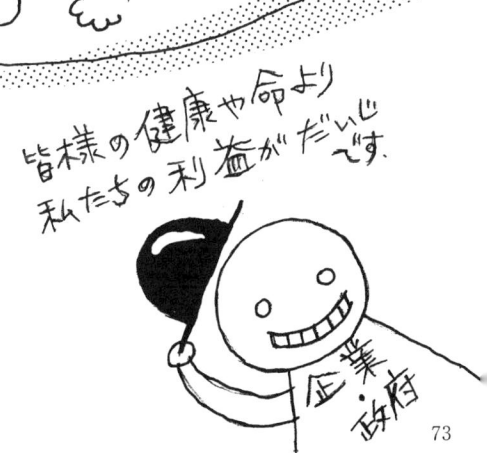

皆様の健康や命より
私たちの利益がだいじです。

企業・政府

さらに、遺伝子組み換え作物の本質的問題点は、もうひとつあります。
　「遺伝子組み換え」の技術によって作り出された「除草剤耐性」などの特徴は、一代限りの存在です。同じ特徴をもった作物を次の年も作付けしたい場合は、遺伝子組み換え作物の開発企業から新たに同様の「種」を買わなければなりません。
　一方、開発された「除草剤耐性作物」に一番効率よく作用するのは、この作物を開発した企業が販売している「除草剤」であり、他企業が販売している除草剤との相性はあまりよくありません。
　こうして農業者は「種」と「除草剤」の両方を、毎年毎年、同じ企業から買い続けなければならない構造に組み込まれることになります。
　この構造をありていにいうと、一握りの企業が、世界の作物をコントロールできるようになったということに他なりません。
　国内企業のなかには、その構造に気づきつつ、新たな開発テーマを掲げて遺伝子組み換え作物の開発に取り組み始めたところがあります。
　独占的技術力に対して、同様の技術力を開発するのでは、支配する主体が替わるだけで、支配と非支配の関係はなくなりません。
　遺伝子組み換え作物の是非を「理科（化学）」や「倫理」の問題として議論する限り構造的な問題は見えてきません。「社会」や「経済」あるいは「政治」の問題として捉えなおすことが必要です。
　そして、地質や風土にあった品種や、作物の育て方について、私たちはとても無頓着だったことを反省し、それらを守り続けることの重要性に、気づかなければなりません。

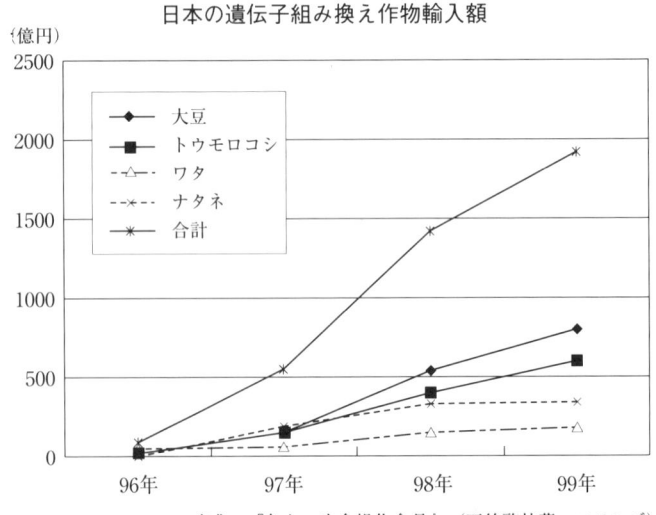

日本の遺伝子組み換え作物輸入額

出典：『危ない生命操作食品』（天笠啓祐著，コモンズ）

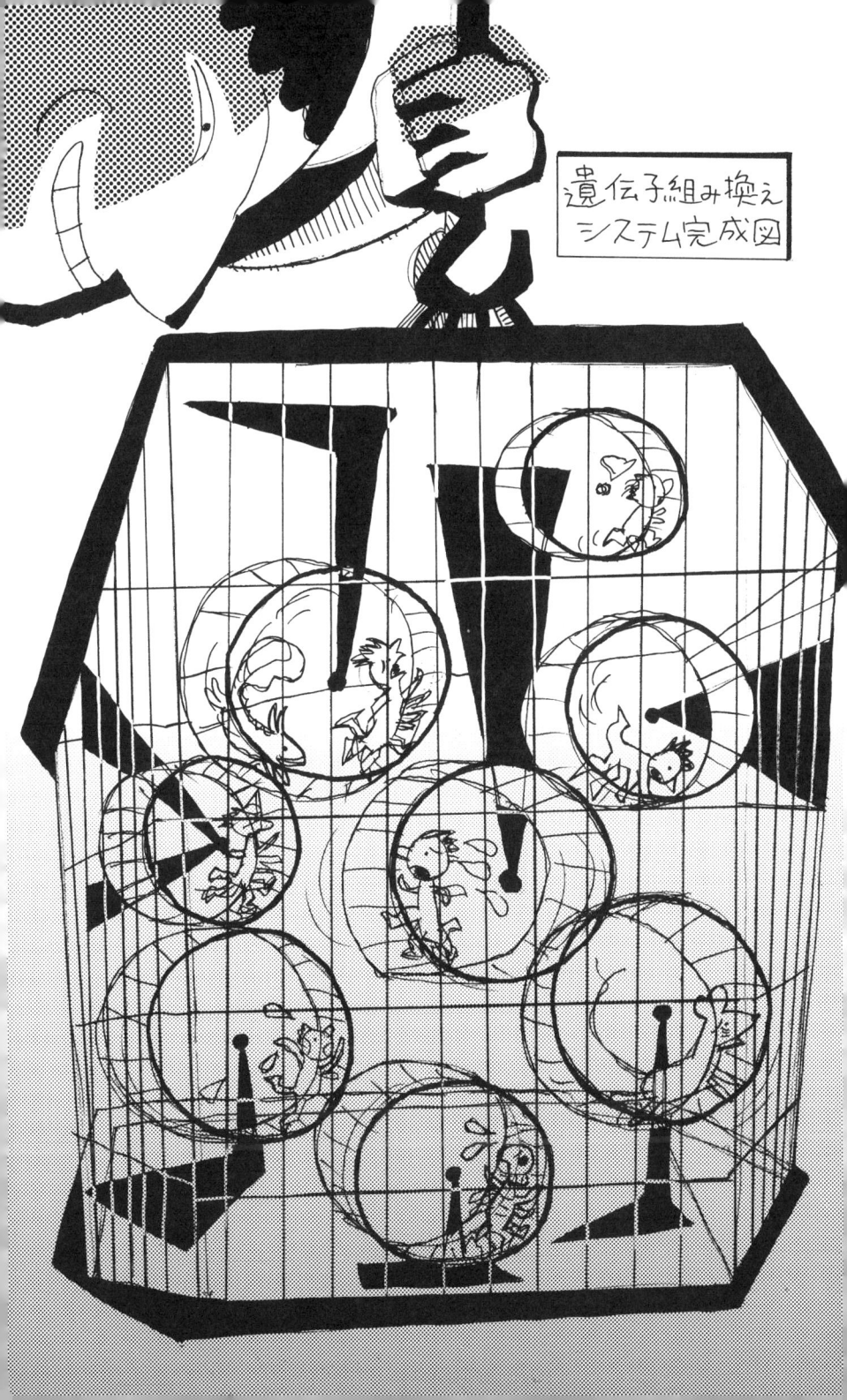

遺伝子組み換え
システム完成図

食品添加物

　全国津々浦々季節に縛られることなく、どこで加工された食物であっても、たいていのものは手に入れることができるようになりました。

　長時間保存できて運びやすく、調理の手間を省いてくれる、とても便利な食品が「加工食品」としてたくさん登場しています。

　とうふ、うすあげ、がんもどきなどの大豆加工品も、それぞれの身近な場所で、その日に加工され消費していたものも、食品工場で大量生産されるようになりました。牛乳、チーズ、バターなど、手に入る場所が限られていたものも、工場で作られるようになってから、誰でも気軽に食べられるものへと変化しました。

　効率よく作られ、大規模な流通に耐えられるような食べ物へと変化できた背景には、加熱処理、半乾燥、濃縮、急速冷凍などのさまざまな食品加工の技術力と、レトルト、無菌化包装などの、パッケージの技術向上が大きく寄与していると思います。

　そして、大量製造、見栄えのよさ、簡便化のために多くの食品添加物が開発され、使用されてきました。保存料、材形保持剤、増粘安定剤、酸化防止剤、発色剤、防かび剤、着色料、膨張剤など、多数存在します（2005年時点で合成添加物約350品目と天然添加物約1200品目）

　食品添加物は使用が許可されるまでに、毒性、催奇形性、アレルゲン性などの多くの安全性試験を経てきています。食中毒防止の観点からは必要なものとされていますが、それぞれの基準値が満たされていたとしても、それらが複数使用されたときの体内の複合的な影響は、まだわかっていません。

　日本の食品加工技術は、複雑さを増し、食品加工に携わる人ですら、自分が関わる分野以外の原材料についてはそれが何によって作られているのか詳細がわからないものもあります。

　日々大量に、知らずに繰り返し食べている食品添加物について、興味をもち、それらがどのように加工され、活かされ、消費されているのかを知れば、私たちの食生活の劇的変化を理解することができます。

　狂牛病の問題が発生して以来「食品の安全性」が社会的関心事となった昨今ですが、今までの消費者が「見栄えのいい」「便利な」食べ物を求めてきた現実を直視せずに、流行に乗った「安心・安全」を志向することには違和感を禁じ得ません。

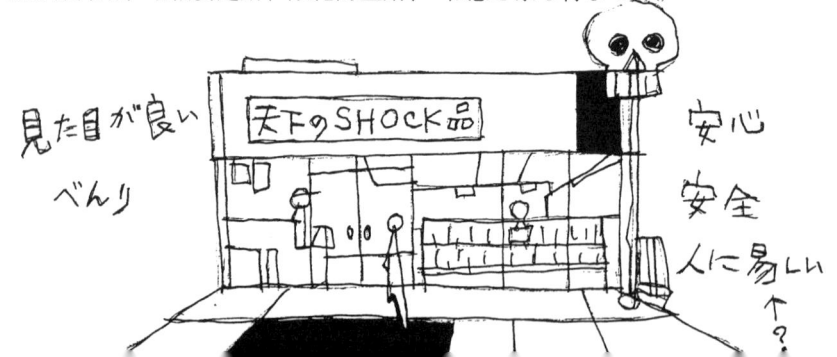

★ 居ながらにして 世界中のものが食べられる。

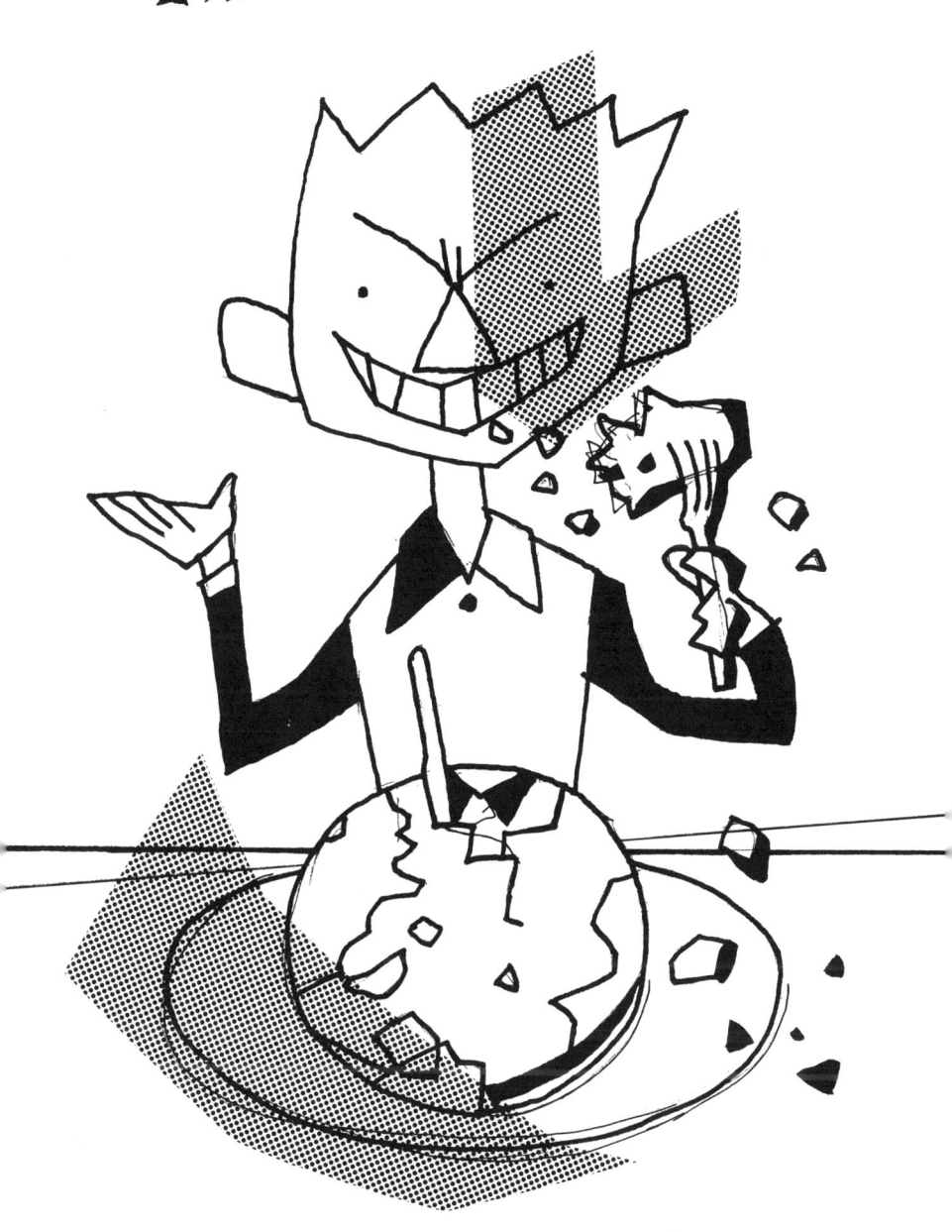

★ じつは地球を食い尽くしている。

食品添加物とアレルギー

ところで、アレルギーと食品添加物は、どのような関わりを持っているのでしょうか。

特定原材料等由来の食品添加物についての表示例 (省令で定められたもの)

特定原材料の名称	区分	添加物名	現行表示例	特定原材料の表示例	理由
乳及び乳製品	指定添加物	カゼインナトリウム	カゼインナトリウム カゼインNa	カゼインナトリウム（乳由来） カゼインNa（乳由来）	
	既存添加物	ラクトフェリン濃縮物	ラクトフェリン	ラクトフェリン（乳由来）	
		乳清焼成カルシウム	乳清焼成カルシウム 乳清第三カルシウム	原料料名表示不要	焼成しており、アレルゲンは含まないと考えられる。
卵	既存添加物	酵素処理レシチン	酵素処理レシチン レシチン 乳化剤	酵素処理レシチン（卵由来） レシチン（卵由来） 乳化剤（卵由来）	
		酵素分解レシチン	酵素分解レシチン レシチン 乳化剤	酵素分解レシチン（卵由来） レシチン（卵由来） 乳化剤（卵由来）	
		分別レシチン	分別レシチン レシチン レシチン分別物 乳化剤	分別レシチン（卵由来） レシチン（卵由来） レシチン分別物（卵由来） 乳化剤（卵由来）	
		未焼成カルシウム（卵殻未焼成カルシウム）	卵殻未焼成カルシウム 卵殻Ca 卵殻カルシウム	卵殻未焼成カルシウム 卵殻Ca 卵殻カルシウム	名称に「卵」を使用しているので原材料名の表示不要。
		卵黄レシチン	レシチン 卵黄レシチン 乳化剤	レシチン（卵由来） 卵黄レシチン 乳化剤（卵由来）	
		焼成カルシウム（卵殻焼成カルシウム）	卵殻Ca 卵殻カルシウム	原材料名表示不要	焼成しており、アレルゲンは含まないと考えられる。
		リゾチーム	リゾチーム 卵白リゾチーム 酵素	リゾチーム（卵由来） 卵白リゾチーム 酵素（卵由来）	
小麦	指定添加物	デンプングリコール酸ナトリウム	デンプングリコール酸ナトリウム デンプングリコール酸Na	デンプングリコール酸ナトリウム（小麦由来） デンプングリコール酸Na（小麦由来）	但し、原材料が小麦の場合。
		デンプンリン酸エステルナトリウム	デンプンリン酸エステルナトリウム デンプンリン酸エステルNa	デンプンリン酸エステルナトリウム（小麦由来） デンプンリン酸エステル（小麦由来）	
	一般飲食物添加物	コムギ抽出物	コムギ抽出物	コムギ抽出物	名称に「小麦」があるので原材料名の表示不要。

(食品添加物協会、資料抜粋)

食品添加物には、化学合成された添加物と天然添加物があります。化学合成されたものは危険、天然のものは安全というイメージがありましたが、1995年に天然添加物が食品添加物として指定対象とされてから、ようやくその安全性を監視する仕組みが動き始めました。食品化学に関わる技術は飛躍的な進歩を続けており、酵素処理、加圧、熱処理などの方法で、動物、植物、海産物、油、鉱物などの天然の素材から、さまざまな化合物を取り出すことは容易になりました。技術が進歩したことによって「天然」と「化学合成」の区別がどのような意味をもつのか、非常にわかりづらくなり、また、それらの新たな生成物の身体への影響は未知な部分が多いのが現状です。アレルギーに関わる問題に着目してみると、2001年にアレルギー物質を含む食品（特定原材料）の表示が義務付けられてから、食品添加物の由来が少しずつですが、明らかにされるようになってきました。食品添加物協会の報告資料を見てみると、一つの材料から本当にさまざまなものが作り出されていることがわかります。

特定原材料の名称	区分	添加物名	現行表示例	特定原材料の表示例	理由
小麦	既存添加物	カルボキシペプチダーゼ	酵素（失活：表示なし）	酵素（小麦由来）	
		β-アミラーゼ	酵素（失活：表示なし）	酵素（小麦由来）	
そば	既存添加物	ソバ殻灰抽出物	植物灰抽出物	原材料名表示不要	燃焼するのでアレルゲンは含まないと考えられる。
		クエルセチン	クエルセチン ケルセチン ルチン分解物	クエルセチン（そば由来） ケルセチン（そば由来） ルチン分解物（そば由来）	但し、現在はエンジュを基原としたもののみが流通。
		酵素処理イソクエルシトリン	酵素処理イソクエルシトリン 糖転移イソクエルシトリン 酵素処理ルチン	酵素処理イソクエルシトリン（そば由来） 糖転移イソクエルシトリン（そば由来） 酵素処理ルチン（そば由来）	但し、現在はエンジュを基原としたもののみが流通。
	既存添加物	酵素処理ルチン（抽出物）	酵素処理ルチン（抽出物） 糖転移ルチン（抽出物） 酵素処理ルチン 糖転移ルチン	酵素処理ルチン（抽出物、そば由来） 糖転移ルチン（抽出物、そば由来） 酵素処理ルチン（そば由来） 糖転移ルチン（そば由来）	但し、現在はエンジュを基原としたもののみが流通。
		そば全草抽出物	ルチン（抽出物） そば全草抽出物 フラボノイド ルチン	ルチン（抽出物・そば由来） そば全草抽出物 フラボノイド（そば由来） ルチン（そば由来）	

「食品添加物」という名称からは、微量なモノ、長い年月をかけて蓄積したら、身体に何か影響があるかもしれないが、それは1種類の加工品を何十キロも食べるというような、「現実には起こりえない机上で計算した数字によって想定された危険」というようなイメージを想起する人が多いのではないでしょうか。

食物によってアレルギーを起こした人の事例に出会うと、そのようなイメージは間違いであることがすぐにわかります。

- コンビニエンスストアで売っているねぎ味噌おにぎりを食べて、15分後に血圧低下、呼吸が浅くなり身動きできなくなったが、3時間経過後に症状が消失した。

おにぎりの原材料は、米、味噌、ねぎ、のり、塩、ポリリジンと表記されていた。製造元に問い合わせたところ、その他に炊飯油＊が使用されていた。

ポリリジンの構造式はペニシリンに酷似している。症状を起こした人には、ペニシリンによるアレルギーを起こした既往歴があった。その他のアレルゲンは、卵、乳だった。

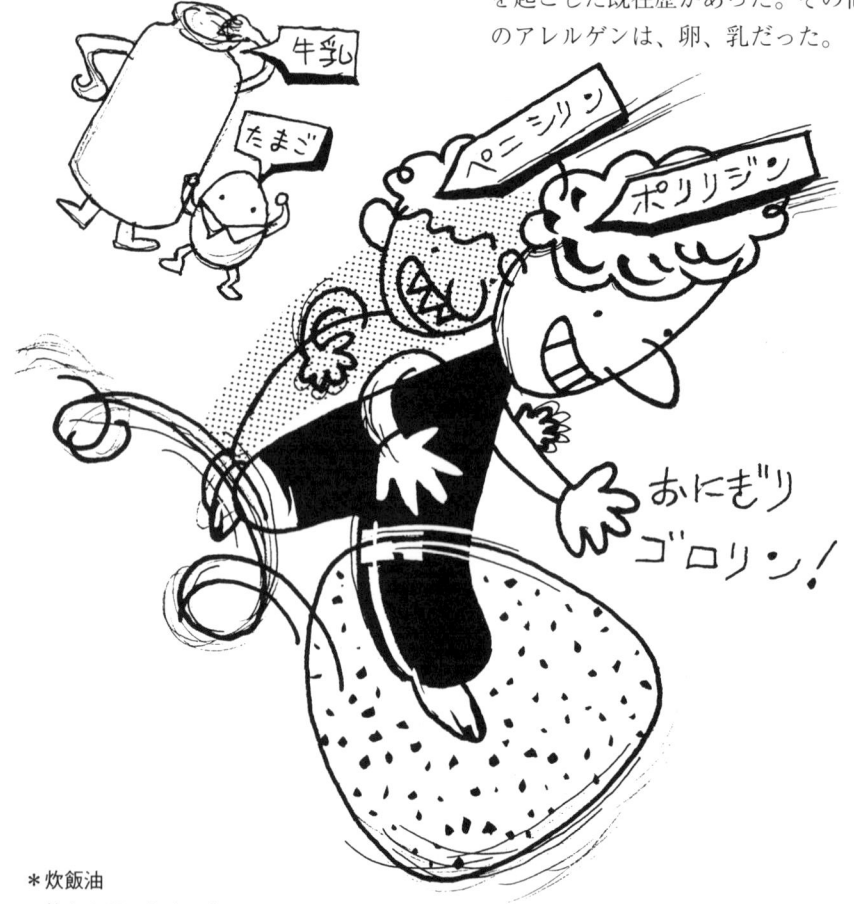

＊炊飯油
　炊きあがった時の米のつやを出し、新米で炊いたような風あいを出すために、米を炊く時、少量の油を入れて炊く。主に大豆油が使われている。

- お土産品の胡麻餡の大福を食べた直後に呼吸困難を起こした。

　原材料は、米粉、ごま、砂糖、醬油、保存料となっていた。夏場であったため、保存料の配合量が多かったかもしれないと製造元は話していたが、保存料はリゾチームが使用されていた。リゾチームは卵が原材料である。発症した人にはぜんそくの既往歴があり、卵がアレルゲンだった。
- 輸入品のドレッシングの蓋を開けたとたんに呼吸困難を起こした例では亜硫酸塩が原因だった。

　これらの事例は、表示の整備や製品に関する詳細情報の公開が徹底できていれば、発症を未然に防ぐことができた可能性があります。加工食品を作る側と消費者の双方からの情報提供や事例の蓄積を貴重な手がかりとして、同様の事例の再発防止につなげていかなければならない問題だと感じています。

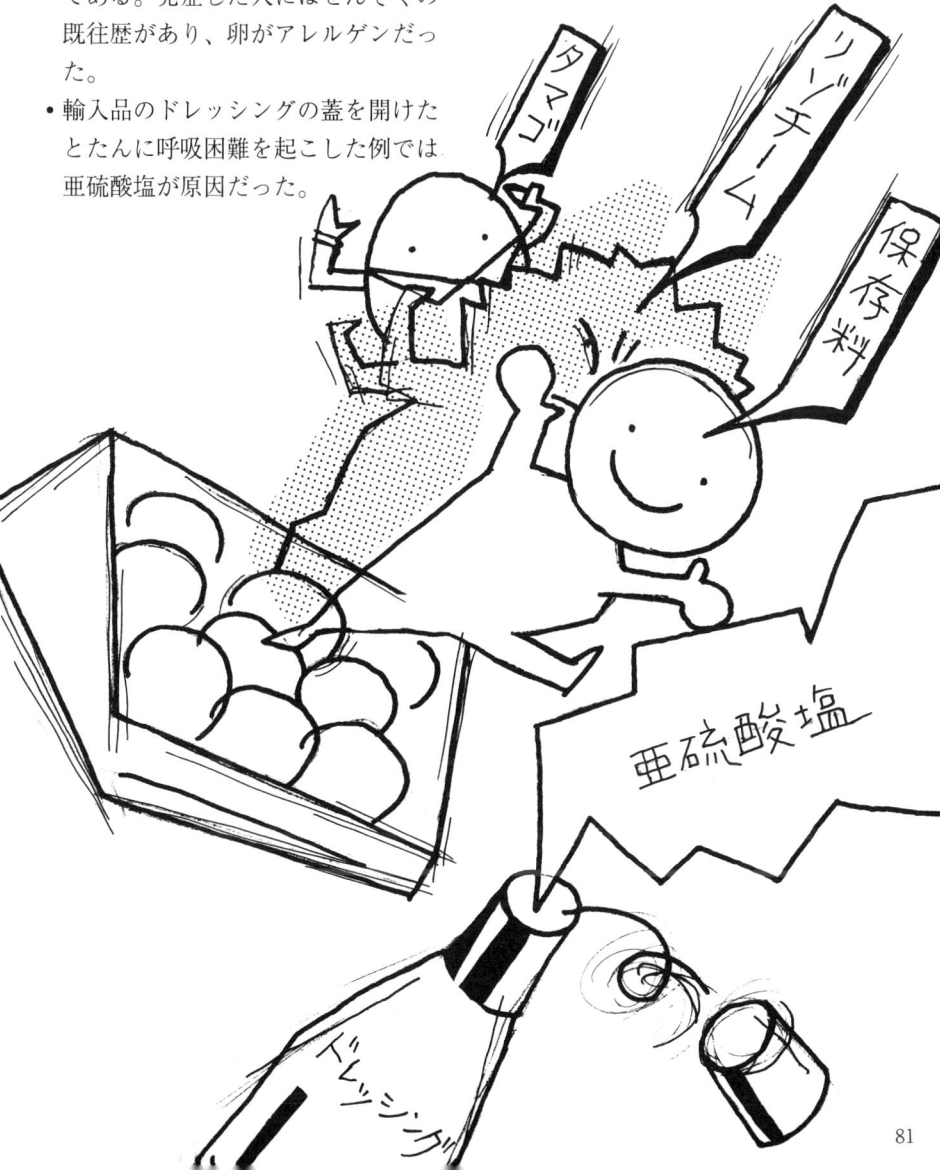

醸造・発酵

　醸造や発酵によって食物を熟成させることは、人類が長い年月をかけて作り出した「タンパク質を変性させる技術」です。

　キムチ、ワイン、チーズ、味噌、醬油、納豆、漬物、日本酒など、国や文化圏の違いによって、食物と人との関わり方はさまざまです。

　気候、風土と土地に根付いた作物によって生み出されたさまざまな食物は、その土地、その国の人々の大切な食文化です。それらが家庭ごとに、やり方や好みの味が工夫され、個人の食卓に新たな文化が生み出されるのです。

　しかし気がつけば日本の食卓では、家庭で熟成させていた多くの食物が加工品にとって代わられました。便利できれいなものの出現です。

　自然の熟成を経たもの、何かを添加することで速成されたもの、の両方が出現したことで、比較、確認という貴重な体験を私たちはしました。

　食物のタンパク質がそのままの状態ではアレルギー反応を起こしてしまう場合でも、タンパク質の変性によってアレルギー反応が起こらない状態になることを、経験的に知っている患者もいます。「3年醸造の味噌なら食べられる」「アルコールを添加したお酒を飲むと息苦しくなる」というように、詳細に理解している人もいます。

　アレルギーを起こす人の経験によって、熟成することが醸造・発酵の要であったことを、私たちは思い出したのです。

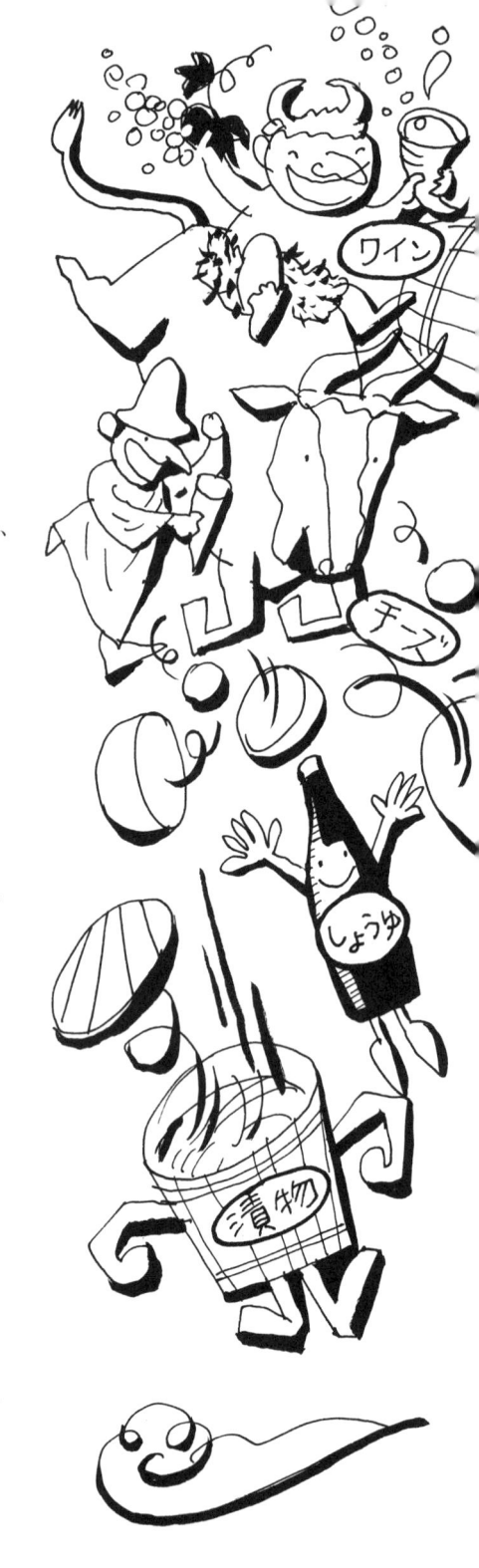

人間も熟成を
めざしましょう

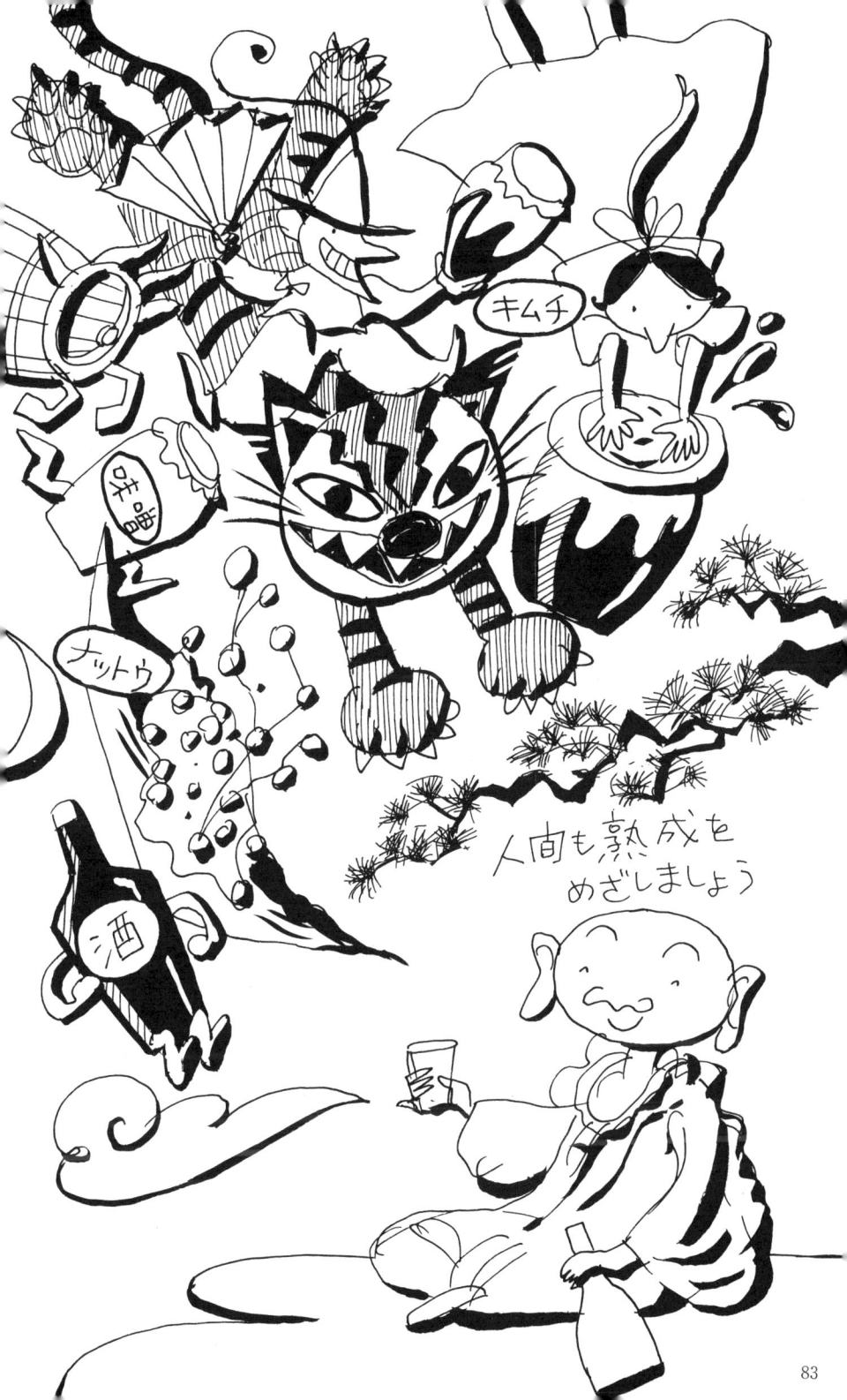

第7章　共に生きるということ

病気は誰のせい

「アレルギー体質は遺伝する?」と問われれば「その傾向はある」けれども「病気が遺伝するのか」と問われれば、「それは違う」。

アトピー性皮膚炎あるいはアレルギー性疾患を発症している人の、両親のどちらか一方、あるいは両方がアレルギー体質をもっている割合は約7割と言われています（アトピッ子地球の子ネットワーク2004年電話相談報告では69％）。

似たような体質は受け継いでも、症状を受け継ぐわけではない、これはとても大事なことです。ということは発症を予防したり、軽減化する余地もあるということなのですから。

親のせいでこうなった、妻がアトピーだから子どもがアトピーになった、夫がアトピーだから子どもが〜、そんなことを考えてもんもんとしている人はいませんか?

どうしても何かのせいや誰かのせいにしたい場合はぜひ「地球環境」と「普通の暮らしをする人々全員」のせいにしてください。ゆめゆめ「俺の家系にアトピーはいない」などという言葉の暴力で、妻を痛めつけてはいけません（電話相談では、言葉の暴力のダントツ1位として、過去10年間君臨し続けている言葉です）。

2年ごとに出版される『児童生徒の健康状態サーベイランス事業報告書』（日本学校保健会）では、小学生、中学生ともに女子より男子にアトピー性皮膚炎の発症率が高いという結果が報告されています。

別の調査では、40歳代以降の女性のアナフィラキシー*の発症率が男性より少し上回る傾向が報告されています。男子の場合は、第二次性徴期に症状が悪化する傾向がありますが、これはいずれも、いわゆる女性ホルモンの分泌量や自律神経の働きと関係があることがわかっています。

また、国立成育医療センター研究所の斎藤博久医師らが行った調査（慈恵医大の学生258人の血液を採取して調べた）では、スギ花粉の陽性率72％、ダニ60％、いずれかの抗体をもつアレルギー体質の人は86％だったといいます。そのうち大都市で育った人で抗体をもつ人は92％、中小都市出身者で80％だという結果も紹介されています。

病気の問題を、医療の視点からだけでなく、社会の仕組みとの関わりや、ヒトという生物の問題として捉えたとき、病気は個人の問題としてではなく、その生物全体の抱える課題としてみつめることが可能になります。

日本という島に棲息するヒトの群れで、今起こっているできごとには、どのような特徴があるでしょうか。

アナフィラキシー
・その人のアレルギー発症の原因となっている抗原（アレルゲン）に対して起こす、即時型のアレルギー反応のこと。低血圧、呼吸困難、じんま疹などの症状が出現する。皮膚、呼吸器系、循環器系など多くの臓器が急激に冒されることもある。

本来、免疫の働きは生き物にとって必要不可欠なものです。別の言い方をすれば、免疫は生き物にとって必要なものなので、必ず受け継がれる仕組みになっています。受け継がれた免疫が過剰に働いたり、バランスを崩す傾向を受け継いでいるということは、あたかも棲息する群れのバリアの一角が崩されたり、群れの見張り番となった一部の生き物が危険な外敵に気がついて、警告を発しているように見えないでしょうか。

入院アナフィラキシー症例年齢分布

	男	女
81～90歳		2
71～80歳	3	4
61～70歳	8	8
51～60歳	10	5
41～50歳	7	7
31～40歳	3	3
21～30歳	3	3
11～20歳	8	3
1～10歳	8	13
0歳	7	5

1987～1997年、計108件102名

入院アナフィラキシー症例年齢分布
（1987～1997年、計108件102名）

出典：『アレルギーっ子の生活百科』（角田和彦，近代出版）

生物としての危機だ

政治も急激におかしくなってるし

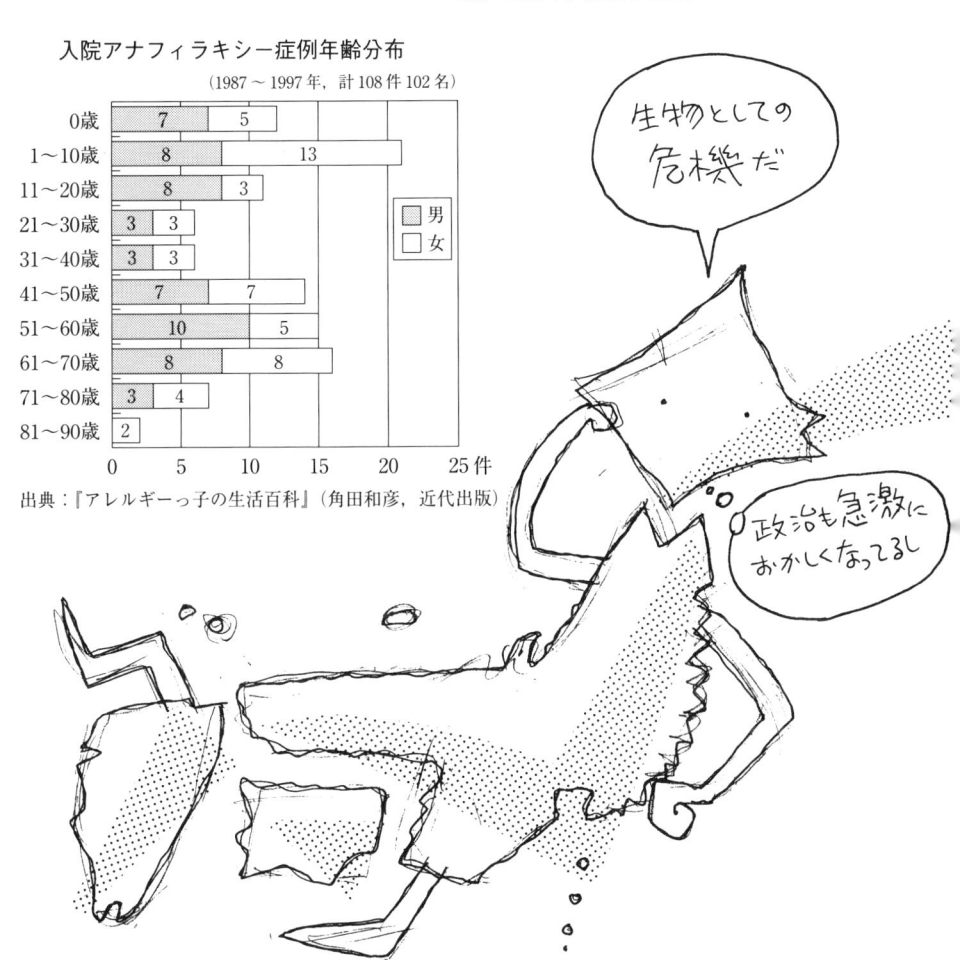

第7章 共に生きるということ

ジェンダーコード（性別、年齢、出生）

科学的分類の生物的性差（女・男）に対して、社会的・文化的に構築された性差を意味する「ジェンダー」という概念があります。

実際にジェンダーという概念が語られる文脈では、性別、年齢、出生といった枠組みを超えて、社会的生き物としての「人」のありようを捉えようとするときに用いられることが多いようです。アレルギーという疾患を医療の分野だけでなく、社会的存在として捉えなおそうとするとき、ジェンダーは重要な意味をもちます。

・子育て役割のこと

「子どもを健康に育てることが女性性の責任である」という、無意識、無言の圧力は、世代を超えて多くの人の心に浸透しています。

「私のせいでこの子はアトピーになった」

「私が頑張ればこの子の症状は良くなる」

「私が薬を塗ることを怠ったから悪化したと医師から責められた」

「夫は仕事が大変なので子どもの病気のことは相談できない」

「子どもの症状が悪くなると舅に叱られる」

相談で多く寄せられるこれらの言葉をどのように捉えますか。

無言の圧力は、男性から女性に向けられることもありますが、女性から女性に向けられることもあります。自らが「女性性の責任」という価値の束に縛られて、自分を痛めつけていることもあります。

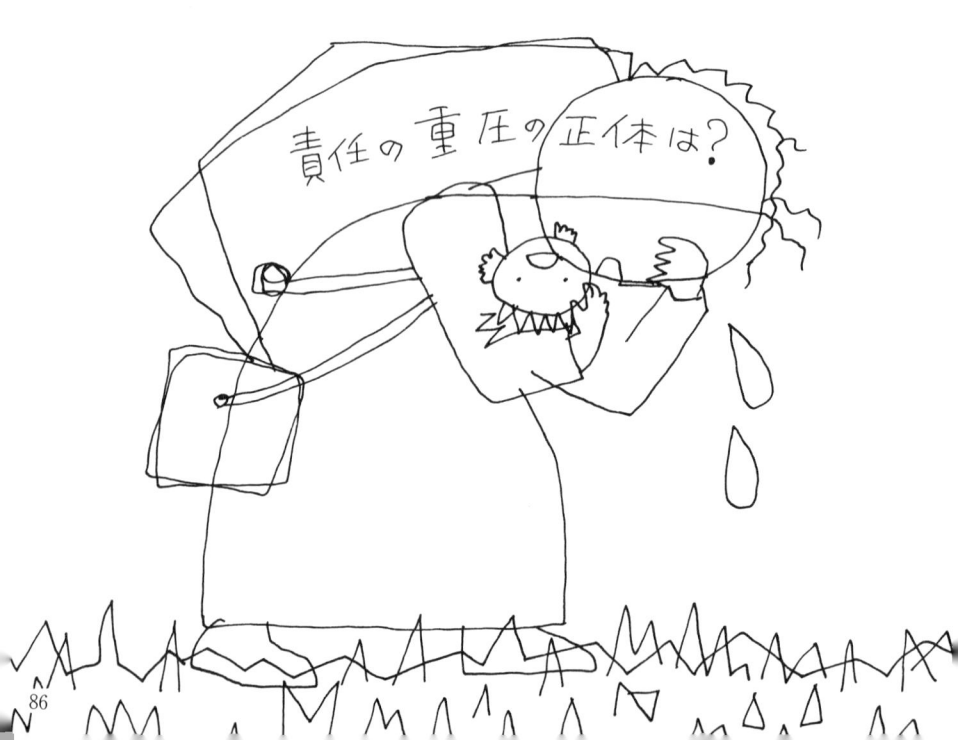

・恥ずかしいという感情

　健康でかわいい赤ちゃんを産むことを誇らしいと感じる、その思いの根底には何があるでしょうか。その感情の対置として、「病気の子を産んで恥ずかしい」という感情は存在するのでしょうか。遺伝的傾向を受け継いだのは「俺」からではなくお前からだとつぶやく、その根底には何があるでしょうか。

　良い家系、悪い家系、良い遺伝、悪い遺伝。そんな価値の束を、無意識のうちに心の底に束ねて、何気ない言葉を発していることを、思い起こしてください。

　遺伝的にアレルギー体質を受け継ぐことは、背が高い、丸顔、背中が毛深い、手の指が長い、足の親指がとても大きい、瞼が二重などの身体の特徴を受け継ぐことと何ら変わりがありません。

　我が子にアトピー性皮膚炎が発症してしまったのは、お母さんのせいではありません。お父さんのせいでもありません。

　アレルギー体質の傾向がなく、アレルギーに起因しないアトピー性皮膚炎であったとしても、同じことです。お母さんやお父さんの子育てのせいで発症するわけではないのです。

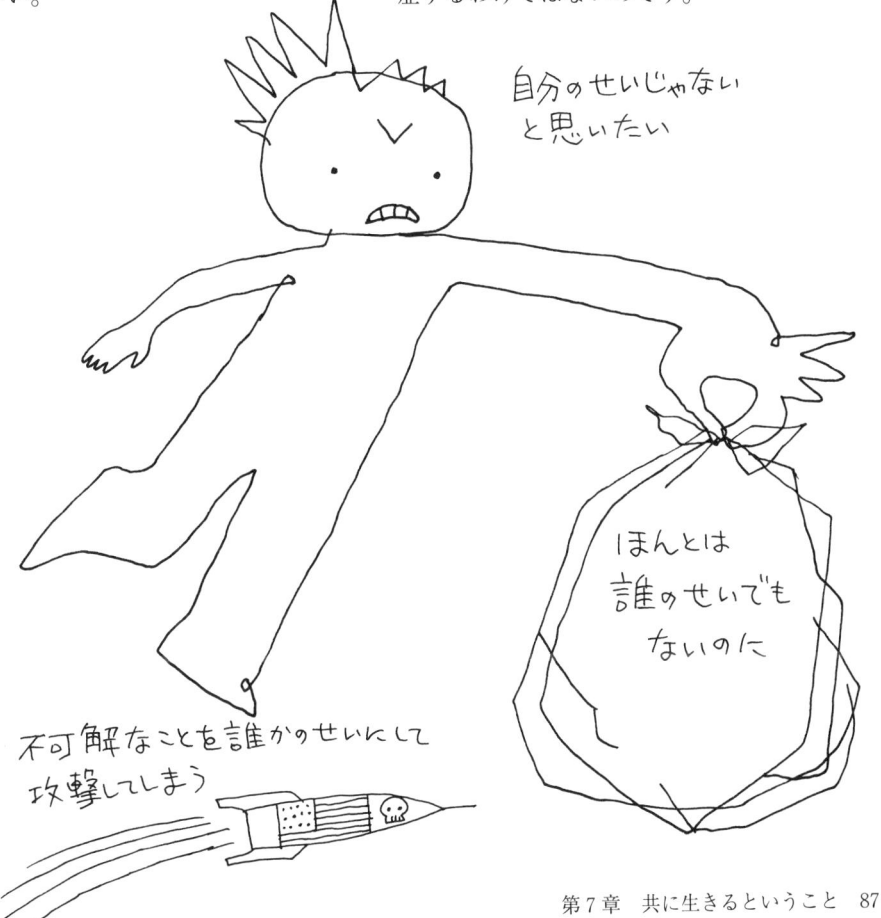

第7章　共に生きるということ

・良い家系とは何でしょう。

　社会的地位があり、優秀な頭脳をもちよい学校を卒業した人が多数輩出し、健康で、円満な家庭を築いているというようなイメージでしょうか。

　良い遺伝とは何でしょう。正常で、病気の傾向を受け継がず、長寿であるということでしょうか。

　よりよい生き方や暮らしのありようを、地位や名誉や金銭的豊かさだと捉えている人は、そんなに多くはいないかもしれません。けれども、家系や遺伝が心のどこかに住み着いている人は、あんがいたくさんいるのではないでしょうか。

　良い家系という概念とセットのようになっているものに、家柄や家の格という概念が存在します。結婚を反対するときに「家の格が違う」などと表現されます。そのときにイメージされる「家」とは何でしょうか。「格」とは何でしょうか。

　ここで伝えたい概念は、古い時代の「病気」の存在は、家の格を下げたり、家系や遺伝を貶めたりする存在だったということです。過去形として書いていますが、地域や年齢によっては、その概念は半分過去であるけれども半分は現在も生きています。

　ところで、家系図を書いてみると何かの発見があるかもしれません。女性をたどる家系図と男性をたどる家系図ではまったく違ったものができます。

　日本は男性の系統をたどる家系図を主に書きますが、家父長制のルールに従って書くと家系図はとても書きやすいことに気づきます。

　家系図を書くとき、女、女、男の順番のきょうだいで、上の女の子が結婚せず子どももいないとき家系図はここで途切れるのでしょうか。二番目の女の子の系譜をたどりますか。それとも一番下の男の子の系譜をたどりますか。

　自分の心の奥にある、価値観の束を静かにゆっくり眺める機会になるかもしれません。

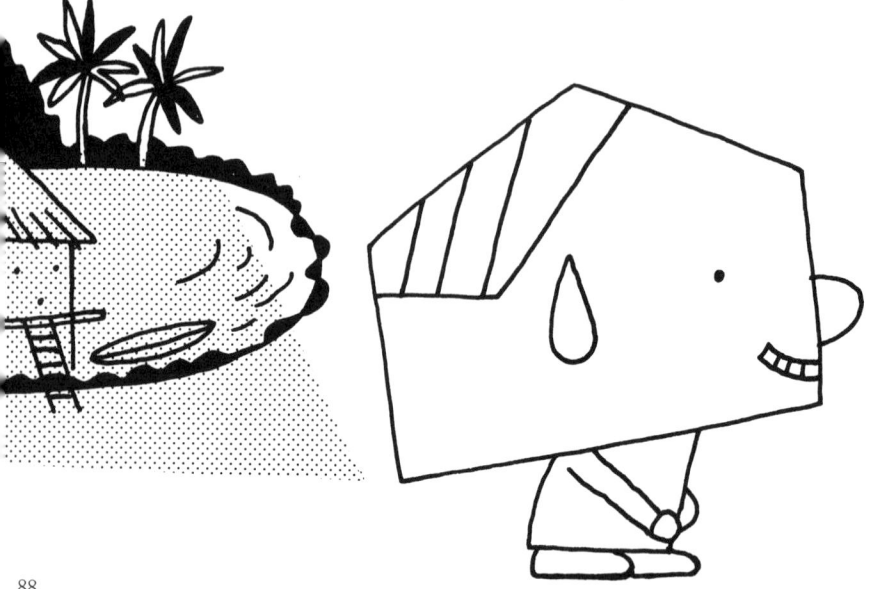

第7章 共に生きるということ

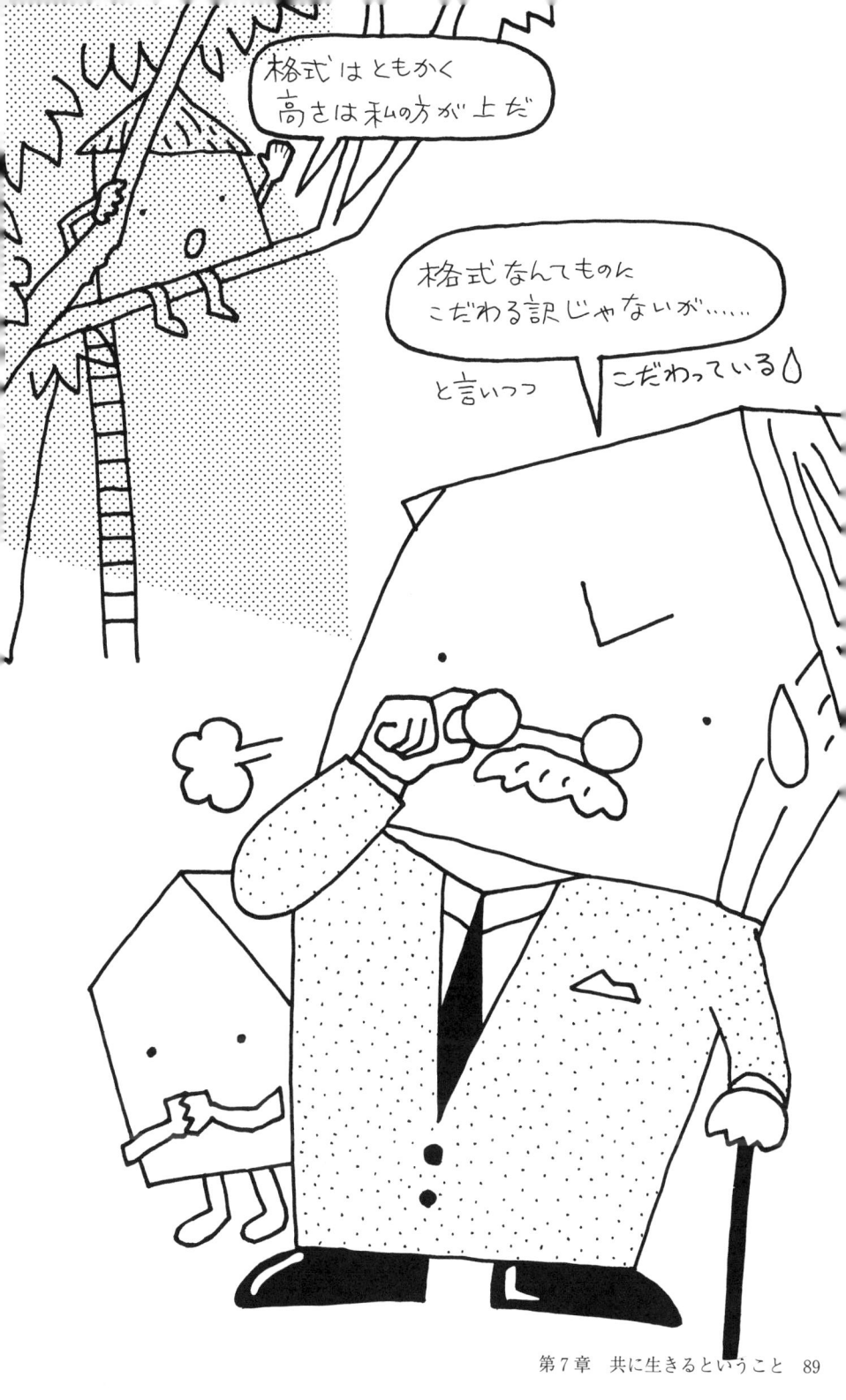

健康への希求

　ぜんそくの子は「ひ弱」とか「虚弱」であると言われても、「気持ち悪い」とは言われません。

　アトピー性皮膚炎の子は「きたない」とか「気持ち悪い」と言われても、「虚弱」だとは言われません。

　病気の特徴をデフォルメして、あたかもその子の人格全てを象徴するかのように捉えて、言葉にするのはなぜでしょうか。

　強いこと、見た目のきれいさを希求する気持ちが、見栄えの悪さや弱さを許さないのでしょうか。

　症状が出ている状態を許さないのは、近所のいじめっ子ばかりではありません。

　我が子を大事に思う父や母も、時には医師も、症状があることを許さない気持ちにかられているのです（そのことに、あなたは気づいていますか？）。

　〇〇療法、××療法、A病院、B病院、善かれと思って、必ず治そうと思って奔走する愛情は、成長期の子どもの心を脅迫していることに、時々は気づかなければなりません。

　強いこと、健康であること、きれいであることにあこがれ続ける気持ちが、患者本人の現在を否定し続けていることを知らなければなりません。

　青年の豊かな成長発達のためには、強くても弱くても、健康であっても病気であっても、どんな姿でもかまわず、今の自分をほんの少しだけ好きになることが必要です。自分に出会うためには、親から放っておかれることも必要なのです。

　社会は健康を求め、美しさや若さを求めています。その発信源は何でしょうか。

　休まず、よく働き、医療費がからず、社会的負担が少なくてすむ理想の働き手の代名詞が、「健康な人」になるときもあります。

　よく家事をこなし、よい子を産み育て、夫のために尽くす妻あるいは家庭人の代名詞として「健康そうな女の子」や「若い女性」が機能することもあります。

　21世紀の現代にあって、ぜんそくやアトピー性皮膚炎を理由に婚家から追い出された女性や、婚家に病気を内緒にしなければならない女性がいることをみなさんは知っていますか。

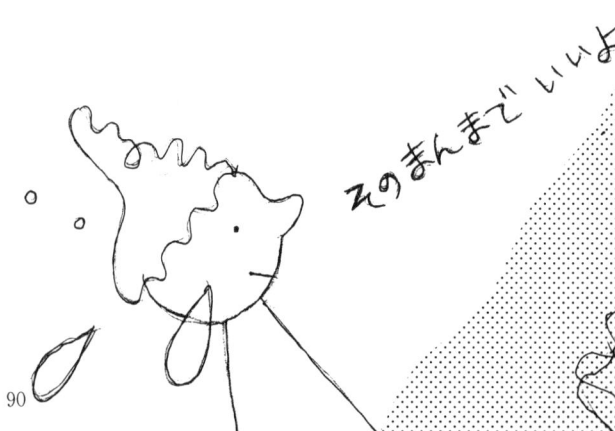

そのまんまで いいよ

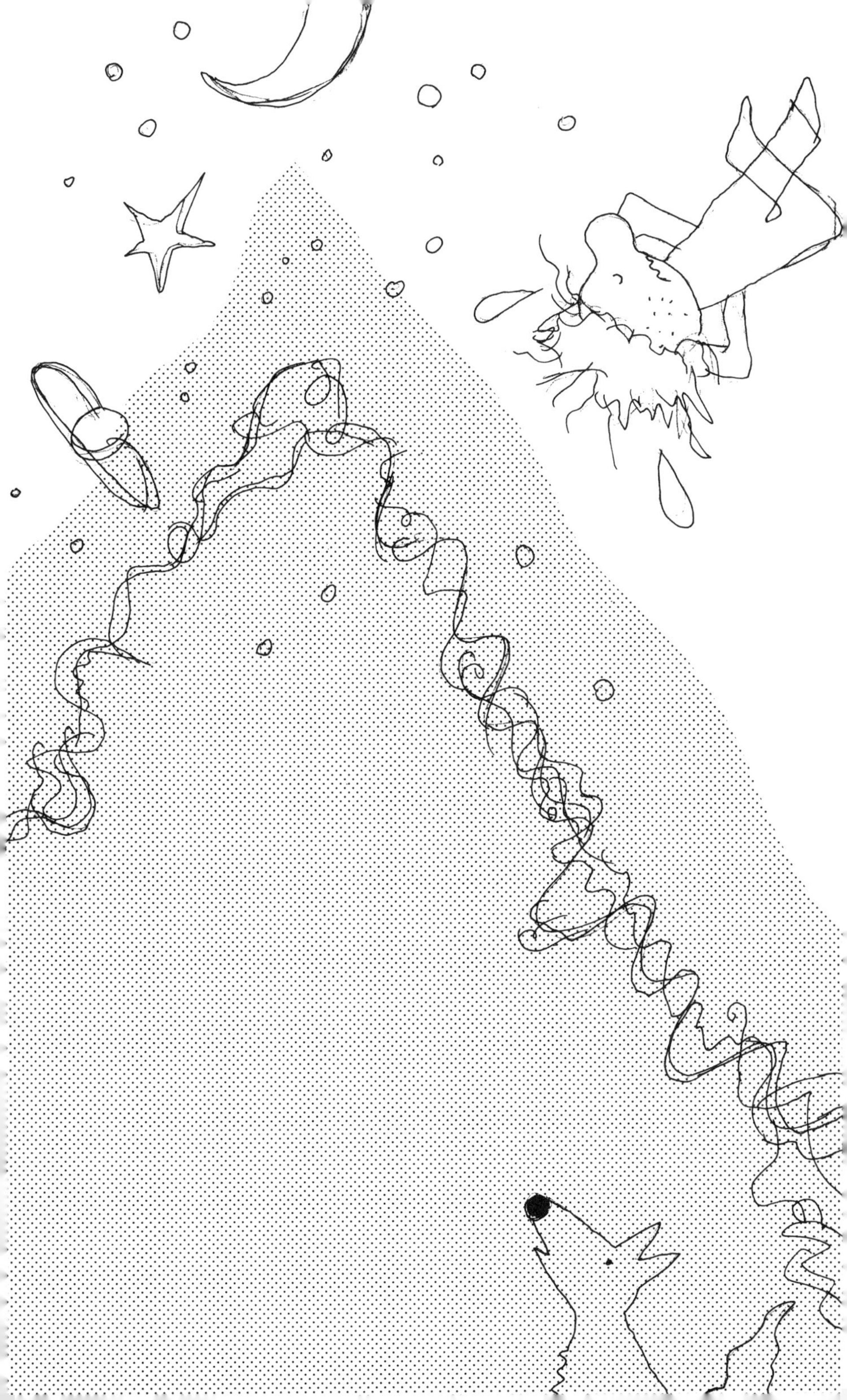

「平等」と「他と同じ」は違う

　「化繊でできた体操着の襟ぐりが痛くて、時には出血してしまうこともあるので、綿製で襟ぐりが広く開いているTシャツを着させてほしい」とアトピー性皮膚炎がある小学4年生男児の母親が学級担任に申し出ました。担任は「他の子と違う格好をするのは特別扱いになるし、いじめの原因になるかもしれないから駄目です」と回答しました。

　「牛乳にアレルギーがあり、食べると嘔吐と下痢を起こすので、給食の牛乳を飲ませたくない。かわりにお茶を持たせたいので許可してほしい」と小学1年生女児の母親が学級担任に申し出ました。担任の回答は瓜二つでした。「他の子と違う〜、いじめの原因〜」少し違ったのは、「食べ残すことを叱ってはいけないということは、教育指導要領に出ているので問題ありません。牛乳は残してください」とおっしゃった部分でした。

　「塩素消毒の濃度が高すぎて、学校のプールに入るとアトピー性皮膚炎が

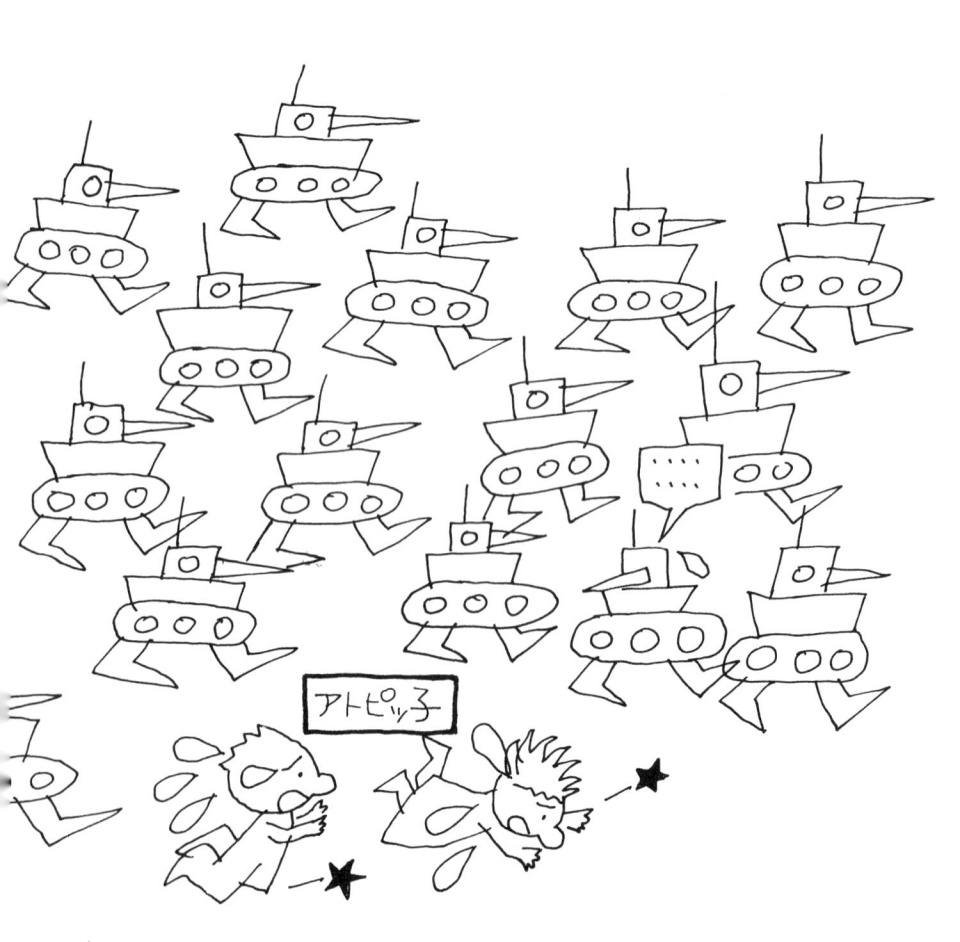

悪化します。授業の前半だけ参加し、水から上がったらすぐにシャワーを浴びて保湿剤を塗ることで何とか授業に参加したいが、可能でしょうか」。中学1年生男児の母親が担任に言うと、なんと回答されたかはもうわかりますね。

　この中学生はプール授業に参加したい気持ちが強く、母親はプール授業は全て見学するように言いましたが聞き入れず、3回だけ授業に出ましたが、アトピー性皮膚炎の悪化がひどく、手足は包帯だらけになってしまいました。

　授業の前半だけ参加するのには訳がありました。全身に薬を塗るため時間がかかり、普通にプールの授業を受けてから必要な処置をしていると、次の授業の前半を遅刻することになってしまうからだったのです。

　薬を塗る時間を工夫することで、授業に参加できる喜びを生徒に味わわせることができたかもしれないのに、教師はそれよりも、皆と同じに授業を受けさせることにこだわったのです。

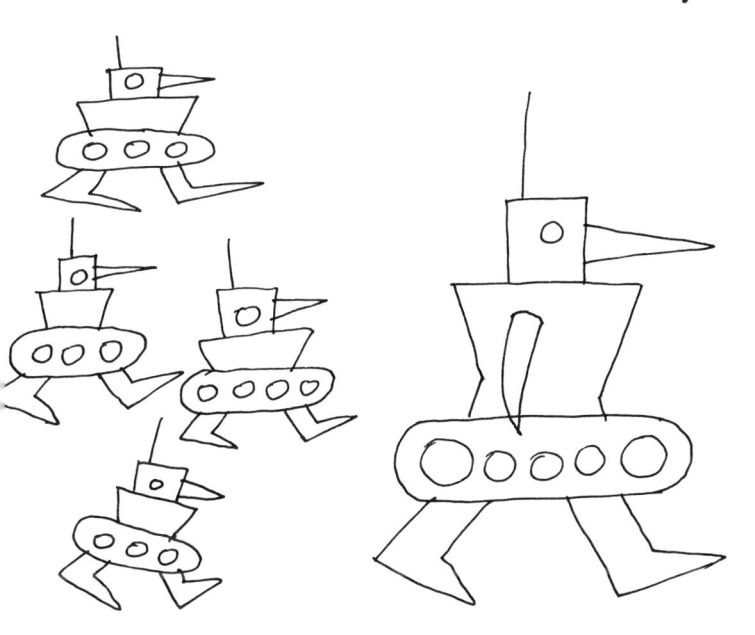

第7章　共に生きるということ

以上の3例は、実際の相談事例です。
「どの子も健やかに学ぶ権利がある」のであるとすれば「子どもが健やかに学校生活を経験すること」を求めることは理不尽な要求ではありません。
そのための創意工夫と、一人の子の特別扱いとは意味が同じだと思いますか。
　「教育の機会均等」とは何でしょうか。
　「いじめ」を理由に「皆と同じ」を強要することは、マニュアル以外の「創意工夫によって教育を達成しようとする意欲」を欠いた教師の姿でしかありません。子どもがいじめに走るのは、意欲のない大人の姿を見抜いているか、子ども自身がそのことに傷ついているからではないかと感じることがあります。少なくとも「皆と同じ」を維持し続けていればいじめが起こらないという反証は成立しないことを、すでに人々は知っています。
　足の悪い子の松葉杖を「一人だけ特別だから」といって教師は取り上げたりしませんね。

　アトピー性皮膚炎やぜんそくや食物アレルギーや化学物質に過敏な子どもたちは、松葉杖の代わりに少しだけ違うことを許容してほしいと訴えているにすぎません。設備や技術や人員や安全管理の問題から、子どもたちの要求がかなわないのであれば、別の創意工夫や理解や、子どもたちの安心や満足を、大人たちは探し求めなければなりません。
　その努力そのものが「教育の達成」として存在することを、全ての大人たちは理解すべきです。
　ぜんそく発作がやっと落ち着いた児童が、体育の授業が受けられないとき、体育の授業を見学するのは意義深いことです。
　しかし、前述の児童、生徒のように何かを工夫することによって授業が受けられるかもしれない、授業を受けたいという子どもの意欲に対して「体育を見学するのも授業に参加していることと同様に意義深い」と言ってしまう大人たちの冷たさが理解できますか。

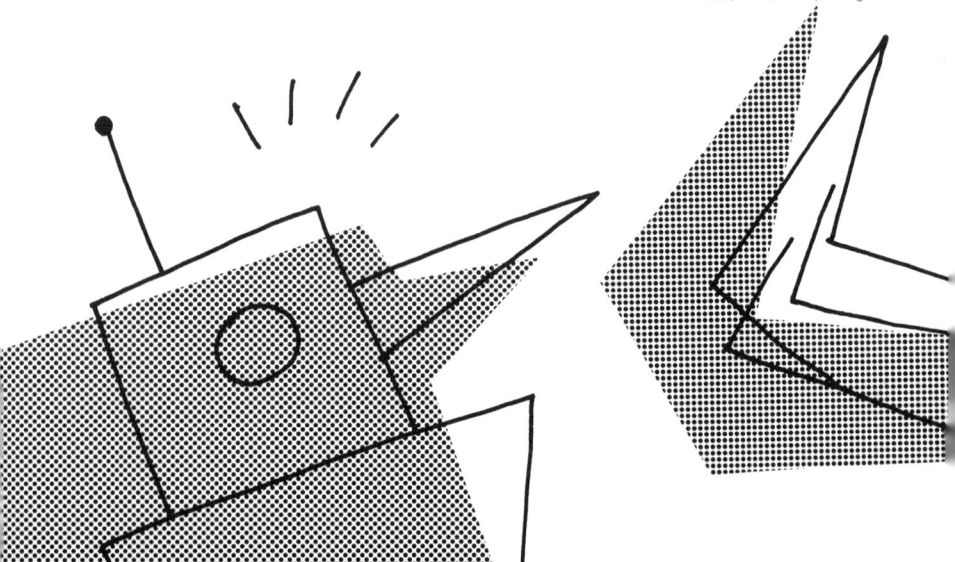

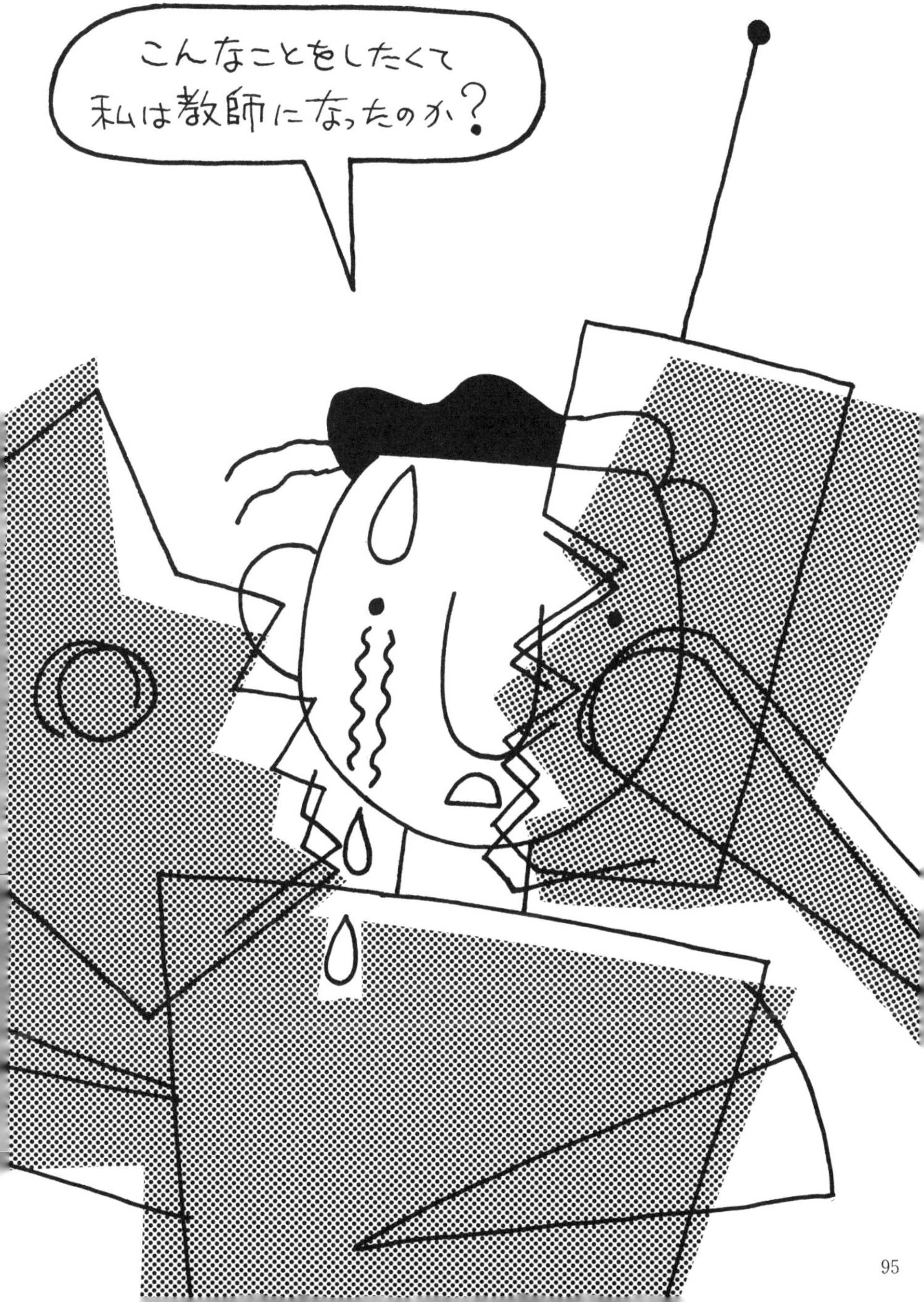
こんなことをしたくて
私は教師になったのか？

病気を嫌う気持ち

「電車に乗ったら、アトピー性皮膚炎の子どもの姿を見て、人が遠巻きにして近くに寄ってこなかった」

「レストランで伝染しないと説明したが、入店できなかった」

「震災にあった時、避難所のお風呂に入らせてもらえなかった」

これも相談事例から拾った言葉です。このときの当事者の気持ちを想像してみてください。相手の眼差しには「きたないもの」「自分には影響してほしくないもの」として自分の姿が映り、疎ましいものを見る眼差しで見つめられ、評価されたのです。そんな思いをするなんて、あなただったら耐えられますか。

感染症の被害にあいたくないという気持ちはわからなくもありませんが、会話して解決できる場合もあります。差別的な態度を取る人は、自分が行う「差別」に気づいていないことが多いと思います。

路上生活者への態度、老人への態度、性産業で働く人への態度、外国人労働者への態度、トランスジェンダーの人への態度などさまざまな場面を想定して、自分の中の「差別」を見つめてください。

アトピー性皮膚炎の患者は、患部が空気に触れると痒かったり、乾いて痛くなったりするのを抑えるために包帯やマスクをしています。症状を隠すためではありません。

「素直にマスクしてりゃいいんだよ」という言葉を浴びせられ、あたかも患者自身が皮膚のただれを恥じて隠すのが当然という態度で、クラスメートからののしられた女子中学生がいます。

包帯をすると楽にはなるが、湿潤な傷口には貼り付いて痛いため、包帯もマスクもできないときがあるという人もいます。帽子をかぶって顔を隠すまで、毎日いじめられた高校生もいます。

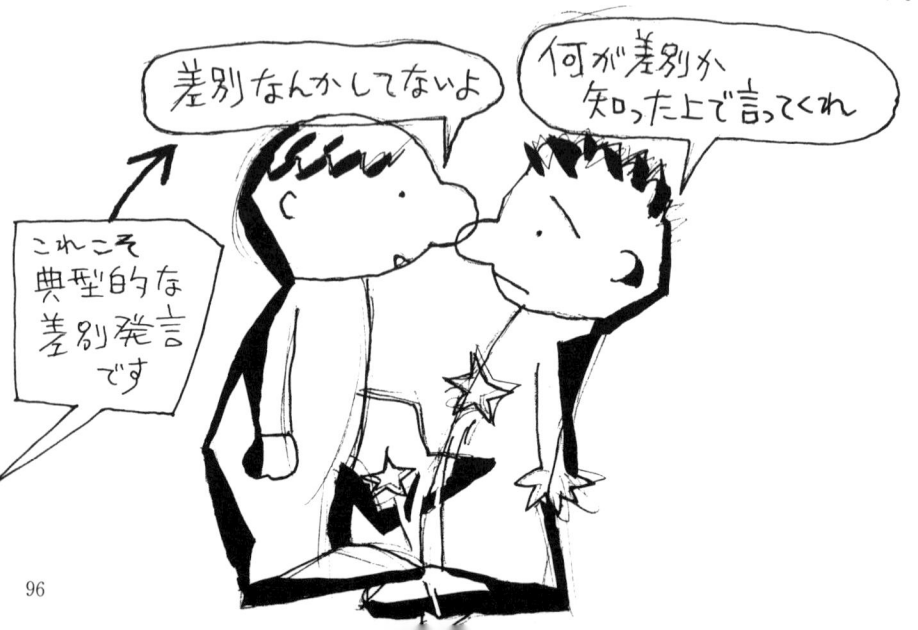

「差別なんかしてないよ」

「何が差別か知った上で言ってくれ」

これこそ典型的な差別発言です

「バスに乗って隣り合わせた人が、子どもの皮膚を見て祖先の霊を祭っていないからだと言い宗教勧誘してきた。別の勧誘は神様に救いを求めなさいというものだった。こんなことは日常茶飯事だ」

「〇〇で治るからためしてごらんなさい、△△医院は評判だから行ってごらんなさいという、治すための情報を欲しくもないのに浴びせられる」

「病気であることをどうして放っておいてくれないのか。道を歩いてもバスに乗っても電車に乗っても、病気を思い知らされながら、治すことを脅迫されるのが辛い。

『親切で言っているのに』という気持ちは、その人の自己満足でしかないのに、断ったり避けたりすると逆に『素直になりなさい』と叱られる」

こんな相談もたくさん寄せられます。

これらの親切の衣をまとった勧誘や治癒への促しはそれを望まない者にとっては暴力的ですらあります。その心理の無意識の底にあるものは、実はマスクを強要する中学生や高校生と同根のものであることが理解できますか。

病気であることを許さない、人は健康でなければならない、病気は治すのが当たり前、そんな気持ちは一見素朴なものに見えますが、それを真っ直ぐたどって行った先に「優良な生」への無批判な肯定があることに気づくでしょうか。

勧誘する人や治療を勧める人は、気の毒に思っているだけなのではないか、お母さんの苦労を慮っているだけではないか、そんな反論があるかもしれません。もし、そうであるなら、何か手伝えることはありませんかと尋ねるだけでいいのです。大変ですね、頑張って、それだけでもいいのではありませんか。

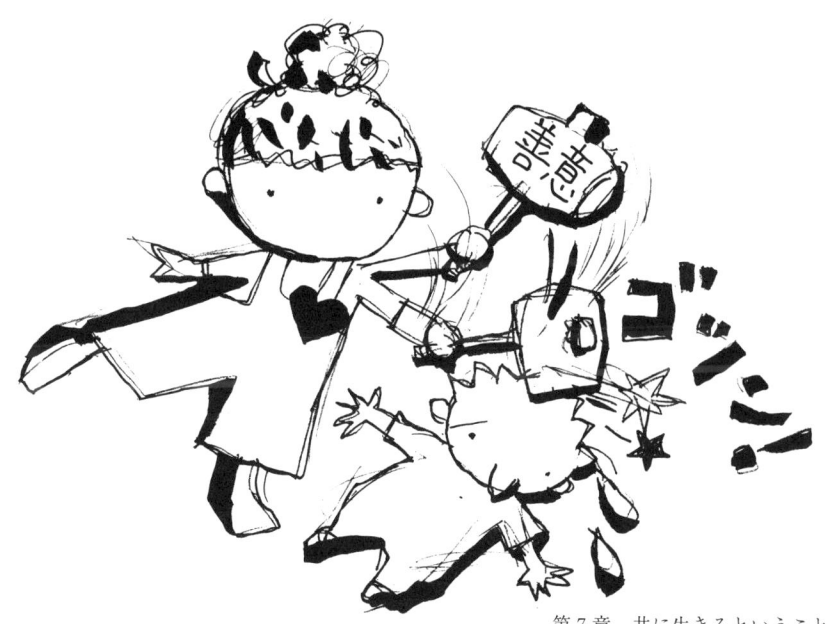

第7章 共に生きるということ

共に生きるために

　かつて日本で現代ほどに漂白、抗菌、殺菌、といって清潔が求められた時代があったでしょうか。ダニ、カビ、昆虫までも恐れて、換気をよくしたり家具の置き方を工夫することよりも、殺菌、抗菌という安易な方法が幅をきかせています。

　樹木に棲息する昆虫や、室内を飛び回る蚊、蠅、ゴキブリも場合によっては病気を媒介してしまうことはありますが、だからといって毒性の高い農薬成分を室内に撒き散らしてまで殺し尽くさねばならないものなのでしょうか。

　ねばねばした蠅取り紙を天井から吊るせば蠅は面白いほどくっつきます。

　電灯の下に水を張った小鉢を置けば羽蟻や蛾はその中に落ちてきます。

　そんな暮らしの知恵が息づく姿は、もうめったに見られなくなってしまいました。

　病気がほどほどにあっても楽しい人生は存在するでしょうか。

　「これが治ったらあれをしてみたい」という人に、「もしも治らなかったら、あれはやらないのね」と詰め寄る人はあまりいませんが、もしもあなたが患者だったら、自分に質問してください。

　「今の症状がある状態で、あれを実現するためには、どんな条件が整えばいいだろう」と。

　病気の人生を送るのではなく、人生に病気が同伴しているだけのことになるように、あらゆる可能性を検討すべきです。そのときに、親や兄弟姉妹だけでなく、先生や友人や知らない誰かの力を借りることを恐れないでほしいのです。

　それはつまり、病気ゆえに半人前であることや、不出来な自分であることを自覚することであり、それでも社会に出ることを恐れないという自覚と行動の第一歩だと思うからです。

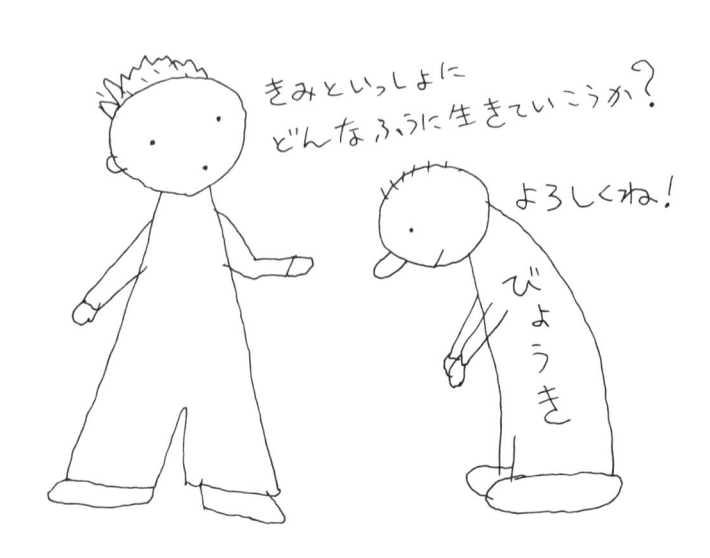

きみといっしょに
どんなふうに生きていこうか？

よろしくね！

びょうき

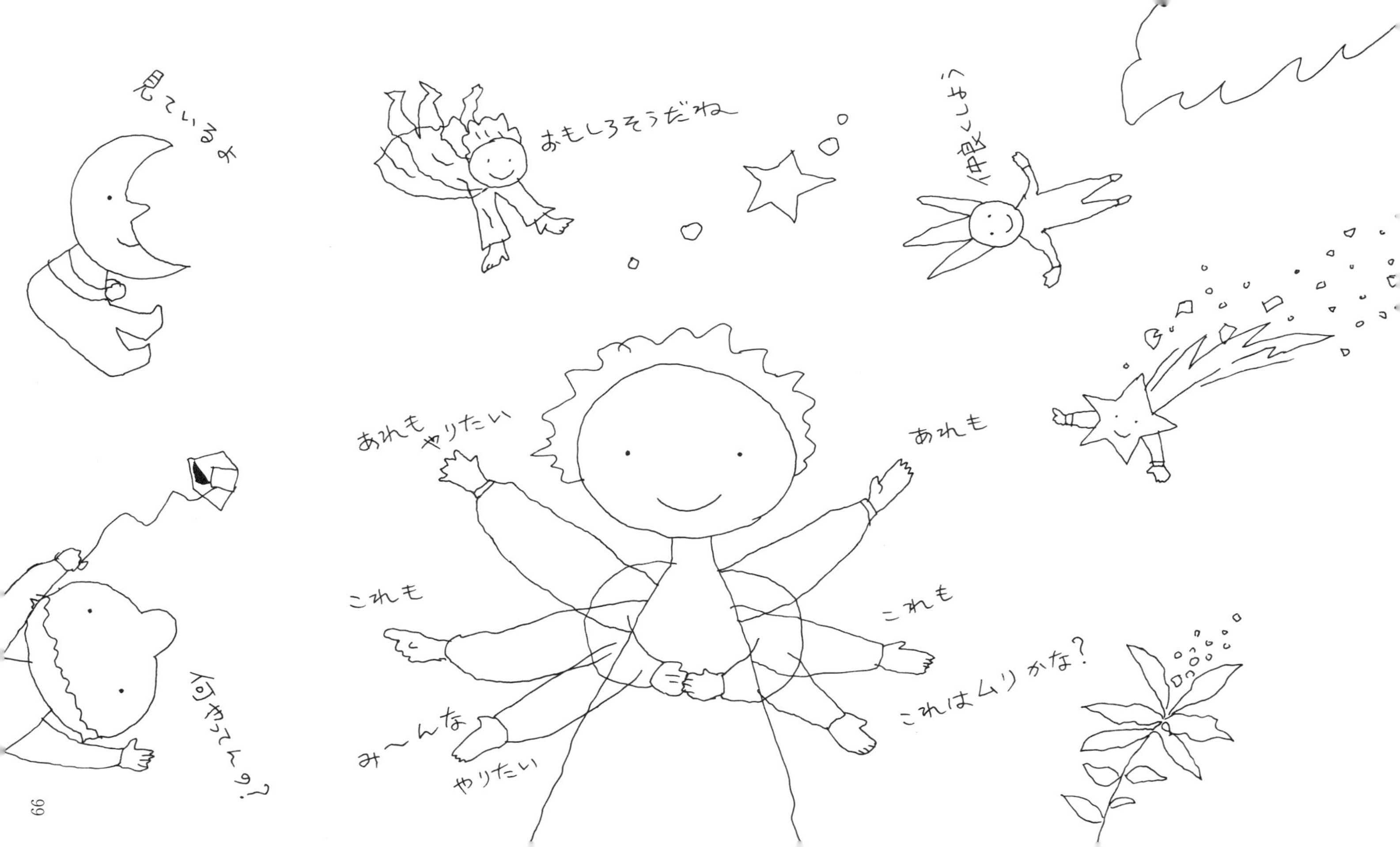
見ているよ
おもしろそうだね
仲良くしよう
あれも
あれもやりたい
これも
これも
みーんなやりたい
これはムリかな？
何やってんの？

いくつかある価値のひとつ

　半年前はアメリカによるイラク攻撃後の「戦後」についての話題が巷に広がっていました。WASPのための民主主義が大きな軍事力を背景にして勝利することを想定して、どのような「民主化」を進めるかということが語られていたのです。

　ところで第2次世界大戦における戦後に、アメリカが日本にもたらしたできごとは、政治的には全体主義・軍国主義の偏狭から国民を解き放つことに貢献したかもしれませんが、食卓における文化の伝承を寸断し、小麦文化の侵略と牛乳への信仰という洗礼を与え、日本人の生きものとしての食性を侵してしまいました。

　小麦は政策として与えられ、戦後困窮していた日本人の空腹を満たし「人道的に日本人を救った」というできごとを、アメリカ人も日本人も疑うことなく、既成の事実として受け入れました。ところが生きものとして侵されたこのできごとが、戦後に世代を重ねた現代において、子どもたちの身体にと

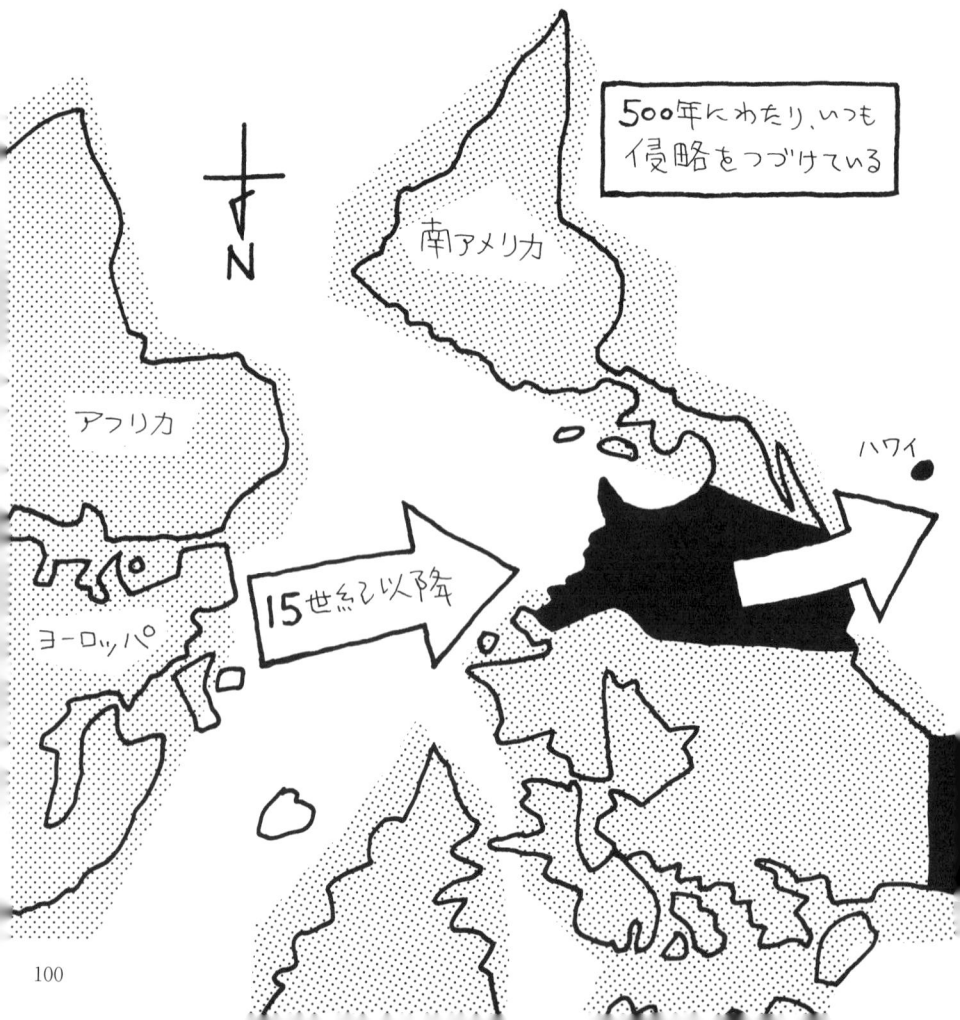

ってのっぴきならないできごとが起こるきっかけとなったことを、私たちは知っています。

　仮に戦争の実質は経済市場の拡大であるという前提に立てば、アメリカが作り育てた「物質」や「文明」の拡大が暗黙の了解として戦後に浮かび上がってくるのは想定できたことがらでした。いくつかの価値体系のひとつにすぎないアメリカの人道主義は、アメリカとそれに追随する国にとっての「正しい価値」でしかありません。

　WASPの民主主義は、慣れ親しんだ私たちの民主主義でもあります。もたらされる情報は一面しか表現されていません。そのためでしょうか、日本でメディアを信じている人たちはイスラム教に帰依する人々が皆「ジハード」を掲げて生きていると本気で思っています。

　ある価値世界を頼って生きていると、違う価値が相対的に存在していることにはなかなか気づくことができません。その難しさはいたる所に存在します。

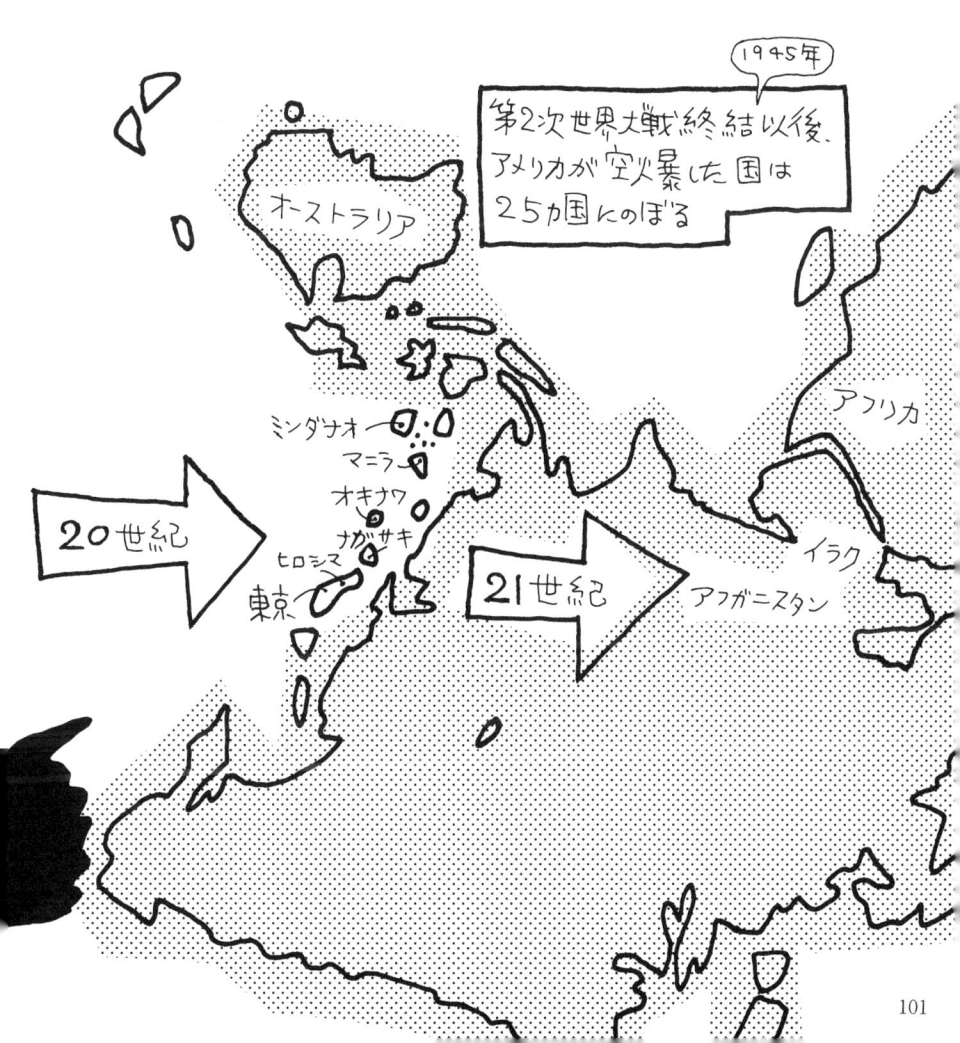

1945年
第2次世界大戦終結以後、アメリカが空爆した国は25ヵ国にのぼる

オーストラリア
ミンダナオ
マニラ
オキナワ
ナガサキ
ヒロシマ
東京
アフリカ
イラク
アフガニスタン

20世紀 →
21世紀 →

正しさの相対性

　子どもたちの自立や相互理解を深めることに配慮して、より良い学校給食の実現に取り組む栄養士に出会いました。卵アレルギーで卵が食べられない子どものための代替給食を作った経験もある方でした。

　一日の最初にアレルギー対応の食事を作り、その後数百人分の給食を作るため、アレルギーの子どものための給食はいつも冷え切ってしまっていることに悩まれ、「こんな冷えきったものを子どもに食べさせるなんて『給食』とは言えない」と考えるに至り、ついにアレルギー対応給食を作ることをやめてしまったという報告をしてくださいました。

　「より良い学校給食の実現」という立場にたてば、栄養バランスを整え、温かい食物を提供することは、とても重要なテーマです。

　「アレルギーの子どもが食べられる給食を提供する」というテーマとどちらが優先する課題なのか、立場が変われば結論が変わり、どの立場に立っても「より良い学校給食を実現したい」という言葉が出てきます。温かい給食の実現は食べる人の気持ちや満足を考えて述べられている言葉ですが、「冷たくてもかまわないから給食を食べたい」という子どもの立場には立っていない「善意」です。

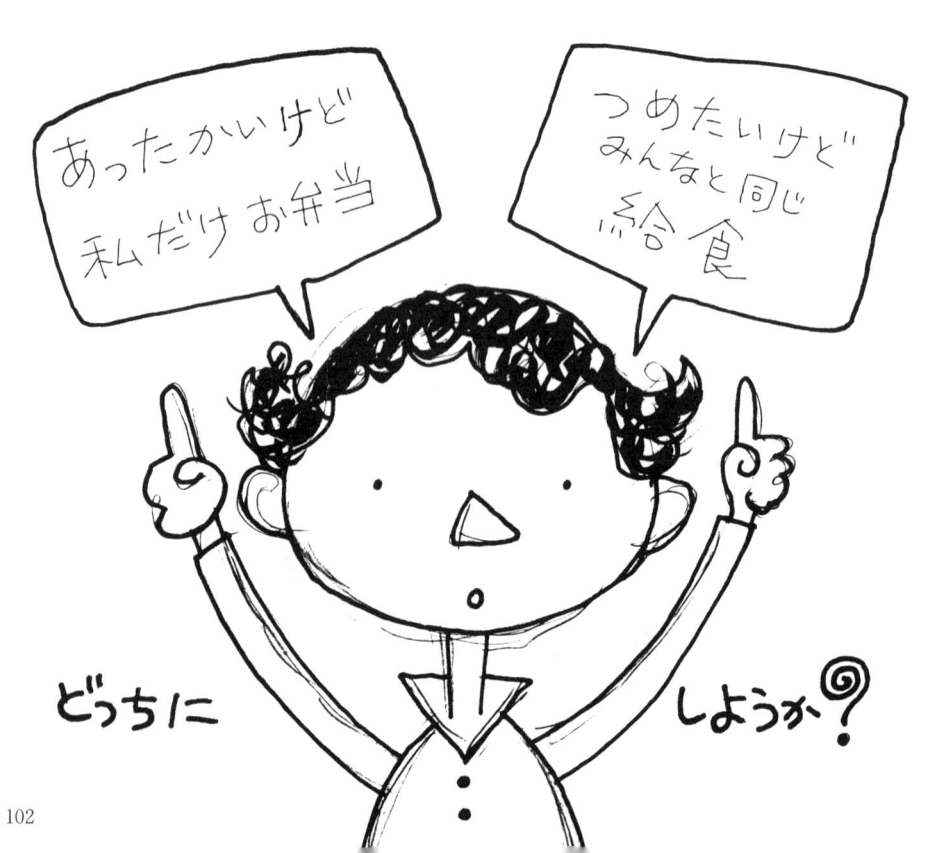

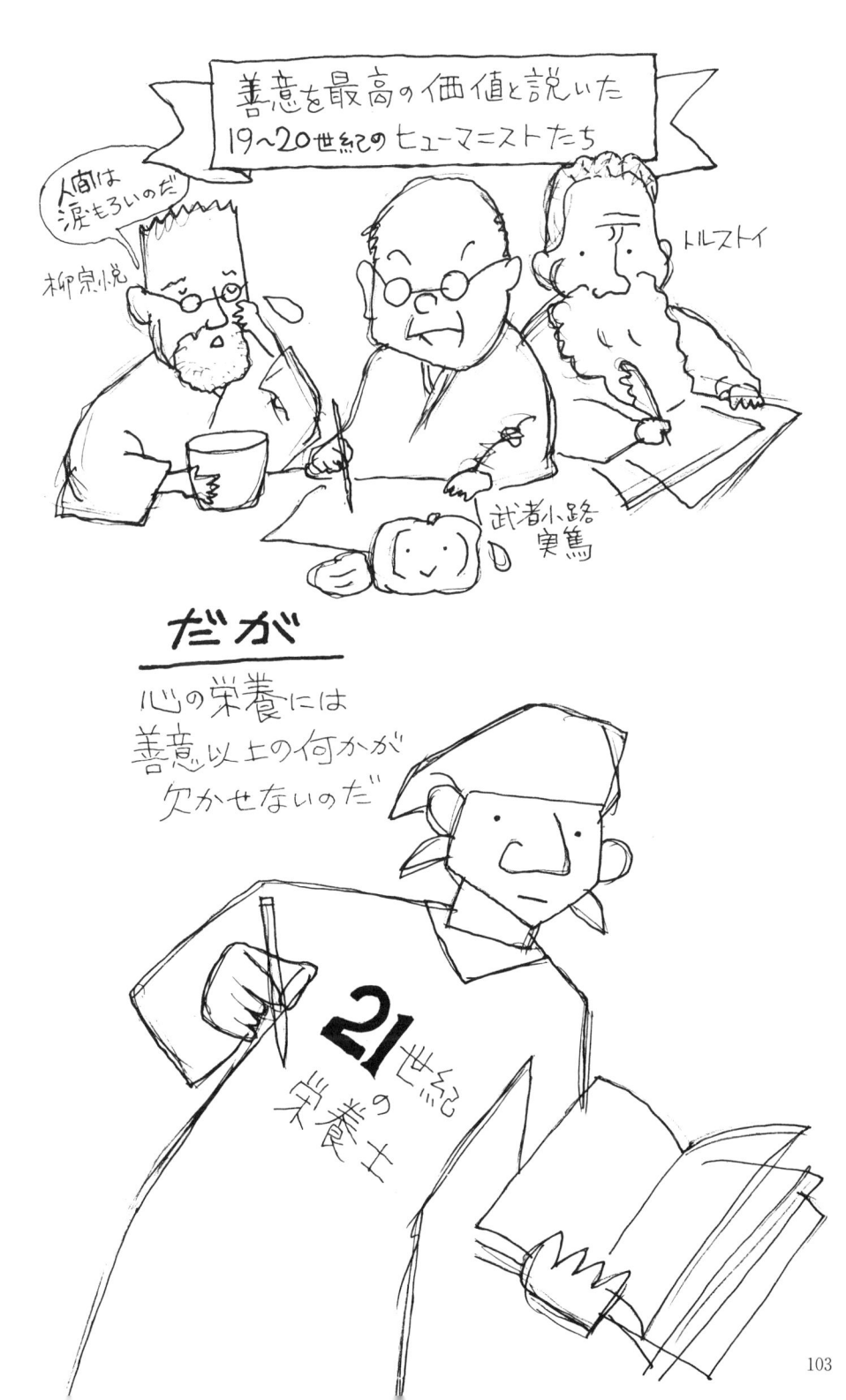

善意を最高の価値と説いた
19〜20世紀のヒューマニストたち

人間は涙もろいのだ

柳宗悦

トルストイ

武者小路実篤

だが

心の栄養には
善意以上の何かが
欠かせないのだ

21世紀 栄養の栄養士

他者との対峙

　イラク攻撃のことと学校給食のことは違いすぎるでしょうか。ある人にとっての正義、ある民族にとっての正義、ある宗教にとっての正義は、普遍のものではないことを私たちは言葉として知っています。

　ところが、ひとたび自分が正しいと信じるものを手にして他者と対峙したときに、自分自身の正しさを相対化することは、なかなかできないのです。

　民主主義とは本来、違う正義をもつ人々が殺しあうことなく存在しあい、相互に不可侵であるという前提があることが重要ではないかと思います。

　「博愛」や「人道主義」は、ともすると危険な領域に踏み込みます。そのことに私たちは本当に気づいているでしょうか。

　「異なる社会の人々の理解を目指す人類学が、その出発点として、原理的に理解不能な他者を想定していることの意味は何であろうか。

　異なる社会の人々と付き合っていると、当然多くの違いに目がいくし、対話を試みてもさまざまな齟齬を経験する。問題はこうした表面的な差異の背後に『文化』の違いを疑ってみることの意味である。いうまでもなくこうし

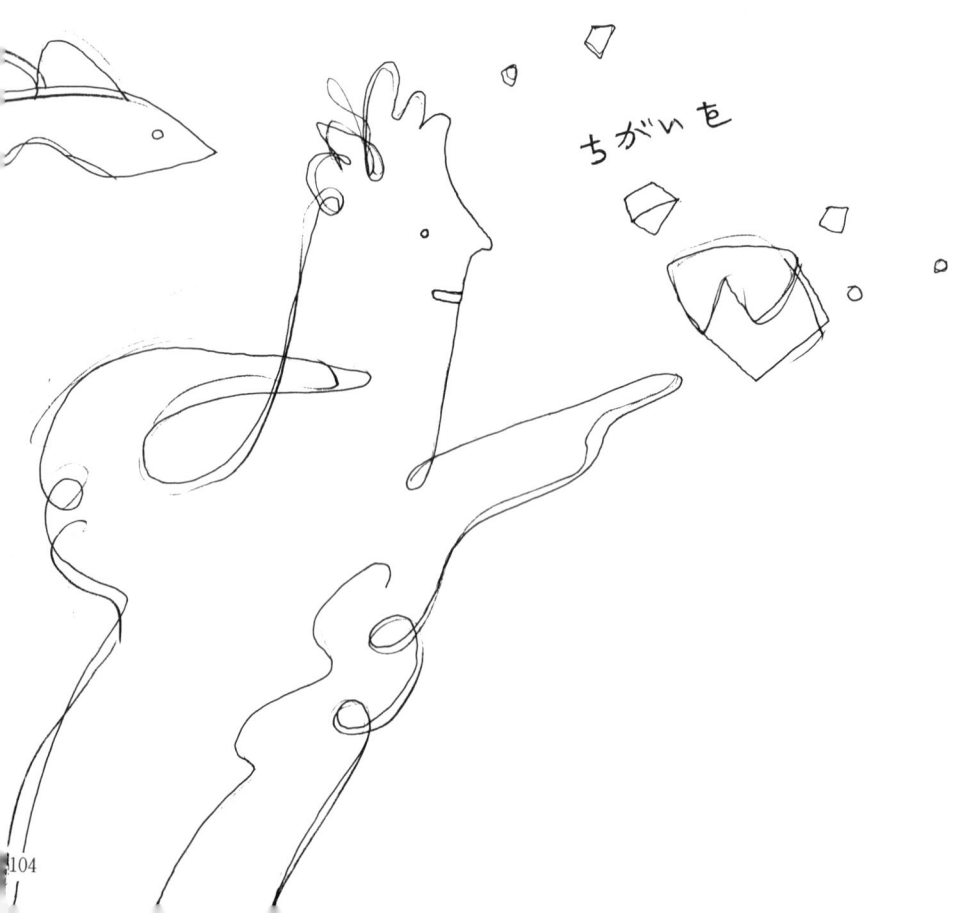

た差異それ自体は、還元不可能な『文化の違い』の根拠にはならない。絶対的な他者性は、単なる想定である。そしてこの想定こそが、これらの差異を一方の概念体系内での差異に還元してしまうことを（自分たち自身の概念体系や基準を相手に押し付けることを）思い止まらせるのである」（『文化人類学キーワード』山下晋司、船曳建夫編、有斐閣双書、引用88ページ19行目～89ページ2行目）

　しかし、文化相対主義は人類学にとって諸刃の剣です。

　「文化相対主義の主張は、文字どおりにとると、理解と対話の不可能性を帰結してしまう主張である。それは他者に対する理解の断念を正当化する主張にもなりうるのである。現象としてみられる差異や齟齬を、その由来するところを正確に捉えることなく、単に『文化が違うせいだ』という形で納得してしまうことは、差異を乗り越えようとする努力そのものの停止や対話の断念を、『文化が違うんだから仕方がない』という形で正当化してしまうかもしれない。これは他者の『異性』をそれ自身の内部に固定して押し込めてしまう『文化的アパルトヘイト』以外の何者でもない」（引用89ページ、16行目～25行目）

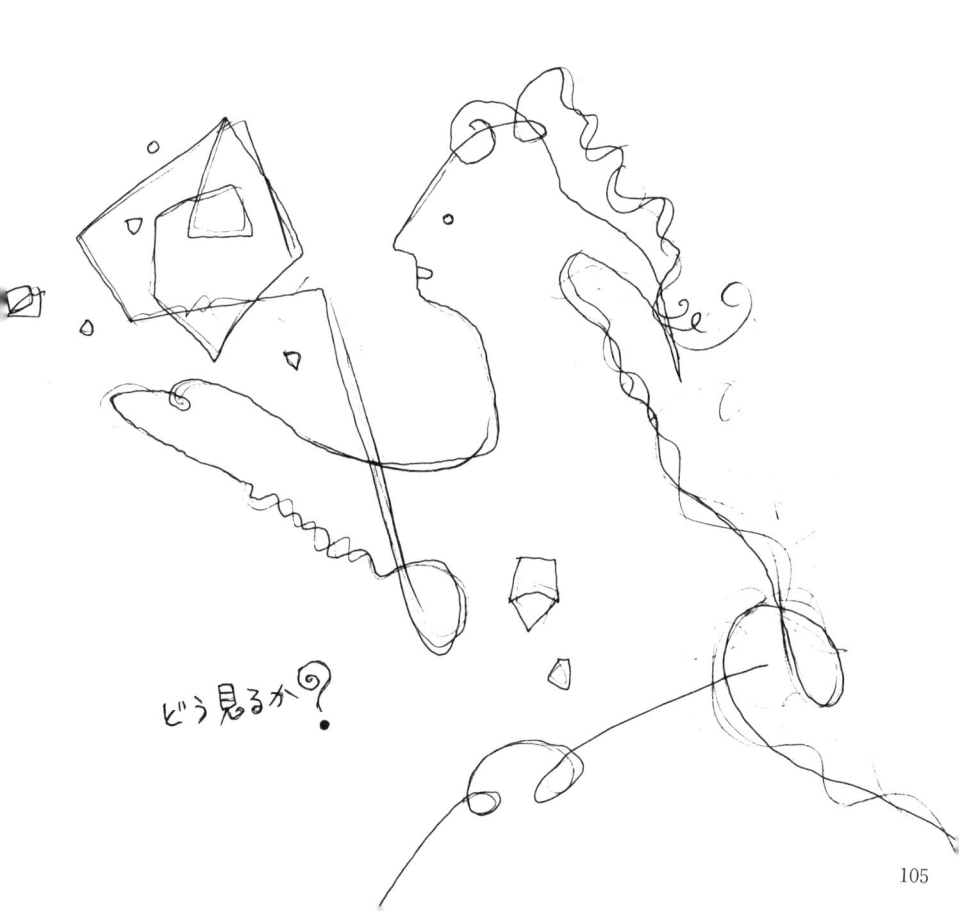

どう見るか？

第8章　エコロジーと医療

急いで治すもの、ゆっくり治すもの

　西洋医学の普及や発達、救急救命医療の発達などによって、少なくとも日本人の寿命は延びていると推測できます。西洋医学は病気を治す能力に秀でているという認識はある意味で正しいと思います。

　しかし、疾病の種類や疾病経過の時期によっては、西洋医学によって副次的に発生する身体への影響は見過ごすことができないほど大きく、西洋医学の限界を感じさせるものもあります。

　食物によってアレルギー症状を起こす人は、じんま疹やぜんそくなどの発作が起こったときは、治療として薬を飲んだり、吸入したり、薬を塗布したりしますが、日常の努力は「原因食物を見つけること」や「発症しないように生活すること」が主な目標となります。

　日常生活そのものが治療過程であり、再発防止のための行為となるのです。

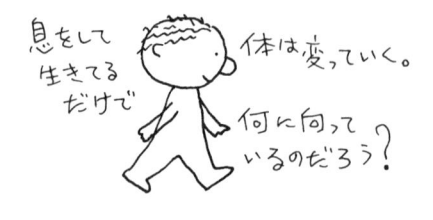

　花粉症も、人によっても症状によってもだいぶ開きはありますが、外出するかしないか、洗濯を干すか干さないか、空気清浄機を使うかどうかといったことが、症状抑制や予防と直結しており、薬を飲んだり、点鼻、点眼といった治療薬は、必ずしも治療行為の中心とならないこともあります。

　ひとたび出てしまった困難な症状を、短期間に落ち着かせる意味で、「治す」ことは日常的に存在します。しかし、症状を起こしてしまう身体の状態を「治す」にはどうしたらいいのか、悩みの種はいつまでも尽きないことが多いのです。

　心肺機能を高めるために歩いたり水泳したり。代謝を整えるために繊維質の多いものを食べ、ビタミンE群の摂取を心がけ、低温浴を長くして、汗やウンチを積極的に出そうとする人。海藻やきのこなどのミネラル分を多く含むものを食べ、免疫の働きを刺激しようとする人。呼吸法を身につける人。自律訓練法などを行うことで、自律神経のバランスを整えようとする人。胸椎、頸椎などを整え、背骨を中心とした骨格のバランスを整えようとする人。温泉に通いリラクゼーション効果を期待する人。

　「症状を起こしてしまう身体」に着目すると、治癒の道筋は幾重にもあり、それは必ずしも西洋医学の力を借りるものばかりではなく、かといって、「漢方」や「鍼灸」「整体」などの東洋医学の体系にあてはまるものばかりでもなさそうです。

　食物アレルギーを起こす子どもをかかえる人の中には、成長とともに消化吸収能力が高まることを期待して、成長そのものを治療期間と捉えている人もいます。

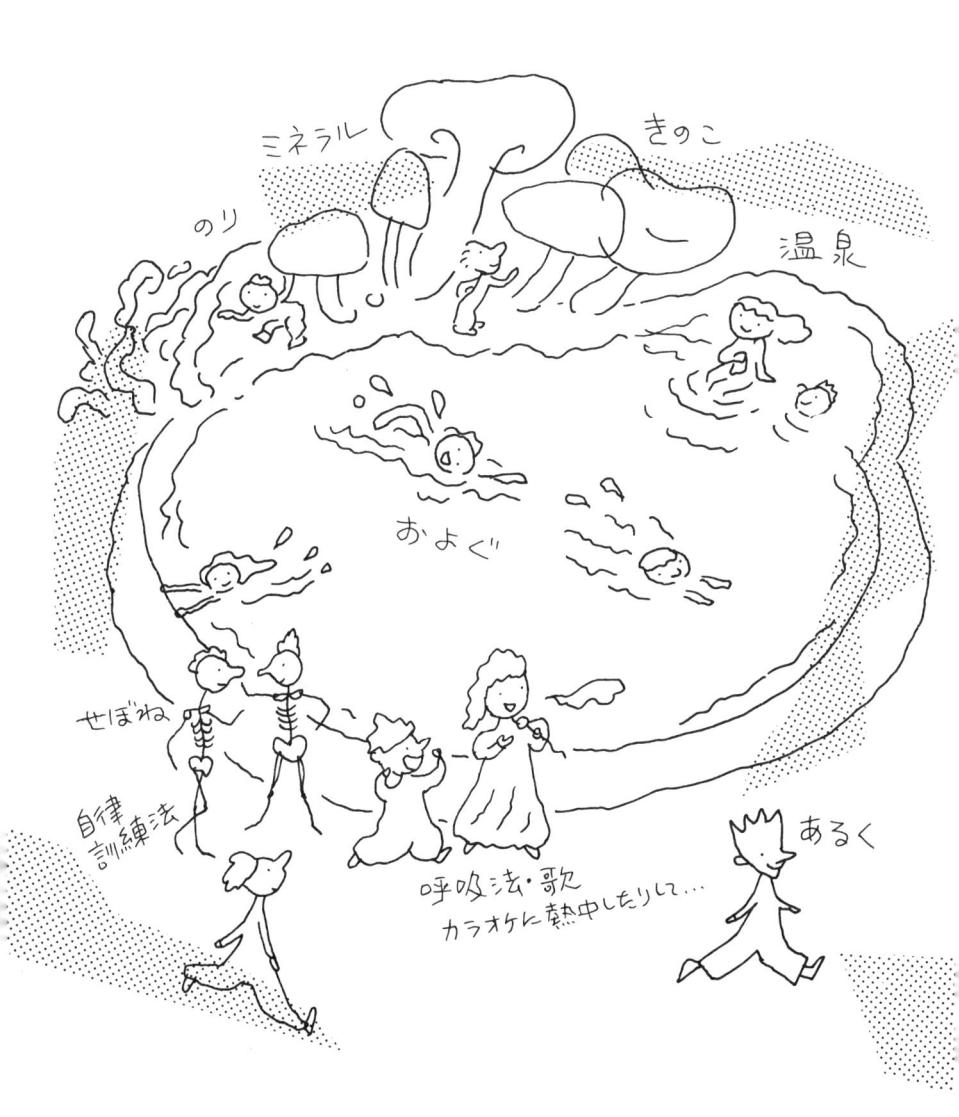

アトピー性皮膚炎のある人の中には、抗アレルギー剤などの内服薬を飲みつつ、薬の塗布を継続的に続けている人がいます。
　副腎皮質ホルモンの塗布が、10年、20年と継続している人の中には、薬に依存する皮膚になってしまっている人や、弱い薬からだんだん強い薬へと移行し薬とのいたちごっこのようになっている人もいます。そんな状況の人々にとって、薬を塗るという行為は、必ずしも回復への道筋とはならず、むしろ乗り越えるべき障害として存在していることもあります。そんな人たちにとっては、自らの回復する力が再び湧いてくるまで、薬からのダメージが身体から遠のくことを待つことが、治療として存在することもあります。

第8章　エコロジーと医療

治すことの意味

　「治す」ことと既成の医療サービスを受けることは必ずしも一致しない現実があり、一方では西洋医学を中心とした医療サービスを受けなければ、危機を乗り越えることができないという現実があります。

　その両方を同時に体現しつつ、私たちは取り急ぎ「医療は治ることへの根幹をなしている」とあたかも信じているような態度をとります。

　時には「治してくれる」病院を探し、名医と謳われる人を渡り歩き、「治すこと」に心血を注ぎます。患者も患者の親たちも「治す人生」を生きてしまっているときがあります。

　疾患をもつ人は、人生を病気のためにささげるべきなのでしょうか。治さなくてもいい人生や、治りながら生きることや、疾患をもつ故の生き方は存在しないのでしょうか。

　「治すこと」と「どのように生きるか」ということは、まるで友達のようです。親和的であろうとすれば両方が近づき、どちらか一方を大切にすれば、もう一方が遠のいてゆくのです。

つらくても治したい

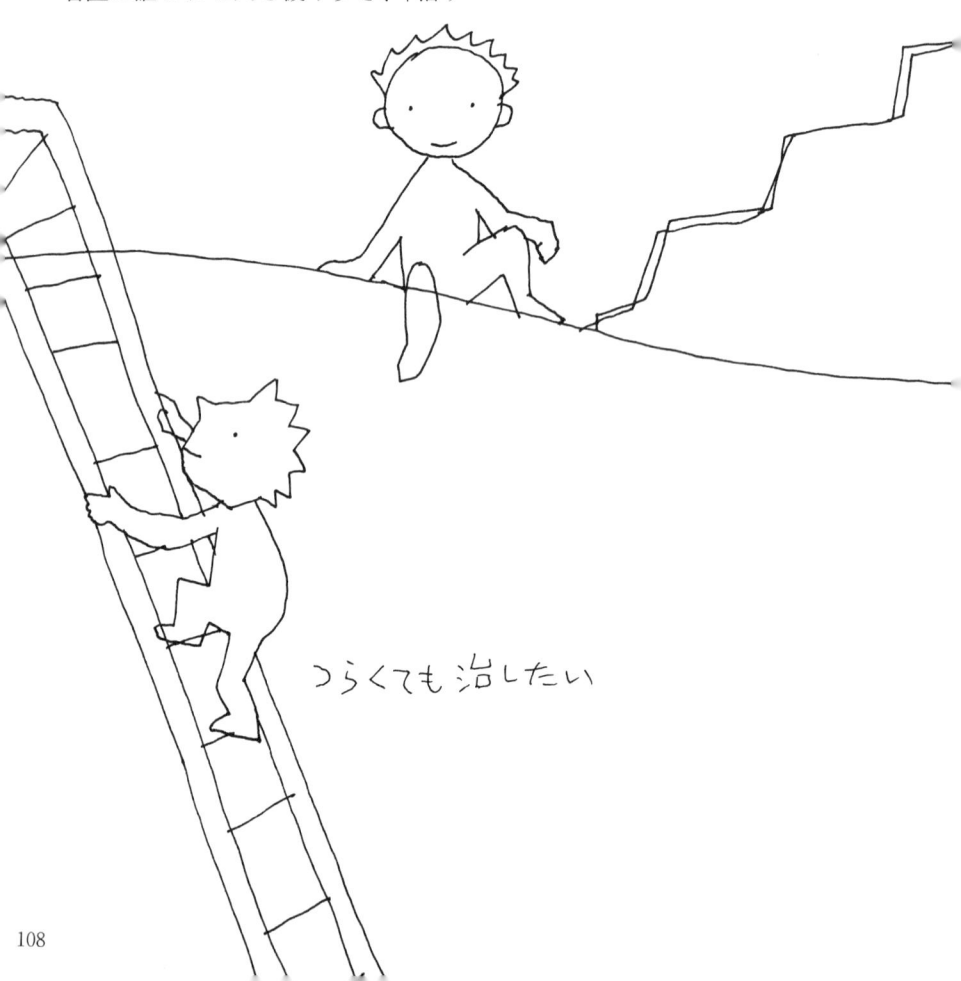

治りたい

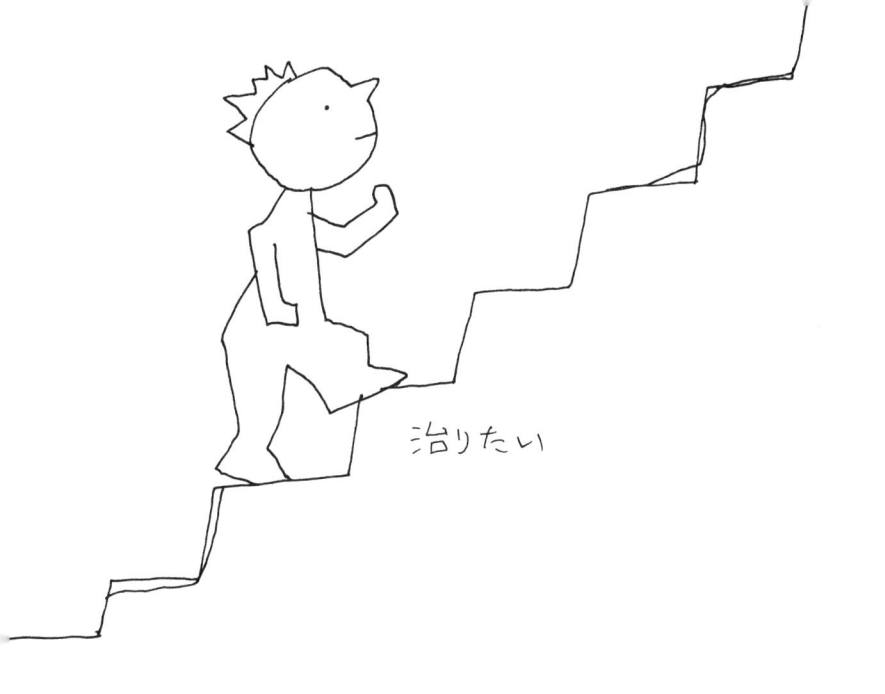

ほんとは どんなふうに 生きたいんだろう？

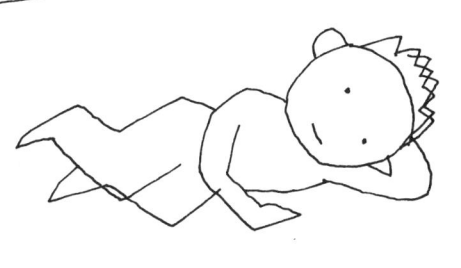

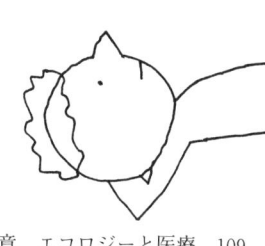

医療サービスの選択

　ところで、治療を含む医療の総体は、医療サービスとして提供されています。人は自分の身体の不具合について医師と話し合い、どのような医療サービスを享受するか考え、治る道筋を医師とともに進む方法があります。

　この方法では、一方的に「治してくれる」人は存在せず「どのように治るか」あるいは「どのように不具合を調整するか」という道筋だけが目前に広がっています。医師はその専門性を発揮し、さまざまな道筋やリスクや課題などの情報を提示し、判断を助けます。

　このような、インフォームドコンセント（説明と同意）のありようは、手術やガン告知のような特定の局面を想定しがちですが、あらゆる医療の現場において、その必要性は存在します。

　「そんなのは理想論で現実的ではない」と感じる人もいるはずです。そのように感じるのは日本の医療現場においてまだ発展途上の部分だからかもしれません。しかし、インフォームドコンセントの実現は、患者がそれを望み、実現することを諦めず、丹念な対話を重ねることによって始まります。そのことをぜひ、折に触れて思い出してください。

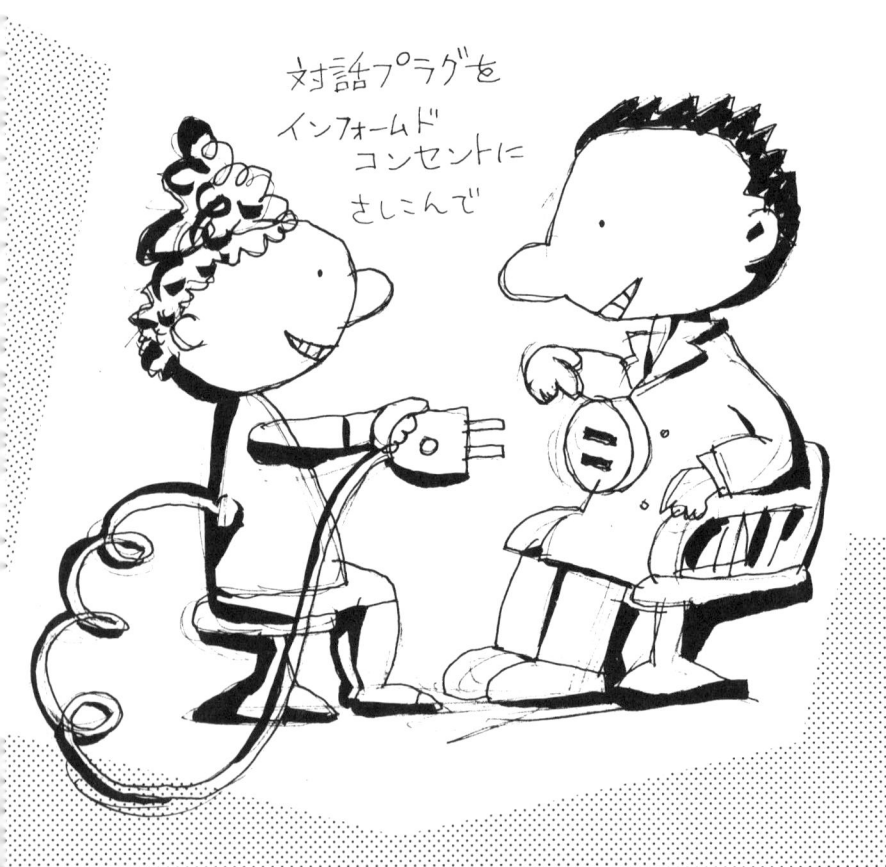

インフォームドコンセントと対になった考え方に、セカンドオピニオンがあります。

　主治医が示した方法を選択するかどうか迷ったとき、主治医と同じくらいの知識や能力をもった別の医師に、同じテーマについて意見を求める方法です。主治医に「セカンドオピニオンを求めたいので、どなたか医師を紹介してください」と言えることが望ましいのですが、現実には、主治医には内緒で、主治医のプライドを傷つけないようにして、別の医師を何事もなかったように受診している場合がほとんどです。検査や採血を同様にするためお金も時間も倍かかり、二人の医師の意見がわかれてしまったときは、どちらを選んだらよいのかますます判断がつかず、かえって混乱してしまうということが、実際に起こっています。

　セカンドオピニオンが行われ、患者自身が判断の主体者となる姿は理想ではありますが、現実の課題としては、まず主治医との対話が成立することが重要なことがらだと思います。患者を患者という役割対象としてではなく、「考え行動することができるひとりの人間」として対話する医師が、ひとりでも多く出現することを願ってやみません。

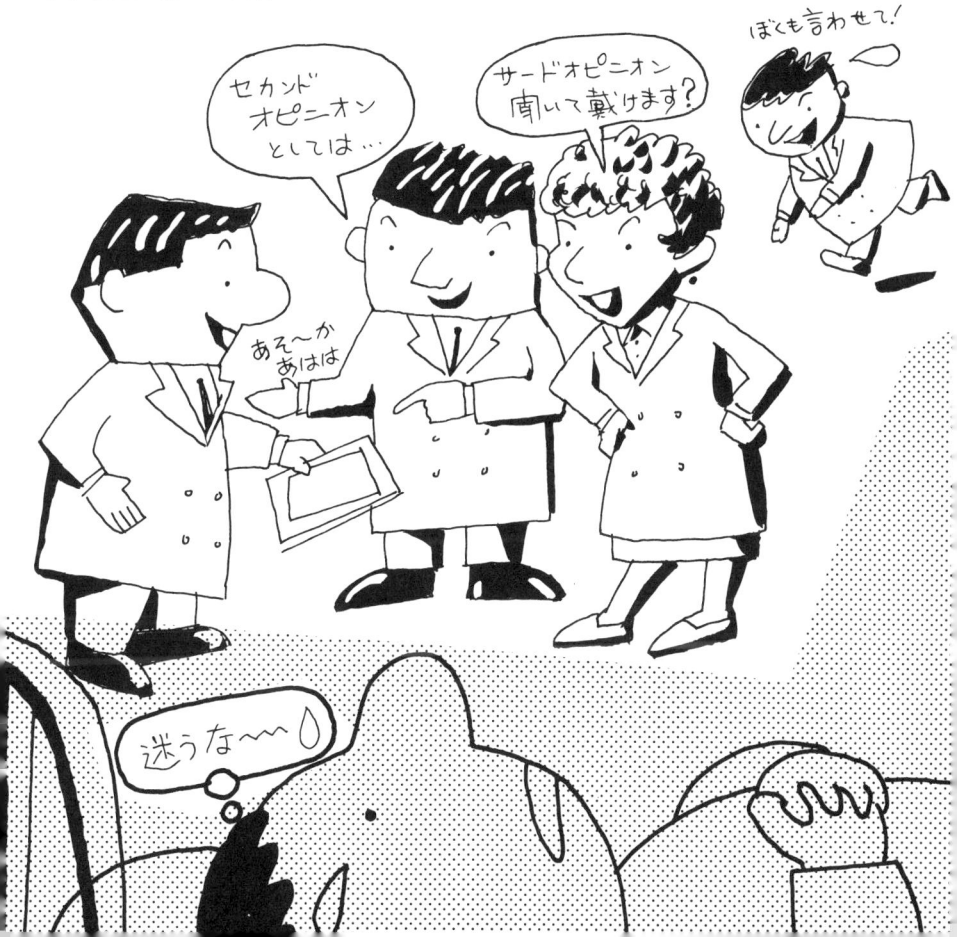

薬歴管理

　花粉症とぜんそくがありアレルギー性結膜炎も起こしているため、夏休みに耳鼻科と眼科と小児科を受診している児童がいました。その日、虫歯も痛んだため、歯医者に立ち寄り抜歯しました。4年生児童はここで局所麻酔によるアナフィラキシーを起こしています。過去に何度も抜歯経験があり、いつもと同じように受診したのに、夏休みのうちにしっかり治療しようとはりきって、いくつもの科を受診したことが災いしたと、後日小児科の医師から説明を受けたそうです。

　薬歴管理というと、飲み薬を想像しがちですが、これらの複数科を受診する場合も、患者自身が実情を伝えることが必要です。

　処方薬は、院外薬局で受け取りますが、病院を替えたり、複数の病院を並行して受診しているときは、同じ薬局に継続して記録が残らないことがあります。慢性疾患をもち、同様の薬を長く処方されているときなどは、医師にはもちろん、薬剤師に対しても質問や疑問を投げかけながら、継続への不安、安全への疑問、などをそのままにしない努力をします。

　副反応があって不快だったり、何らかの不安を感じて処方された薬を飲まなかったとき（塗らなかったとき）は、黙ってそのままにせず、飲まなかった（塗らなかった）ことを処方した医師に報告することが大切です。勇気のいることですが、自分自身の身を守るために必要なことだと思います。なぜそうしたのか、今後どうすべきかを医師と話し合うことによって、よりよい医療に向かっていくことができるのではないでしょうか。

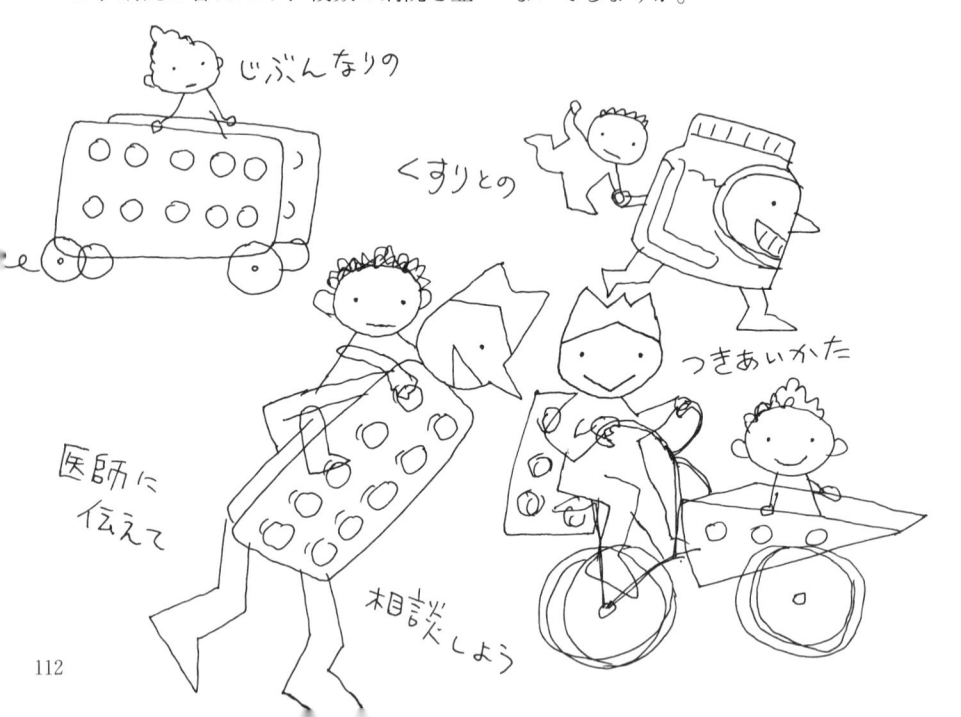

エコロジーと医療

　自然環境にできるだけ負荷を与えない生き方として「エコロジー」が語られることがあります。同じようにして、人間を単なるイキモノとして捉えたとき、身体を「自然」と捉えることはできるでしょうか。また身体を人が生きる「環境」としてまるで生命の「うつわ」のように捉えることはできるでしょうか。

　「できるだけ負荷をかけない」という部分も、想起する人によって異なる「負荷」が想像されるかもしれません。

　リサイクル、再生産、循環に置き換えられるキーワードは何でしょうか。

　「心のありよう」と「身体」の相互性を循環と捉えることもできるかもしれません。

　疾病と治療とケアを循環と捉えるかもしれません。

　生命のうつわとしての「環境」と「生き方」はどのように関わるでしょうか。

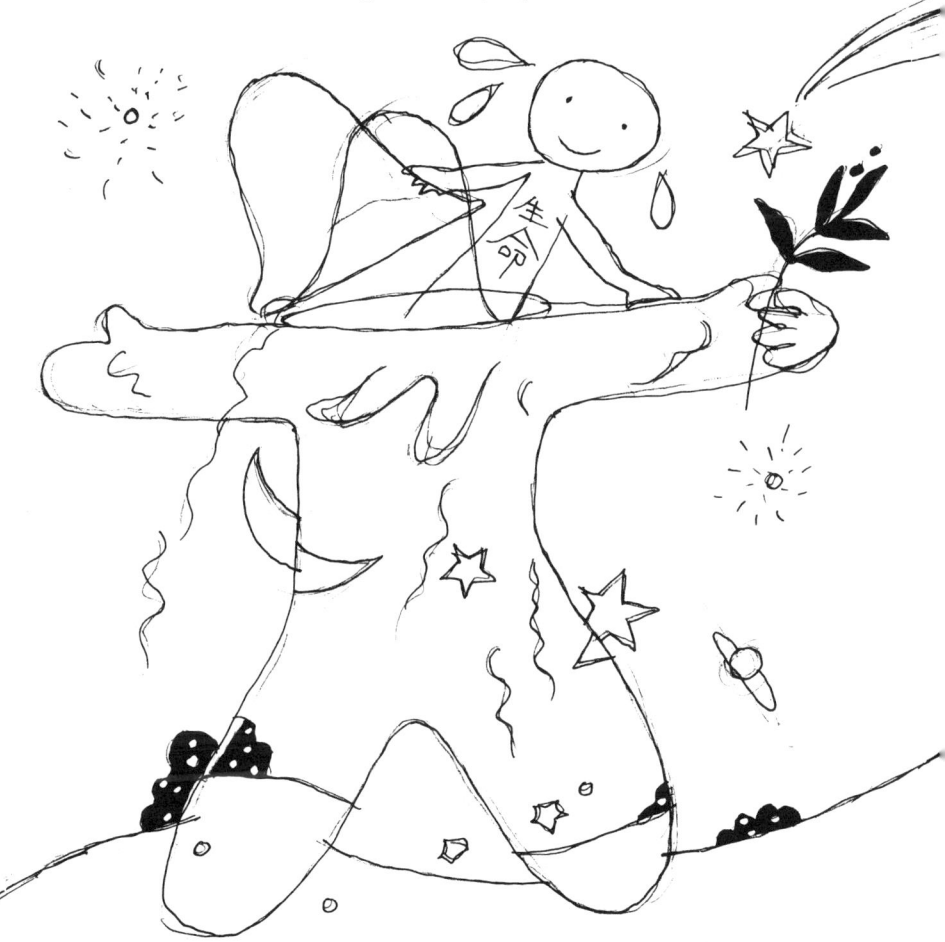

身体は生命のうつわです

社会生活を営む上で、私たちは時間や距離に拘束されています。

　生きた時間の長さ、つまり年齢で区切られて学校に通ったり卒業したり就職したりします。カリキュラム、始業時間、就業時間、残業時間、勤続年数など、時間はいたる所についてきます。疾患をもった人は、この時間の他に通院のための時間や、投薬期間や、休業期間など、いくつかの、人と違った時間を過ごします。

　症状が重いとき、就学前の子どもで親が共働きだったら、どちらかの親は子どもの病気や治療のために、仕事を休まなければならないこともあります。保育園や学校を長期に休んだり、就職する年齢に達しても就職の機会を遅らせたり、断念したり、疾患は時々時間の流れを寸断します。

　もしも人が社会的存在ではなく、人生が時間に囚われることなく自由に区切られるものだったとしたら、病気はもっと違う扱われ方をしていたかもしれません。

　実際の生活においては、「体調が悪くなったら休養をとる」という当たり前のことが、できることもあればでき

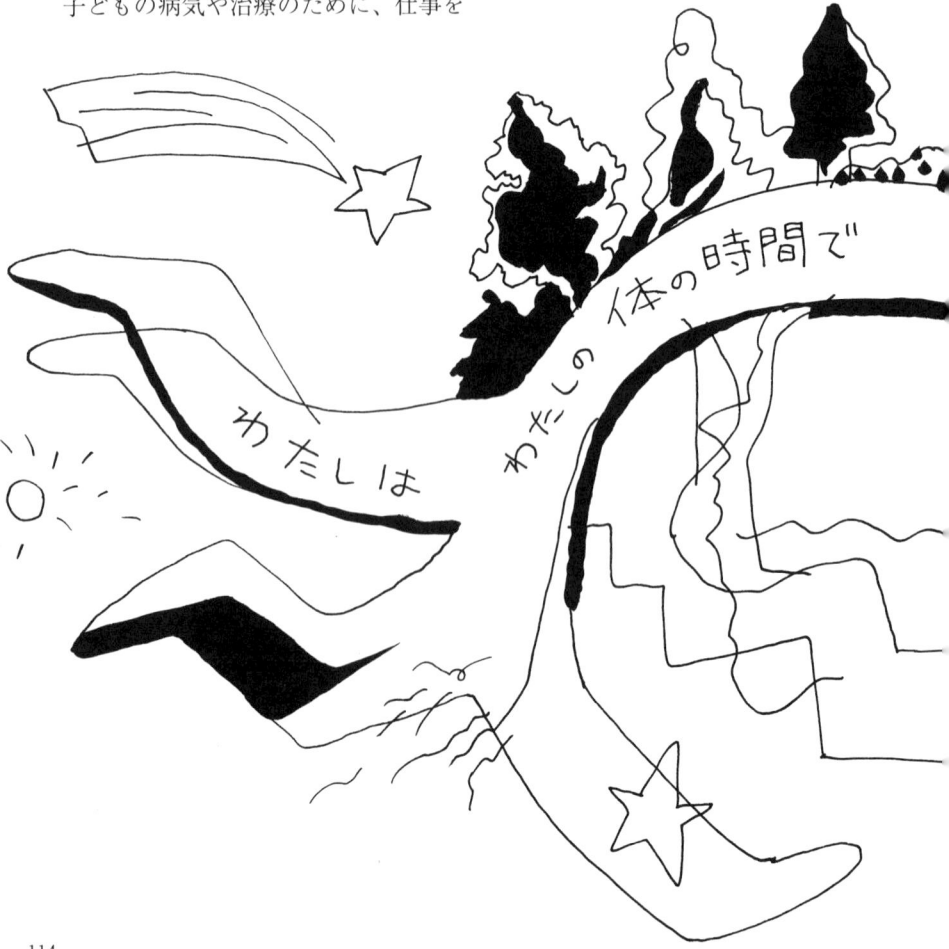

ないこともあります。長く休養をとれば、授業についていけなくなるのではないか、クラスメートは訝しがるのではないかと、心は穏やかでいられないことのほうが多いのです。就職している人は、長期に休ませてもらえないこともあるし、繰り返し休むうちに解雇を言い渡されることもあります。病気の状況から判断して今休めば悪化しないとわかっていても、試験や仕事の事情から悪い体調をがまんしてしまい、回復の機会を逃してしまうこともあります。

身体の自然に寄り添うようにして生きようと思ったら、休養をとるべきときにとり、回復のために必要な場合は学校に通うのは数年後に遅らせたり、昼はじっとしていて夜動いたりすることは、決して奇異なことではありません。誰にでも平等に降り注ぐ時間を、必要な配分に振り分けなおしているだけのことだからです。

しかし、社会の時間の流れとともに歩こうと思ったら、前述のとおり、落ちこぼれ、置いてけぼり、焦り、不安、解雇の危機が身に迫ってくるのです。

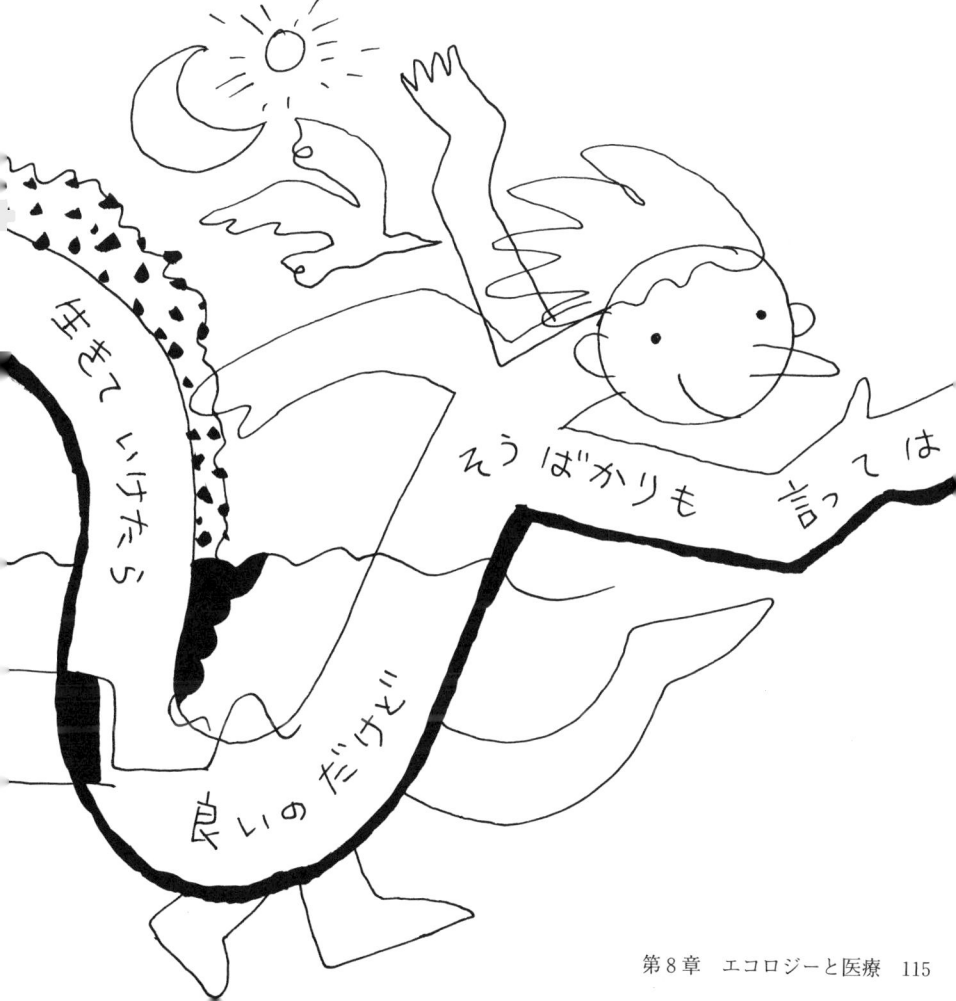

第8章　エコロジーと医療

身体という環境に、できるだけ負荷をかけないということには、さまざまな要素が存在します。治療薬の選択においても強くすぐ効く薬を飲むのは緊急のときだけに留め、いつもは身体の回復力を待ち、補佐的に作用する薬を選んだり、薬を飲まない選択をしたり、といくつもの方法があります。「必要なときに休養をとる」ということだけでも、社会生活との折り合いのつけ方によって、さまざまな選択肢ができてしまうのです。

　大気、水、樹木といった自然と、人との相互性を考えることも「身体という環境」と密接につながると考えれば、ゴミの出し方やNO_2の排出を考慮した暮らしを実行するだけではなく、飲み水や食物を選択すること自体も、「身体という環境」に負荷をかけない暮らしにつながっていってしまうかもしれません。

　医療の概念範囲も、検査や投薬といった原因究明と症状への対処だけでなく、慢性疾患をもつ人の身体を観察し、発症しないよう予防を働きかけることや、食事や暮らしをサポートすることや、休養のために社会生活と折り合いをつけるための支援も含まれるようになるかもしれません。

　標準や理想の身体を目指したり追い求めたりせず、一人ひとりが異なる存在として理解し、自分の身体をよく知り、再発させない、再発してもあわてない、「身体という環境」と「生き方」が融和できるように、医師と患者が手をたずさえる道はないでしょうか。

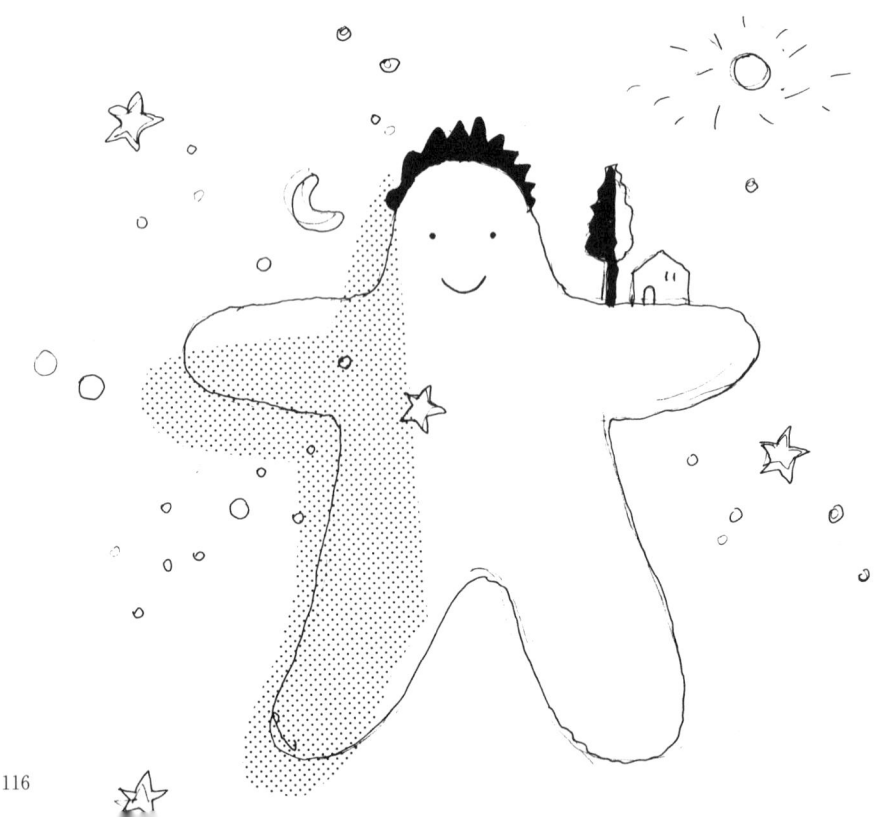

ダンボの大事な羽根

　ウォルト・ディズニーの絵本『ダンボ』をご覧になったことがありますか。大きな耳をもった子象のダンボがサーカスに出場するために、高いところから飛ぶ練習をするとき、最初の一歩がどうしても踏み出せませんでした。ねずみのティモシーがカラスから羽根を1本もらいお守りとしてダンボにあげました。ダンボはその羽根を鼻にしっかり持って、大きな耳を翼のように羽ばたいて、初めて飛び降りる（舞い上がる）ことができたのです。

　それ以来ダンボはカラスの羽根があるから飛べるのだと信じていたのですが、あるときピンチが訪れて羽根がないのに飛んでしまいました。ダンボは羽根がなくてもちゃんと飛ぶことができた。これは友情と勇気のお話です。

　「免疫力の回復に効果がある」というサプリメント、××温泉療法、××食品など、さまざまなものが流布しています。もっと直接的な表現で「アトピーに効果」というものもあります。

　本当に効果があるのか、ないのかについては、効く人に効き、効かぬ人には効かぬと答えるしか方法がありません。その商品を作った人は「効いた」という人の声を集め、批判する人は効かなかった人の声を集め、どちらももっともな理由があるからです。本当にいかがわしいものもあれば、そうではないものもあります。

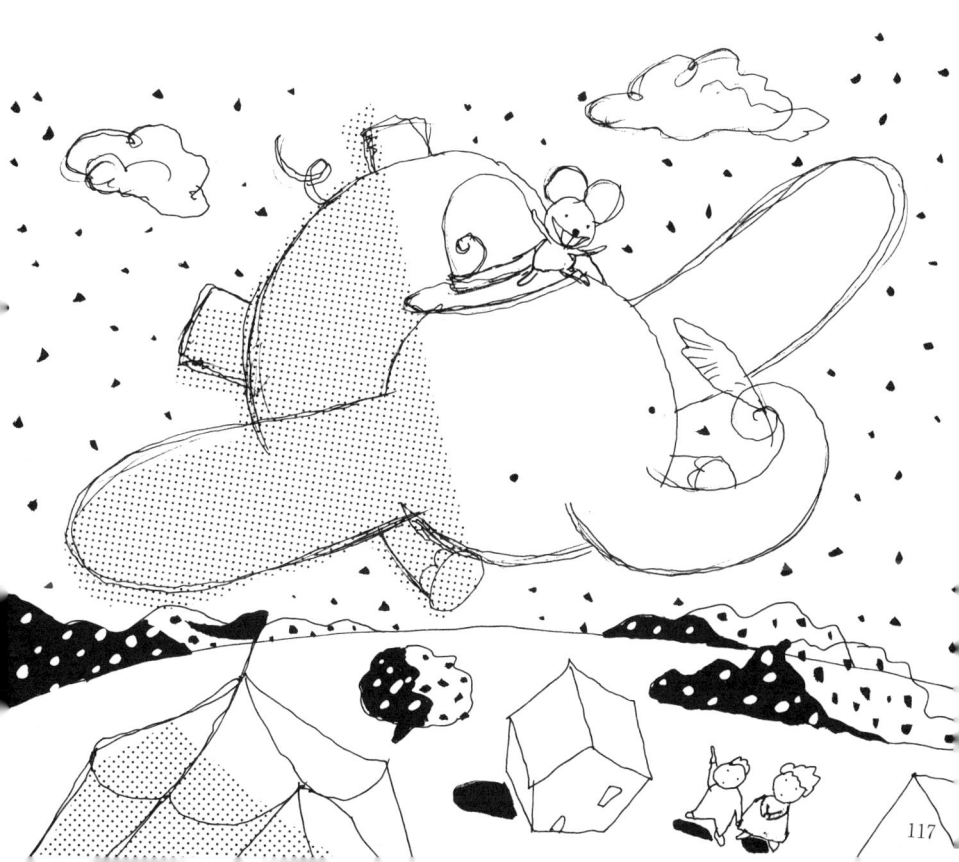

私たちは、サプリメント、各種宅配温泉、ペットボトルで売られる水、繊維などは言うに及ばず、浄水器、掃除器、布団乾燥機、24時間風呂の装置、除湿機、加湿器など、その時代に流行って相談が増えたものについては、徹底的に調査をしていました。
　「△△は効きますか」という質問には、△△の良い部分と悪い部分の両方を伝え、あなたのライフスタイルにはどちらが合いますか？ とか、あなたはどちらを評価しますか？ と逆に質問をしていました。そうすると半分くらいの人は、自分自身で判断する材料が手に入ったと喜び、半分ぐらいの人は、自分の判断ではなく、匿名の多くの人は何がいいと言っているのか知りたいのだから、それを教えてほしいと言うのです。
　「他人に効果のあるものは自分にも効果がある」と信じたい気持ちはわかります。けれども、良いと噂してあなたにささやくほうも、悪いと噂してあなたにささやくほうも、どちらもあなたの身体について責任は取ってくれないのだから、判断する材料を多角的に収集し、自分自身で判断する力を身につけることが大事だと思うのですが、藁にもすがる思いの人は、なぜか無責任なほうに流されていくのです。

作った人が準備する恣意的な材料だけでなく、その他の多くの判断材料を集め提示することが「自立支援」「患者支援」になると、私たちは考えていました。
　しかし、ここ4年は以前ほどしらみつぶしに調べ上げることはしなくなりました。
　客観的な評価より「効く」という口コミに頼りたがる人間心理を、「そのまま受け止めよう」と考えるようになったからです。それはあたかも「ダンボが鼻にしっかり持っていた、ティモシーがくれたカラスの羽根」のようです。
　「それを持てば飛び立てるのならそれを持っていればいいし、それが必要なくなれば何も持たずに飛べるといいね」そんなふうに考えるようになったのです。
　ただし①金額があまり高すぎるもの、②販売方法がマルチまがいのもの、については手を出してはいけないと、要注意ポイントとして理解するまで説明しました。そして、万一症状が悪化したときに医療的なサポートが必要と考え、③主治医がいる場合は主治医にそれを併用していることを必ず伝える、という点を強調しました。

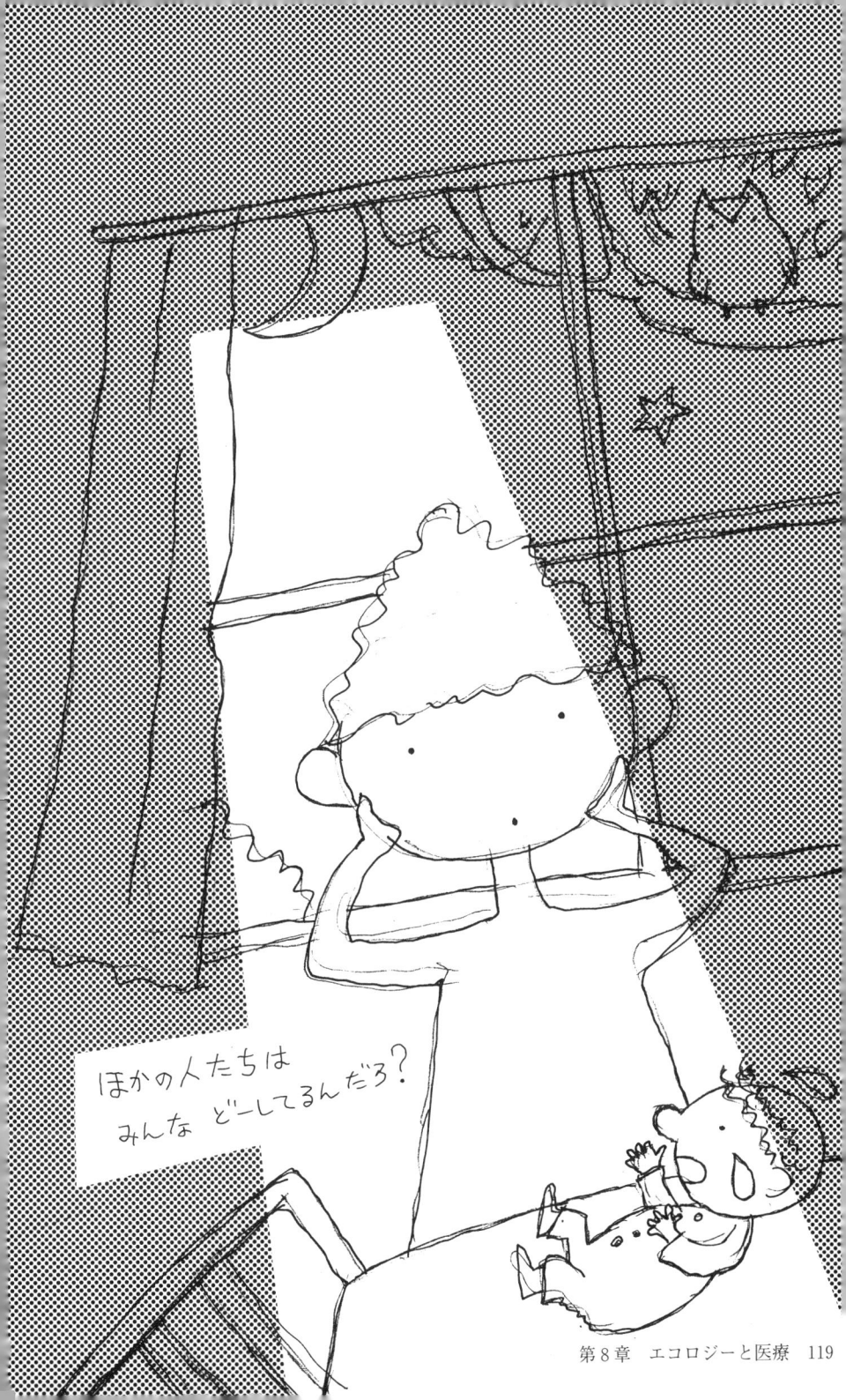

ほかの人たちは
みんな どーしてるんだろ？

第8章 エコロジーと医療

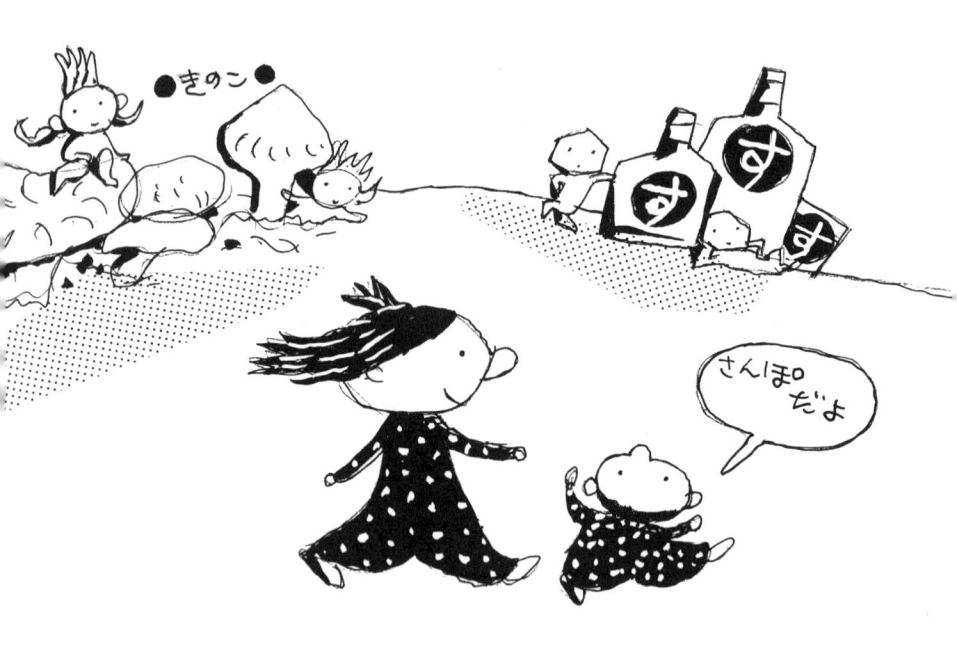

免疫に関する知識をもっている人なら「××きのこ」「××酢」「××ヨーグルト」などに頼るより、それをやめて親子で早朝に1キロだけでもいいから散歩するほうが身体には有効だということを知っていると思います。そのことを口にするのはたやすいのですが、たやすい道は時々しか現れません。

　たいていは、きのこや酢やヨーグルトを食べずにはいられない、そうしたい気持ちを医師にどのように説明したらいいか話し合うのです。

　どうしたら「先生を裏切っているわけじゃない、先生を疑っているわけじゃない、そうせずにはいられないから、先生、どうか見守っていてほしい」と素直に吐露することができるようになれるか一緒に考え、伴走することのほうが多いのです。

　劇的に良くなったとしても、悪くなったとしても、必要な情報が与えられていなければ、どんな名医でも判断を誤ってしまうことはあります。「症状の変化を医師と患者が共有する」ためには、患者は医師に嫌われてしまうかもしれないという不安感を超えて、医師に吐露することができないのであれば「羽根をもつこと」をしてはいけないと思うのです。

　そして願わくば「羽根をもちたい心」を理解して、医師はその羽根をもった患者の姿を許容してほしいのです。

　「××健康食品を飲むなら僕の受診はやめてね。別の病院行ってよ」と医師から言われ途方にくれ、行き場を失った多くの患者と私たちは出会いました。

　もっと多くの患者は医師に内緒で「××ローション」「××温泉の水」を使い、時にはひどい症状に陥り、医師には理由を告げることができずに、罪悪感にさいなまれたり、自信を失っています。

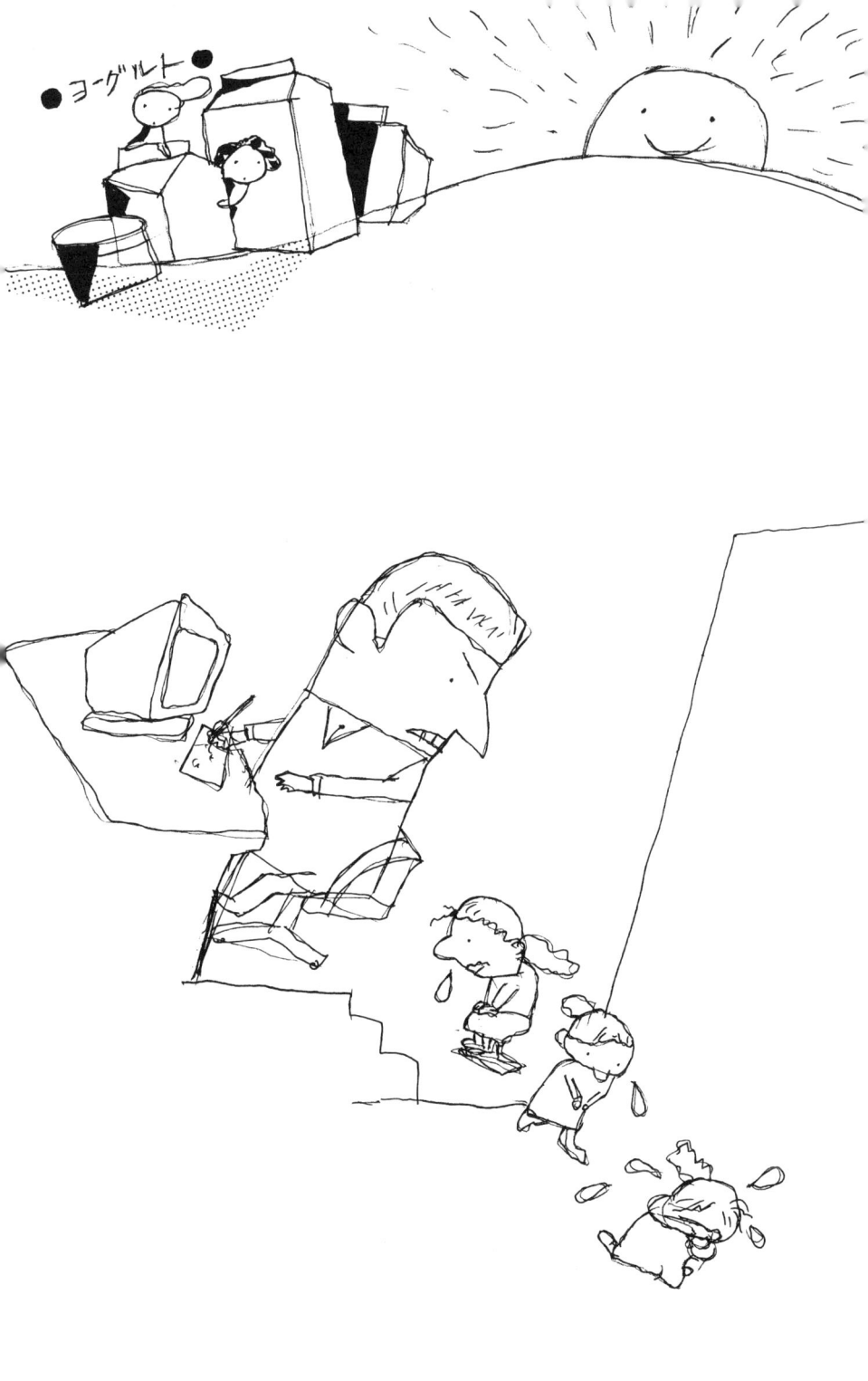

●ヨーグルト●

「免疫力」とはどんな力か

　免疫力という言葉をよく耳にします。脚力、聴力、腕力、体の部位の名前のついたものは、なんとなくその力が想像できます。指標を何か与えれば、力の測定ができなくもないように思います。消化力は胃と腸のことだとわかる人がたくさんいそうです。少し考えて自律神経も消化と関わっていると答える人もいるでしょう。代謝力これはどうでしょうか。腎臓、肝臓。ホルモンの分泌も考えるとどこか他の臓器も関わっていそうです。免疫力となると、代謝、ホルモンバランス、自律神経の働きなども関係していそうですが、身体のどこのことか人によって想像する場所もイメージも異なるような気がします。身体の免疫系の総合力を免疫力と言うのでしょうか。

　免疫の働きが何かに阻害されることなくバランスよく働き、人の身体に本来備わっているはずの回復する能力が、タイミングよく必要十分に働くことを「免疫力」と言っているのでしょうか。

　サプリメントを販売する健康食品産業の人が言う「免疫力」、漢方薬を調剤する薬局薬剤師さんが言う「免疫力」、整体師が言う「免疫力」、「免疫力なんて力は存在しない」という医師が口にするときの「免疫力」、似ているようで少しずつ違うように思うのですが、どう思われますか。

　「××酵素」や「××茶」「××クリーム」「××ローション」が、アトピーを治すために「効果がある」と言いたい人は、あたかも免疫力という「力」が存在し、それを使うと「免疫力」が高まると言いたいように見えます。

　身体の相互に関連しあうしくみの一部に免疫系の働きがあり、免疫系を刺激することで、身体全体が整っていくという説明をする人からみると、「免疫力」などという表現は底が浅くこの言葉が一般に流布していることさえなげかわしいと感じるのだそうです。

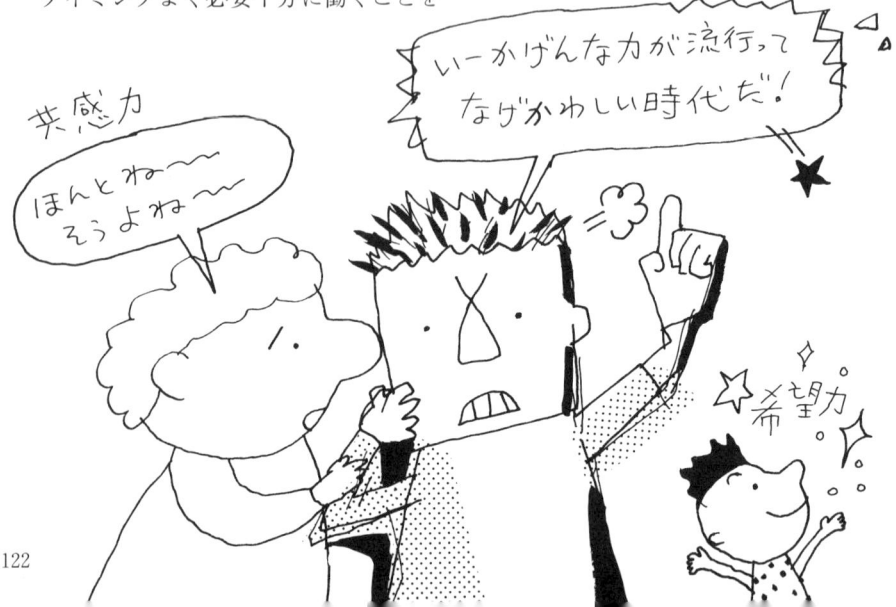

ところで、ダンボが持っている大切な羽根は、空を飛ぶ高低や風向きをコントロールするというような物理的な役には立たなかったようです。けれども、友達が自分を支えてくれる思いにすがったり、勇気を象徴したり、繰り返し練習することを支えてくれました。

「回復したい」という思いや、「自分で努力する」「継続する」という前向きな気持ちを持続するために、「××茶」や「××粉末」を飲むことは、同様な効果をもたらすとは考えられませんか。

気持ちが持続し健康回復を人任せにしないことは、「免疫力」に良い作用を与えませんか。

反対に、それを購入するために、母親がパートに出てお金の工面をしなければならないということが起こったとすれば、母親への罪悪感や、自己嫌悪が生じることもあり「免疫力」に悪い作用を与えませんか。妻が反対し自分は良いと思い子どもに飲ませ続けていたら子どもは苦痛ではありませんか。そんなとき気持ちは後ろ向きになり、そのくせ治さねばならないという強迫感で、免疫力はぐんぐん後退していくのではないでしょうか。

そもそものことを言えば、「免疫力」というありそうでなさそうな言葉に翻弄されることから始まっているのですが、その力があると信じて、それを向上させることが「回復」の扉をあけることになるのだと信じられるのなら、それはすばらしいイメージトレーニングです。

そしてそのようなイメージトレーニングであるとすれば、家族と話し合い、家族も患者自身も無理のない状態で実行されるべきです。免疫系とその他の系との相互作用には、心の働きも含まれています。心の無理をしたら身体に響くことを忘れてはいけません。

ダンボの友達のティモシーだって、身体の大きな象の鼻の先に、羽根が1枚しかないのにそれで飛べるはずがないことは知っていました。けれどもダンボがいつかきっと自分自身のことを知って、本当の勇気が湧いてくるそのときを信じて、羽根を1本あげるのです。

ダンボはやがて羽根がいらないことに気づき、ティモシーの友情にも気づくことができました。

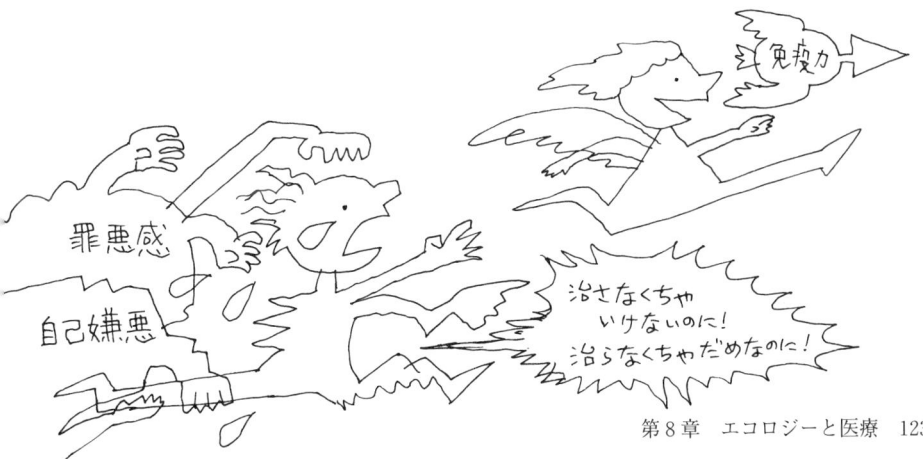

第8章 エコロジーと医療

癒す力、殺す力

　映画『リング0 バースデイ』に登場する貞子は、成長の途中で二人に分化します。薬を使って成長を止められた貞子は殺人を重ね死を象徴する存在となっていくのに対し、成長したもう一人の貞子は、病院で老人の頭と足に触れ病気を癒してしまいます。その二人は別々だけれど同一の存在なのだということが映画の中で暗示されます。

　日曜夜9時のテレビ放映を見てイヴァン・イリッチの『脱病院化社会』の一節を思い出しました。「病気が持つ様相は、医師がちょうど役者に役をあてはめるように決まってくる。人々を法律的に病気であるとする力が、治療用の薬の潜在毒性とともに医師の力のなかに潜んでいるのである。魔術師は毒と魅力とを使いこなす。ギリシャ語の『薬』をあらわす唯一の単語〈ファルマコン〉は治癒の力と殺す力とを区別していない」。

　異質な存在に対する周囲の認識のありようが象徴的に語られる映画は数多くありますが、殺す力と治癒の力が表裏一体のものとして明快に表現されているものはあまり見かけないような気がします。映画を見る人に違和感があまりないのは、映画が作られた時代がそれを許容するからでしょうか。

　イヴァン・イリッチは、医療によって高度に管理された身体は、自己と他者と環境に対する自律的適応の潜在能力を無力にするとも述べています。

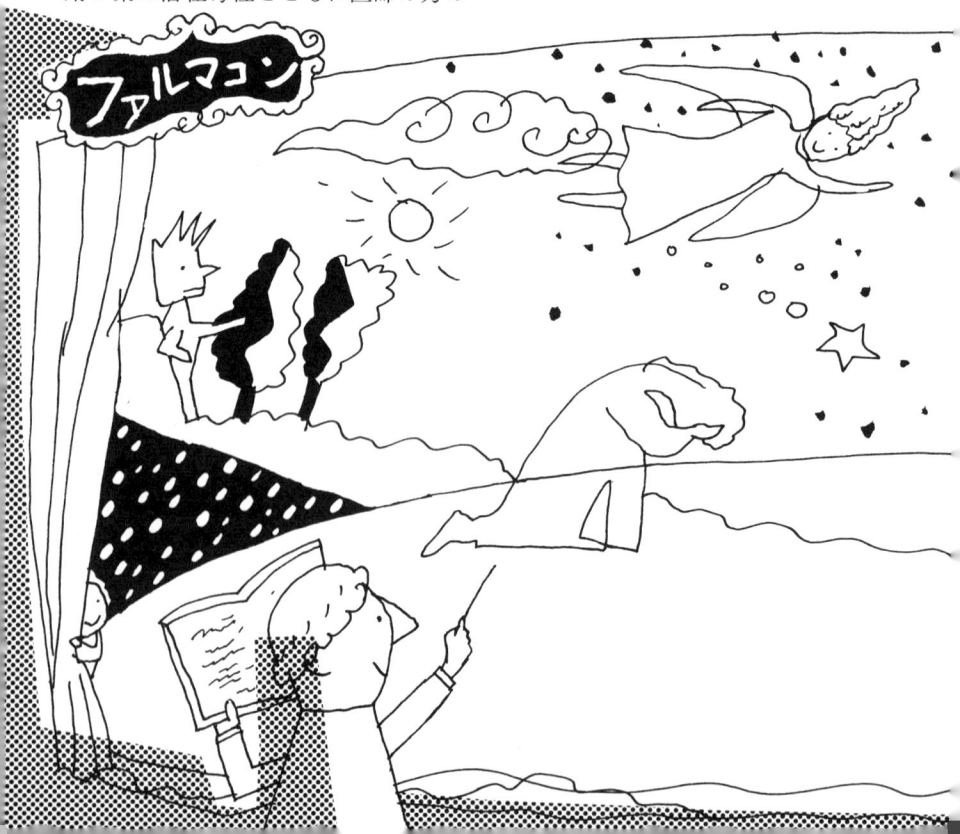

「各個人の健康は社会的な脚本の中での責任ある演技である。いかにして彼が現実の甘さ、辛さにかかわるか、病気にかかっていたりあるいは弱っていたり、苦悩しているとみられる他人に対していかに振舞うかが、各人の自己の身体に対する感覚と、同時に自分の健康に対する感覚とを決めるのである」。

そうは言っても、身体に何か困った状態が起こったときに、医師や社会が規定していく「病気」に対して、無批判に受け入れてしまう日常にあっては、病気と自分自身と周りの人々との関係性が自由であることを思い出しつつ、自問することはとても難しいことです。

多くの人は心のどこかでファルマコンの二面性を見抜いています。そして適度に社会が規定する「病気」の役割に便乗したり無視したりしながら健康に向かうことができ、それで不自由を感じていないと思います。

アレルギー体質の人は思考の範囲だけでなく、実際にファルマコンの毒で辛い思いをしているので、他の人よりも用心深く懐疑的なので、他の人々のように適度に融通を利かして病や健康を演じることができないのです。

オカルトや超常現象やホラーの話ではなくて、「病」や「特異性」は、社会が作り出す存在なのだから、二人の貞子が元どおりの一つの身体になって生きられる社会が存在してもおかしくはないのです。

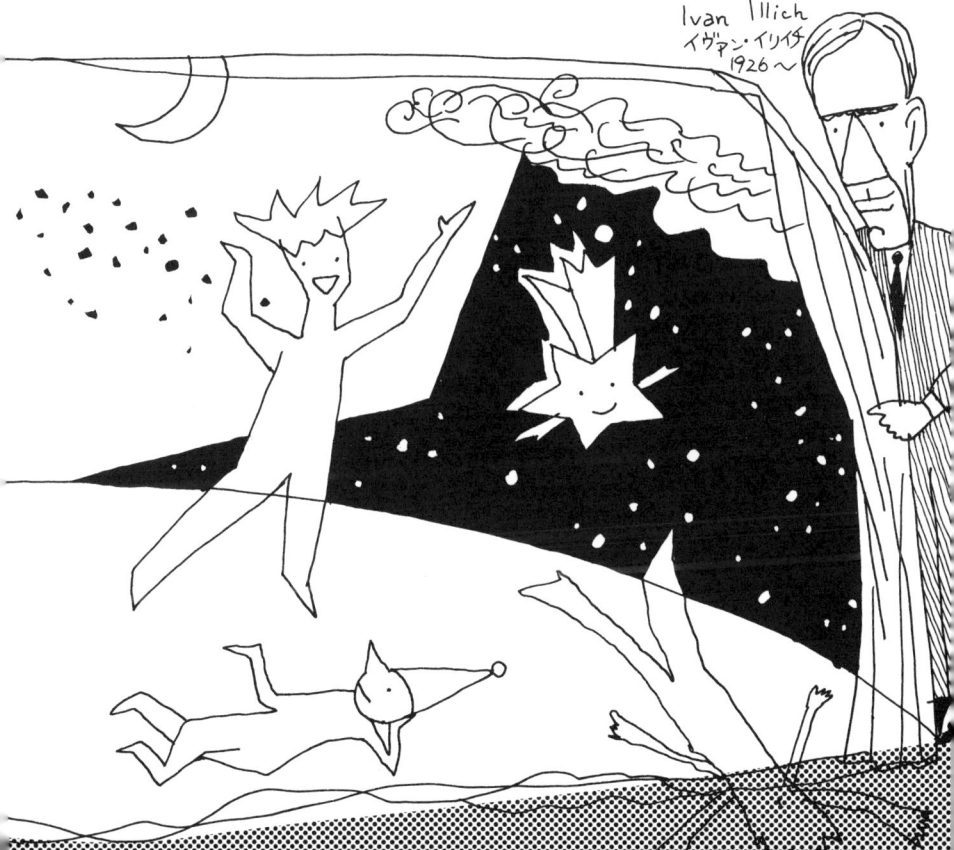

Ivan Illich
イヴァン・イリイチ
1926〜

金平糖のような眼差し①

　母乳に関する相談がたくさん寄せられていた時期のことです。

　何かの理由で、おっぱいをやめて粉ミルクを飲んでいる赤ちゃんのご相談でした。下痢が続いていて心配していたところ、産婦人科医から「食物アレルギーの可能性」を指摘されて、小児科医を紹介され「とりあえず」という前置がついた上で、「離乳食から卵、乳製品をなくすように」と指示されて経過観察をすることになりました。

　けれども下痢は止まらず、お尻がかぶれてひどいので皮膚科に駆け込んだところ、アトピー性皮膚炎と診断され、スキンケアの指導を受けました。卵、乳製品は関係ないので離乳食は普通食にしてもいいと言われたのだそうです。「どうしたらいいのか、誰の話を聞けばいいのかわからない」とお母さんは途方にくれています。

　私たちは、ここ数週間の経過を記録用紙に書き込みながら矢印でくくってみたり、質問攻めにしたりします。最初の下痢はいつ？　ミルクタイムは何時？　たくさん飲むの？　ごきげんはいい？　オムツは何回くらい替えるの？　と際限なく。

　記録をしみじみ眺めると、ミルクと下痢がタイミングよくセットで記録用紙に埋まっています。

　医療に関わる指導はできないけれど、気がついたことだけ話しますよといって記録結果を伝え、アレルギー用のミルクについて小児科医に相談することを勧めました。

　その結果は、ミルクを替えた翌日から下痢は、魔法のように止まり、1週間しないうちに赤ちゃんのお尻はきれいになりました。こんなできごとに時々出会います。

　このときは、たしかにアレルギー体質で普通のミルクは飲めなかったけれど、食物の制限もアトピー性皮膚炎のためのスキンケアも必要なかったという結果に終わりました。

　相談の結果がうまくいったという参考例ではありません。
立場や視点を変えると、見えなかったことが見えてくることもあるという参考例です。

　できごとはひとつしかないのに、見えるものが立場によって違うこともあるし、見ようとしないと目には何も映らないこともあるのだと思います。

　見なければならない事実は、危険が大きいか小さいかではなく「危険がある」ということを「立場の違うみんなが共に認識すること」です。

　「どのように解決するか」を考えるためには、「何が起こっているか予断をもたずに冷静に見つめること」が必要です。

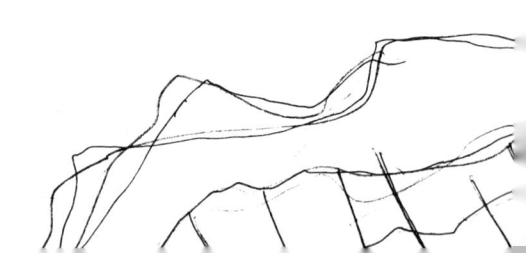

コンペイトウの
まなざし

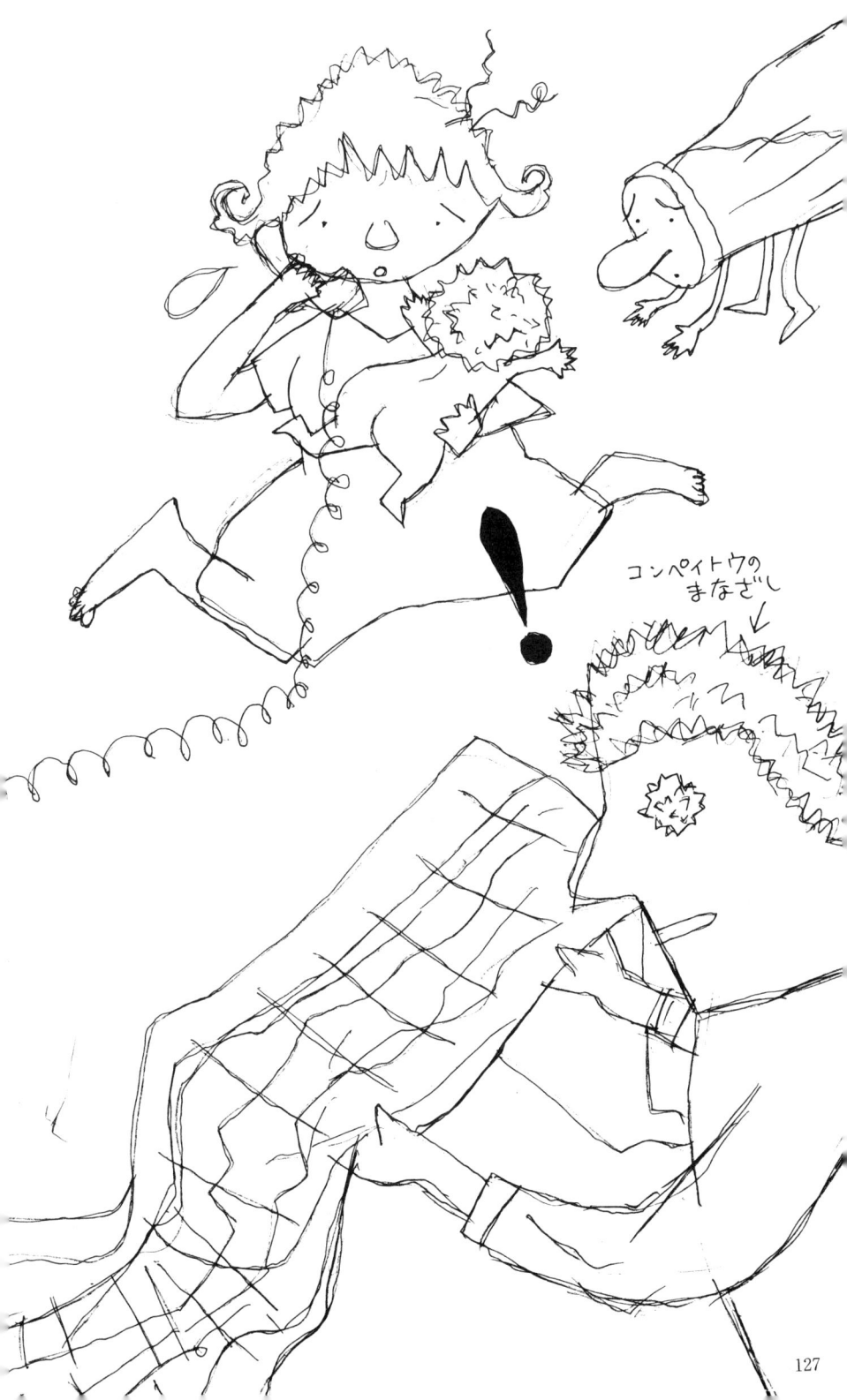

金平糖のような眼差し②

　特定の化学物質や特定の食べ物を避けて暮らすことに留まらず、綿埃のたたない布団しか使えない、浄水器を通したお風呂にしか入れない、エアコンを使用すると室内に風が起こるので皮膚が痛い、同様の理由で息が苦しい、鼻水が出るなど、暮らしの中で制約を抱えている患者たちがいます。

　その制約の強弱、多い少ないはさまざまですが、本人が健やかに過ごせるように、共に暮らす人たちは並々ならぬ努力と配慮をしているはずです。

　本人がまだ子どもで、何かの理由で家族や親元から離れて過ごさねばならなくなったとき、「暮らしの制約」は思いの外不自由で荷の重いものであることに気づかされます。それは日常的に共に暮らす人たちが、多くのものを担っていることに、気づく機会でもあります。

　旅行に出かける、一人暮らしをはじめるなど、何かエポックに出会うとき、大人たちは心配し、配慮し、万全を整えようとしますが、本人が不足を感じ、さまざまな対処を自分でしなければならないという状況にあえて向き合わせるという選択肢もあるはずです。

　患者と向き合う大人たちは、自分の役割を「保護」におくことに慣れていますが、「自立を支援する」立場におくことには実はあまり慣れていないのかもしれません。

　まだ幼いから、もう大人だから、女の子だから、男の子だから、症状が重いから、症状が軽いから、出会う場面ごとに、言い訳はいかようにも成り立ちます。

　本当に厳しい制約を抱えている人ほど、いかなるときも自分で身を守れる判断力と、一人きりでも自分を支える強靭な心を、大人たちは養ってやらねばなりません。

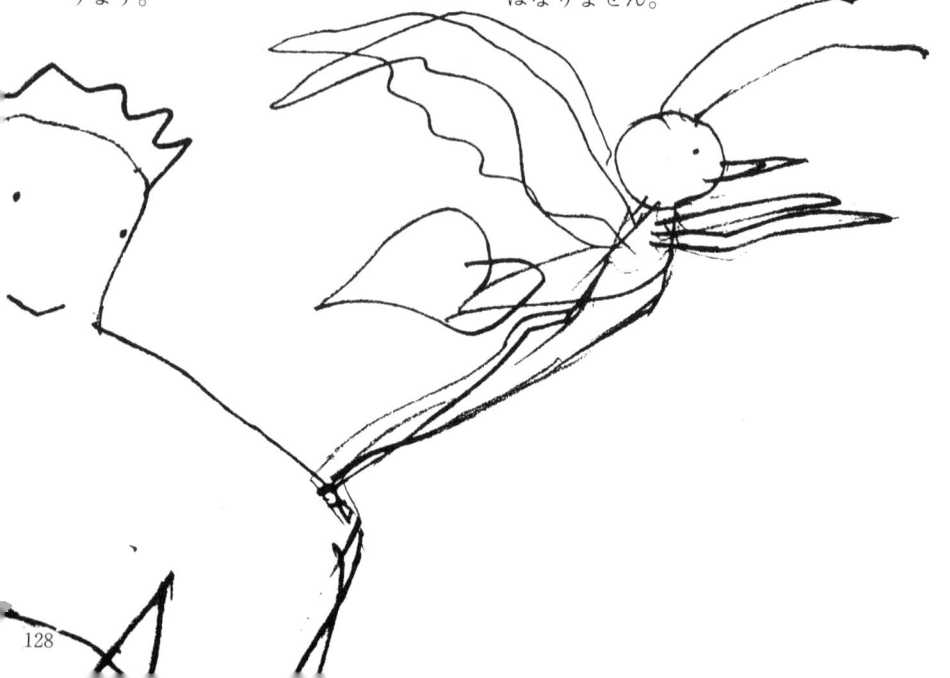

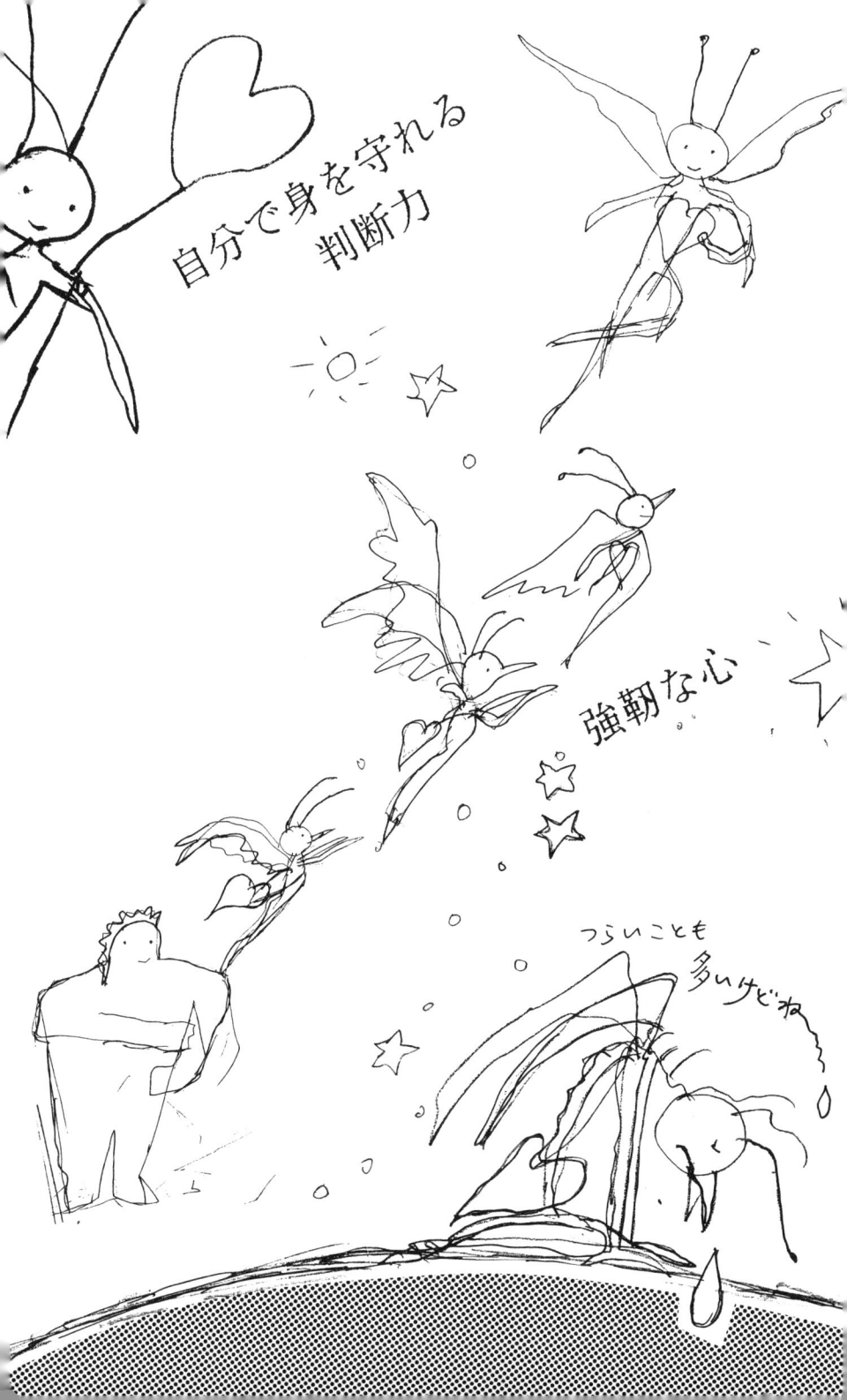

自分で身を守れる
判断力

強靭な心

つらいことも
多いけどね

体は外部化できる

　長年のぜんそくとの付き合いで気がついたことがあります。息苦しくなる前は、背中が板のように硬くなった感じがするということ。たいていは疲れすぎていて、身体が硬くなったことに気づきそびれてしまうが、もっとはっきりと肩甲骨の奥のほうがぐりぐりしてくるときもあります。ぐりぐりのときは、さすがにわかります。

　「ぐりぐりしてくる」という表現は、当人にとってこんなにぴったりの言葉はないのだけれど、初めて聞く人にとっては、なんだかさっぱりわからない言葉らしい。

　2本か3本指先をそろえて、強すぎずやさしすぎず、背骨の際や肩甲骨の周りを、すっすっとさすってゆくと「ぐりぐり」を見つけられるときがある。それは本人も苦しいと気づかないけれど、ちょっと手前の「少しまずいぞ」と感じられる微妙なタイミングに登場するもののようです。

　大事なチャンスを教えてくれる「ぜんそくさん」だけがもっている信号なのじゃないかと思います。

　ぐりぐりが背中で何かを主張しているということは、小学生の高学年頃には気づいていたのだけれど、それが大事な信号かもしれないと気づいたのは、成人してからのことでした。

　合宿を前にして、ずいぶんたくさん印刷物を作ったとき、そこにいた5～6人でかわりばんこに背中をトントンしあったことがあります。「あれ？　背中に硬いところがある」友人の一人が気づき、私の背中が他の人とどのように違うかを皆であれこれ検討したのです。

　今にして思えば、これはとても幸運なできごとでした。「ぜんそくもち」

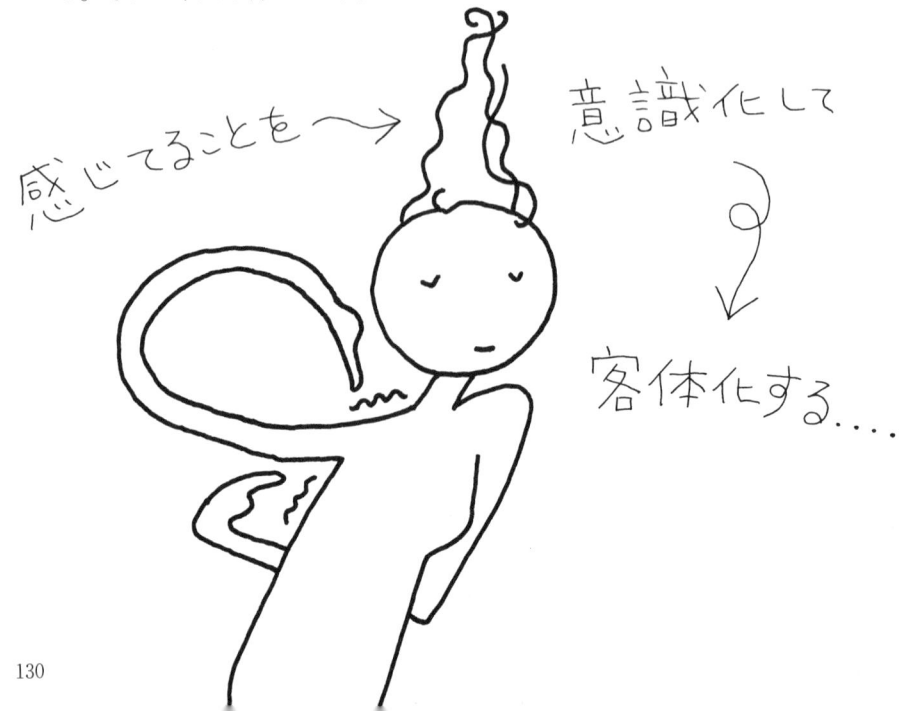

感じてることを→　意識化して

客体化する…

の自分としては、身体ははれもののようで、自分自身では手に負えないものだと思い込んでいたので、さすったり押したりすることを自分もやっていいとは思ってもみなかったのです。

学校での体育の授業はほとんど受けたことがなく、運動だけでなく、就寝前に笑いすぎてもぜんそくの発作を起こすので、ただただおとなしく、自分の身体の所在なさをもてあまして20年近くを費やしてしまったのでした。

皆が、指の腹に力を込めて背中をさすってくれました。ぐりぐりの周りは指では痛すぎるので、誰かが手の平でやってみようと言い出し、手の平の親指の付け根のような部分で押してくれました。

実のところ、印刷したり書類をホチキス留めたり、紙をトントンそろえたりという作業は、当時の私にとっては重労働で、「今夜はくるな」と自分では覚悟を決めているような状態でした。

友人たちは半ば真剣に、半ば身体を触りあうことを楽しむようにして、キャッキャッと騒ぎながら私の身体をあやしてくれました。

驚いたことに、身体はあやすと機嫌がよくなったり和らいだりするものでした。

友人たちは、この硬い背中が調子が悪いときの特有のものだとは露知らず、印刷作業で頑張りすぎた身体だから、揉んだりさすったりすれば、明日はきっと柔らかくなると思い込んでいました。2泊3日の合宿の間も、まだ硬いねとさすってくれましたが、ぐりぐりはそんなにすぐには姿を消してはくれなかったのです。

そのとき「夜更かしして無理を続ける日々なのに、発作を起こさず数日過ごせるなんて、たいしたもんだ！」と驚いていたのは当人だけでした。

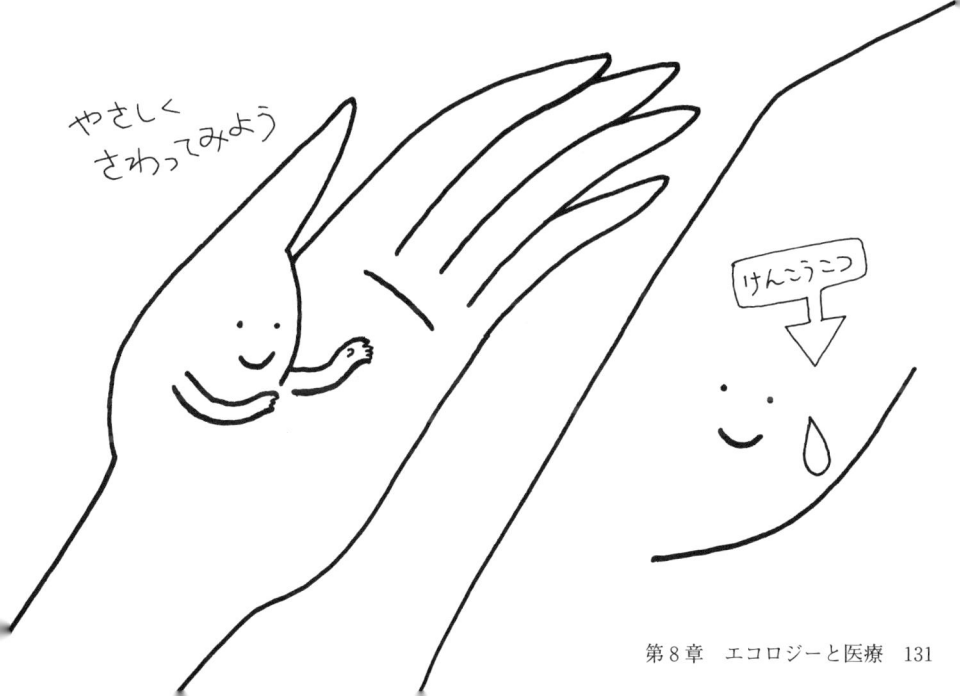

やさしく
さわってみよう

けんこうこつ

そんなことがあってからは、ぐりぐりが何かを主張し始めたときには気づけるように、時々背中のことを考えるようになりました。
　肩甲骨のへこんだところを自分で揉むのはかなり難しい。箪笥のカドや、何かのでっぱりを見つけてはもたれかかってみたが、どうもうまくいかないのです。いろいろ試したあげく、靴下を硬めに丸めて畳の上に置き、肩甲骨のへこみにうまくはまるようにその上に寝て、自分の体重で押すというのが、安上がりでほどほどによいことがわかりました。
　本当に辛く息苦しさが迫ってくると仰向けにもなれなくなるので、背中がちょっとこわばってきたかな？　というあたりで、ごそごそはじめることが肝要でした。少し変かもしれないのですが、20代はこうして背中と出会うあるいは背中と付き合う日々だったのです。

　今どきはホカロンというとっても便利なものがあるから、揉んだりさすったり靴下を丸めたりしなくても、ホカロンをアンダーシャツやTシャツにペタッと貼ってぐりぐりを温めさえすれば、これはかなりたやすく「楽になる」ことができます。
　ただし「楽になる」というのは、治ったり、発作が起きなくなるというのとは少し違うと思います。
　ホカロンを貼るのは「わかったよ、疲れているんだね」と、自分の身体に

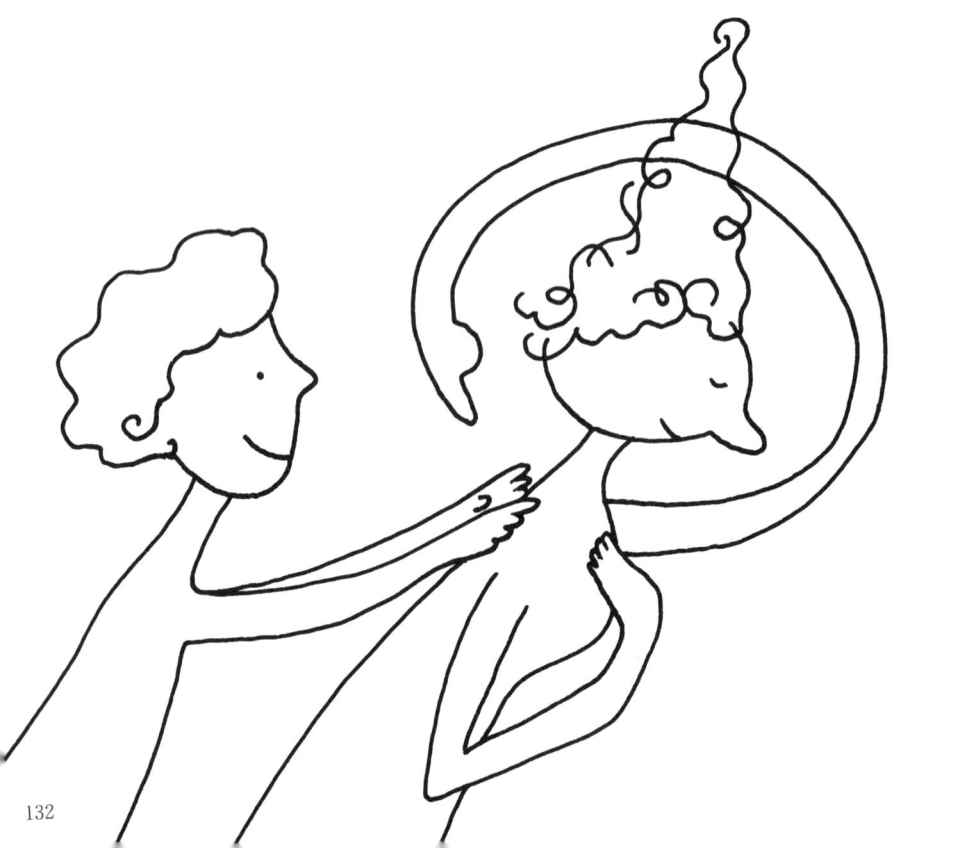

相づちを打った程度のことなので、さてどうしようかという話し合いはこれからなのです。

お風呂に入って身体を温めてさっと寝てしまうとか、会社を休むとか、キリキリ考えていることをやめるとか、そこから先のことがないとちょっと辛い。

こんにゃく湿布が好きという人もいるけれど、私は気ぜわしいタイプなので、あんまりエコロジカルではないけれどホカロンが好き。

ゼーゼーしている子の背中はしっかりじっくり温めると、すやすや眠ってくれたり、ゼーゼーが穏やかになったりします。大人もこんなふうに温めることに素直だったらいいのにね。

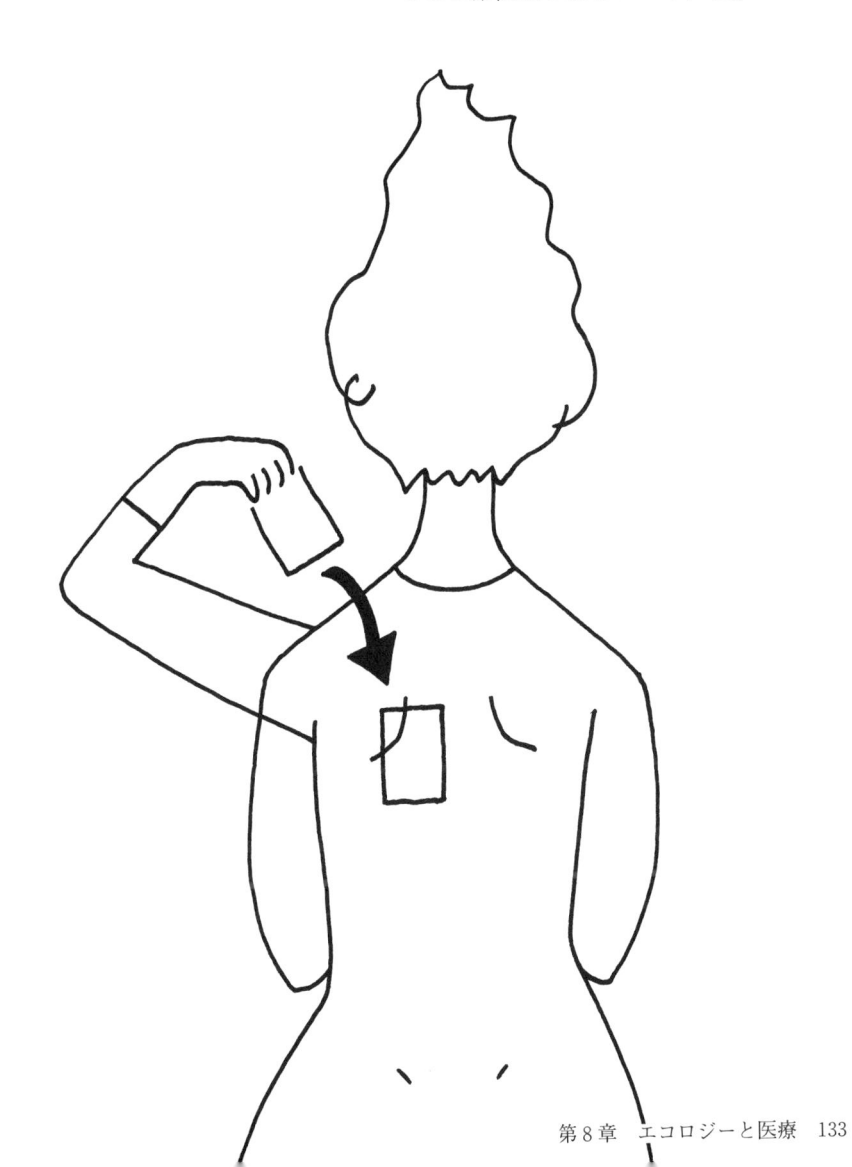

認識のこと

「ぜんそくもち」という言葉を本人以外の人が使うと、いろいろな含意があったり差別的だったりするので、この言葉を耳にする本人にとっては、いい気分がするものではなさそうです。けれども自分のことを表現するのに使うときは、奇妙なことに、自虐的だったり親しみを込めたりして、それは取り外しのできない身体の一部のようにして、自己認識に半分組み込まれてしまっています。

密やかに自分に貼り付けた名札はいつもは機能しないのに、自分で自分のことを考えなければならないときに、自分でも気づかぬうちに、その貼り付けた名前に規定されて身動きできなくなるときがあります。

自分のことなのだから、自分に名札を付けなくても、ちゃんとわかっているはずなのに、なぜか名札を付けて安心したくなるのです。

自己と他者が未分化な状態の子ども時代は、父親や母親が認識する子どもの姿が、子ども自身の「自己認識」として投影されてしまうことがあります。

つまり、子どもを見る親の眼差しの中に「ぜんそくの子」としての認識があれば、子どもは自分自身を「ぜんそくの子」として認識する可能性があるということです。同じようにして「アトピーの子」「食物アレルギーの子」という自己認識も成り立ちます。

自分に対して自分で貼り付けた名札を、自分自身で剥がしてそこから自由になるためには、自分を認識している「親の眼差しの投影」を子ども自身が自覚することが必要です。

ところで、「ぜんそくだからできない」「食物アレルギーだからできない」「アトピー性皮膚炎だからできない」という、自分自身への縛りを解くためには、治癒して症状がなくなることが必要だと考える人は多いと思います。

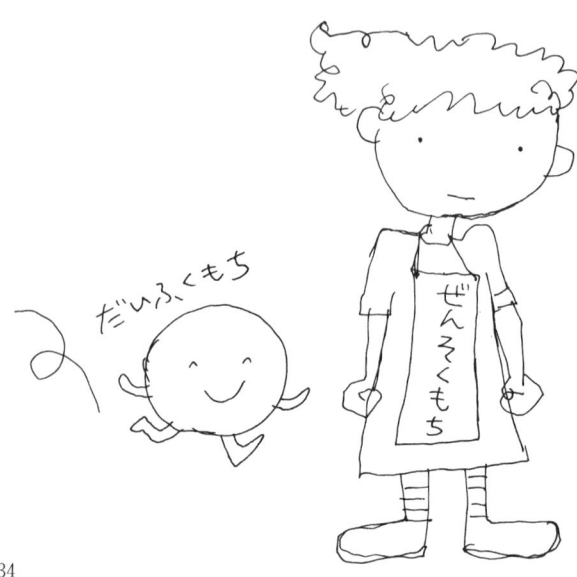

しかし、人の可能性は幅広くできており、ハードルを越える順番は、精神からでも肉体からでもどちらからでもいいようになっています。成長過程において、子どもたちは自分がなにものであるか考え、映し出された姿と自分自身をいつか照らし合わせるときがきます。成長過程にとって親という他者を通した眼差しが必要なのであれば、病気のかわりに別のものを親は投げかけてやればいいのかもしれません。

歌が好き、面倒見がいい、おっとりしている、勉強が好き、8月生まれだ、など、病気以外にも何もかもが親の眼差しに映る子どもの姿なのだから、違う姿を映し出し、「だからあなたはすばらしい」「だからこんなことができる」「だから……」といって、親自身がそのことを信じきってしまえばいいのではないでしょうか。

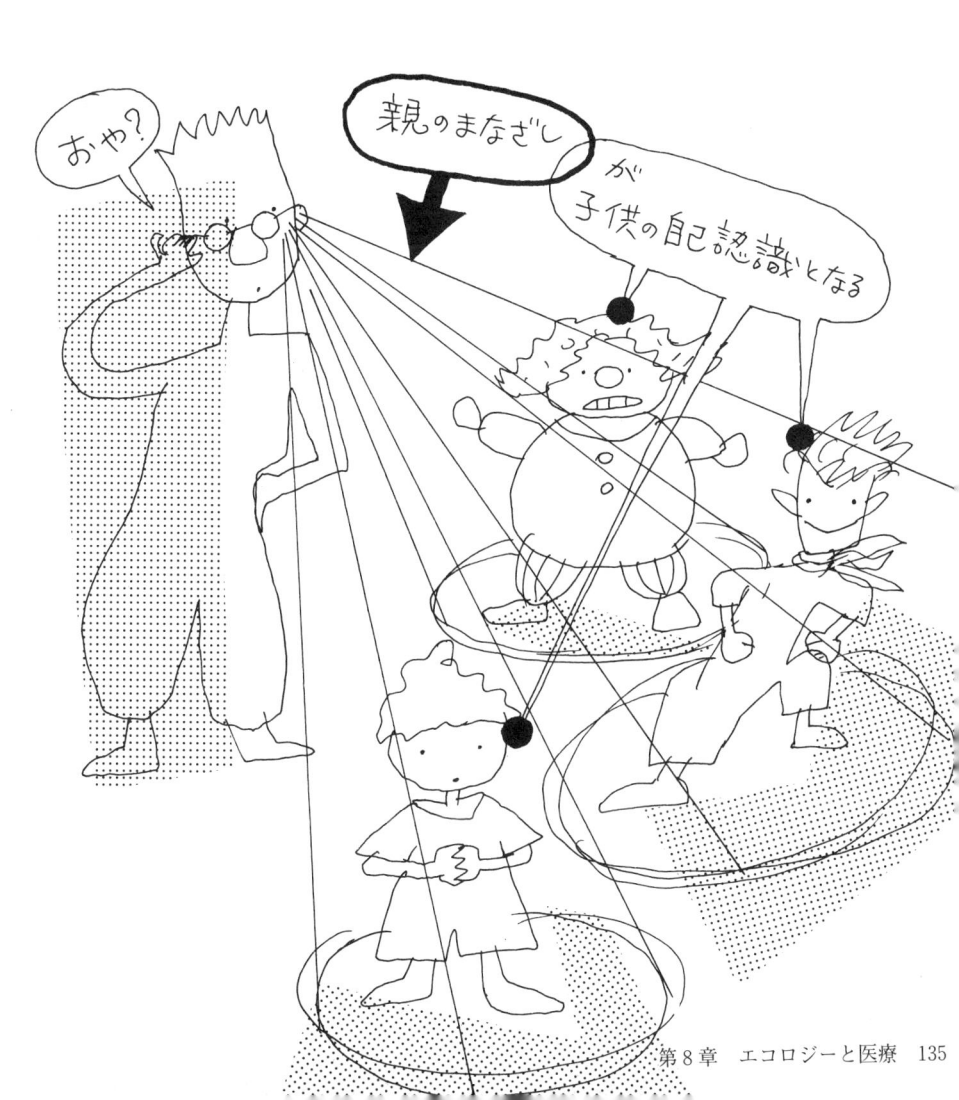

第9章　異なるものへの希求

ポストコロニアルを超えて

　21世紀の日本に生きる私たちは、あたかも過去の戦争から遠く離れ、民族や国家の侵略や植民地化といったできごとからは無縁な存在となり、悩み事のない世界に暮らす住民のような錯覚をもっているような気がしてなりません。

　植民地主義（新植民地主義）に対する批判的立場としてのポストコロニアル論に大きな力を与えた人に、サイード（E. W. Said、パレスチナ出身の思想家）がいます。サイードは、西洋に対して異質な他者としてある東洋に対して、非合理性、後進性などの表象が与えられていることを著書『オリエンタリズム』の中で述べています。現在の状況を、西洋と東洋、支配と非支配といった分析的視点と同様に捉えることは困難かもしれませんが、過去を読み解く言説ではなく、今を読み解くキーワードのひとつなのではないかと感じています。

　ポストコロニアルの立場に対しては、占領国あるいは宗主国側からの一方的な文化圧力としてだけでなく、消化と融和によって必ずしも一方的ではない文化の変容があるという主張も存在します。

　義援物資からスタートした小麦と脱脂粉乳は、コッペパン、ハンバーガーへと時代を経て洗練されていきました。

　マクドナルドもコカコーラも、日本人にとっては圧力ではなく、むしろあこがれの象徴として捉えられてきたことを振り返れば、その主張は的を得ているのかもしれません。

　シリアルが登場し肉食がかつてない広がりを見せ、「豊かな食」は実現されてしまったようです。

　国民栄養調査では、高度経済成長期以降の脂質と乳製品の摂取量は飛躍的に増加し、その伸びはまだ増加し続け

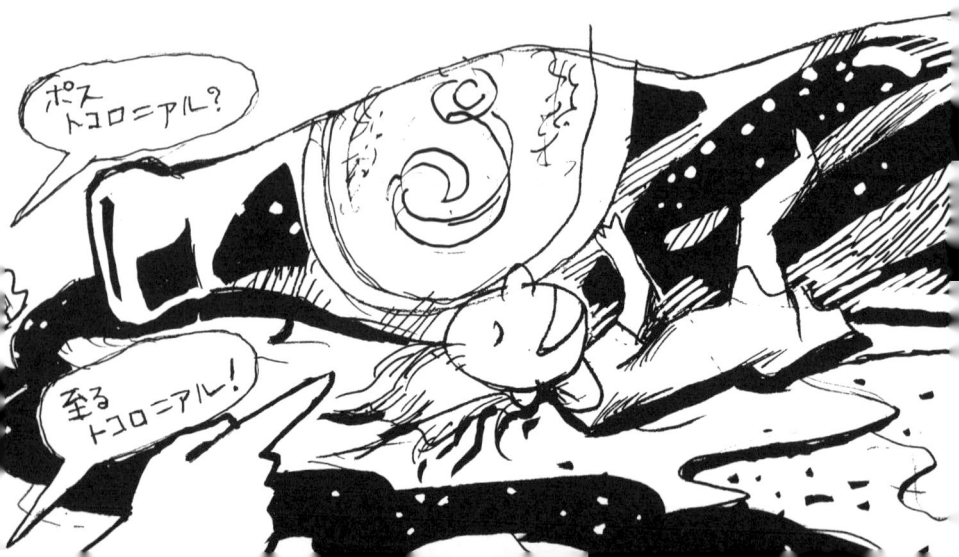

ています。

　1980年代には小児における成人病が増加していると言われ、90年代には、疾病名がそぐわなくなったため、生活習慣病と表現されるに至りました。

　戦前までの、日本という地理的・文化的な特性に頼っていた食卓から、戦後文化ギャップとして発生した食卓は、消化と融和の時代を経てもなお「身体への影響を与え続けているのではないか」、その疑問は戦後60年を経た現在も消えることがありません。

　食物に対するアレルギー反応を「食経験の浅い食べ物への免疫の抵抗」と捉えたとき、文化の変容から置き去りにされた身体は、どのようにして文化ギャップとの融和に向かうのでしょうか。

　また「ポストハーベスト汚染による影響を反映した状態」としてアレルギーを捉えたとき、個人の健康への防衛は個人のみの問題として存在し続けるのでしょうか。

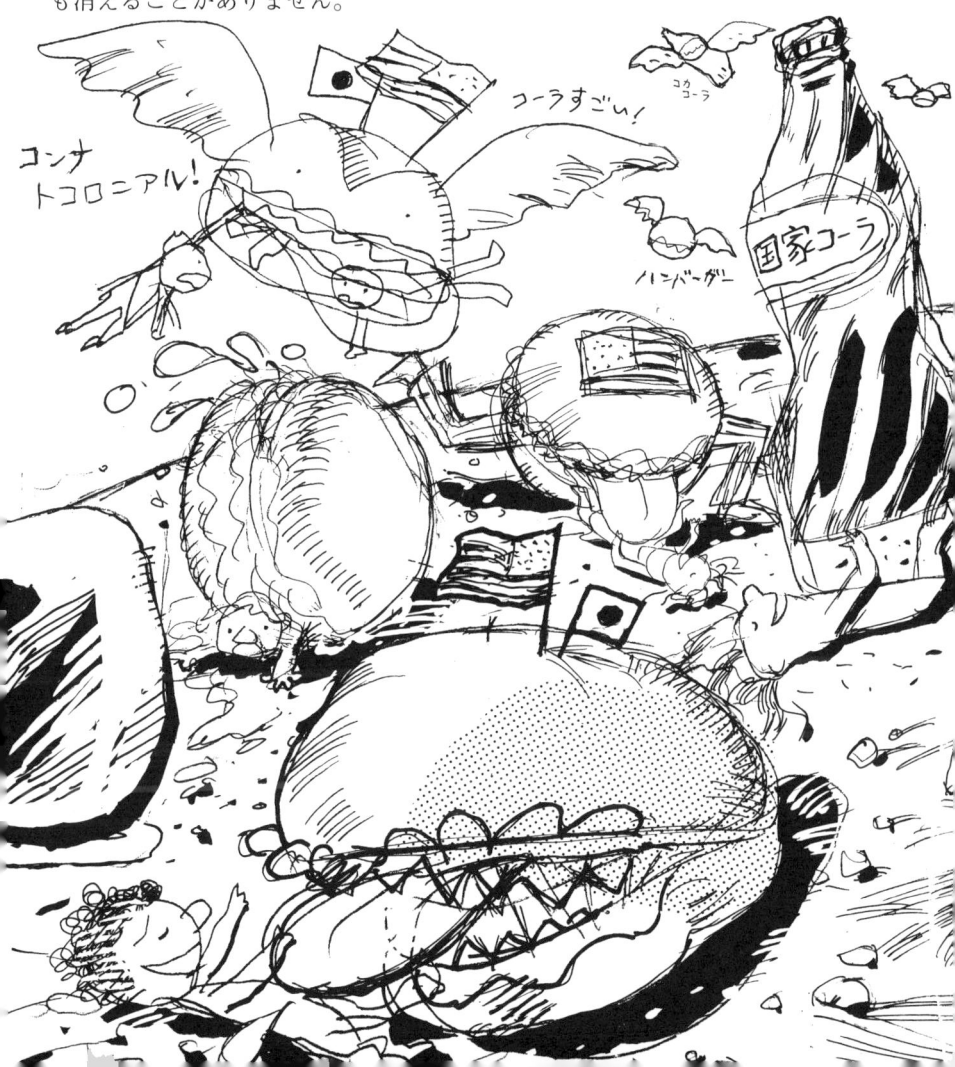

経済や政治はグローバル化に向かい、通信網、輸送網は世界を巡り、世界はとても小さくなりつつ、資本主義というひとつのシステムが拡大の範囲を広げています。

　グローバリズムの波は、政治、経済から文化へと波及しています。日本で開発されたものは中国で普及され、フランスで作られた新しいブランドは、日本でテストマーケティングされたりします。仮に、グローバリズムが価値の普遍化ではなく、システムの統一化にすぎなかったとしても、否応なく変化し加速する商品の流通、多国籍の食材の流入、遺伝子組み換え食物の動物実験的位置づけにされた日本市場などのできごとはすでに起こっており、そのできごとから人は無関係ではいられません。そんな世界の動きや山積した課題の中で、「置き去りにされた身体」などという言葉をつぶやくことは、小さな塵のようなできごとにすぎないかもしれません。

　これは、文化の変容や価値の普遍化に抵抗するアイデンティティの主張というような意味すらもっていない、とてもささやかなつぶやきです。身体がイキモノとして生きてきた歴史に、抗いようのない事実を突きつけられて、身体が変容についていけないのだと悟った、弱きもののつぶやきにすぎません。しかしこのことこそが、イキモノとして存在する多くの国々の弱き人々と共通する言葉なのではないかと感じるのです。

　たぶん、現在のトレサビリティ*や安全監視システムは、グローバル化のひずみを補完し得ないでしょう。それを可能にするためには、ポストハーベスト汚染に象徴されるような、身体汚染の実情や因果関係を正しく整理し、国家間の安全基準の違いを標準化し、今以上の安全監視体制を構築する努力を継続し、長期間の輸送に耐える品質保持のためのテクノロジーを開発しなければなりません。そしてもっとも重要な取り組みとして、国家が国民の健康と企業の利益を天秤にかけないシステムを構築することが必要です。しかしそれは、資本主義社会の本質的な性質を否定しなければ、成立し得ないことがらのように思います。そのような新しい価値の世界を私たちははたして構築できるのでしょうか。

＊トレサビリティ
　　トレースとアビリティという二つの単語をあわせた言葉、商品履歴情報の追跡。
　　どこの誰がどのように作ったかが詳細に記録され、その商品を使う人が記録した情報を見ることができる状態。作る側にとってはより良いものづくりや安心・安全にこだわったことを消費者に伝えることができる情報ツールにもなり得る。安全に関わる問題が起こったときには、商品の履歴をたどることで問題の所在をつきとめる、リスク管理ツールともなり得る。

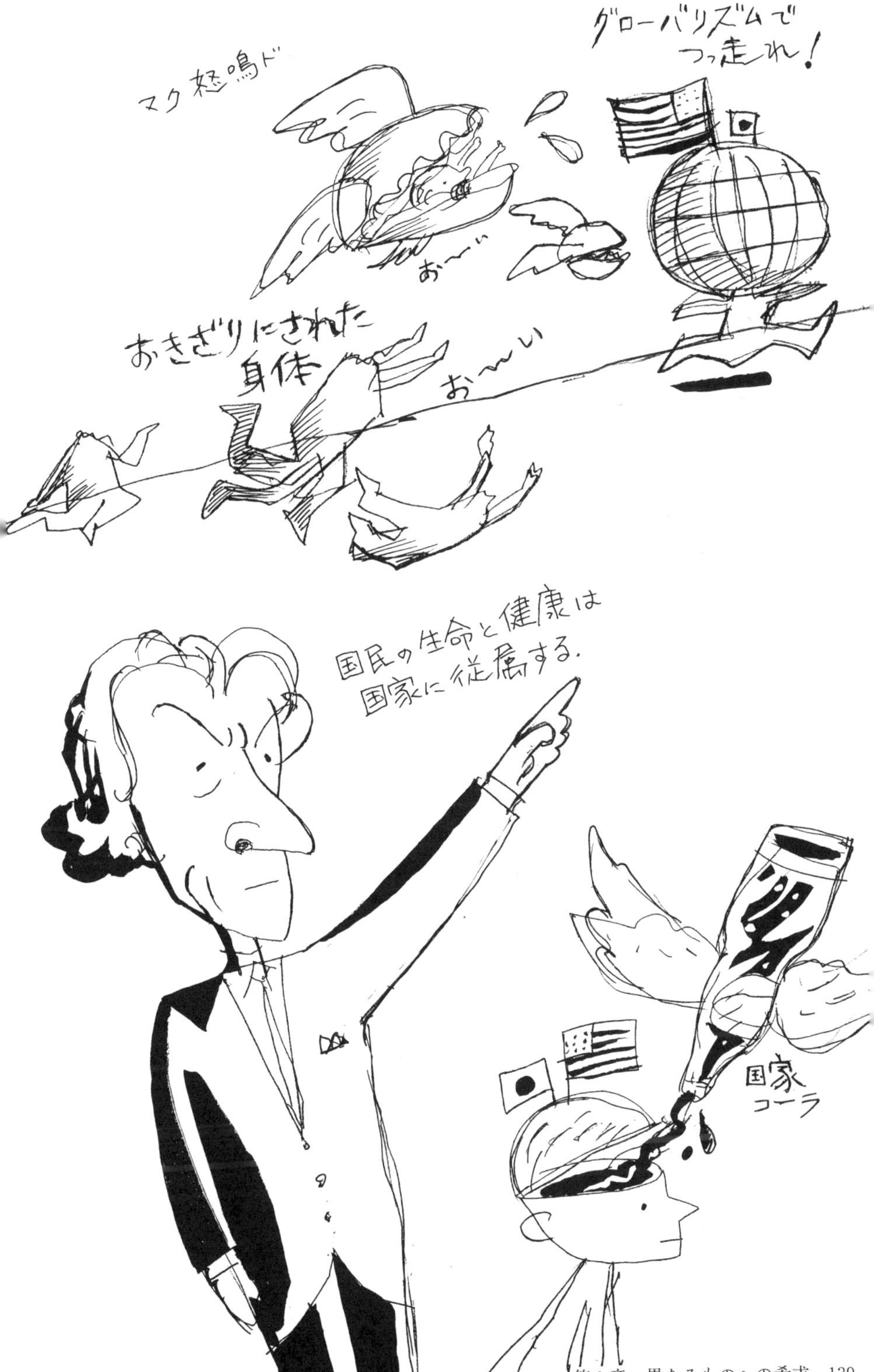
グローバリズムで
つっ走れ!
マク怒鳴ド
お〜〜い
おきざりにされた
身体
お〜〜い
国民の生命と健康は
国家に従属する.
国家
コーラ

普通の人が生きた時間を人に伝える

　その人は戦前にインドネシアやマレーシアに渡ったため、当時の言語を話すことができました。

　訪ねてくるインドネシアの人が、「彼の話すインドネシア語は完全なネイティブだけれど、故郷のじいちゃんみたいに古い言葉を話す」と言って笑っていました。

　彼は若い客人に、当時の割礼の方法、独立戦争のときの状況、食糧事情や金融のことなど、知り得る限りの昔を伝えていました。古い言葉のイントネーションを説明したり、地方で使われるマイナーな言語も伝授していました。客人はメモをとったり録音したりしているのでどうしてか尋ねると、今自分が故郷に帰っても、こういうことを伝えてくれる親戚はいないのだと話してくれました。西欧への留学期間が長かった人や、都会で生活している人の中にはクリスチャンもおり、ムスリムとしての文化を共有していないのだと話していました。

　日本人が他国の文化を口頭で伝授する姿と、西欧に留学して異文化に触れた人が留学先の文化になじみつつ、自国以外の人から自国の文化を新たな知識として知ろうとする様子は、不思議で印象深いものでした。

　しかし、これは余談ですが、この若者が母国の年長者から直接受け継ぐことができなかった背景には日本の侵略行為が少なからず影響しており、文化の継承が滞ってしまったことに加担したのはまぎれもない事実です。この日本人とインドネシア人はそのことには触れようとしませんでした。

　ところで、日本人の彼は文字の書けないお年寄りから口頭で言葉を教わっ

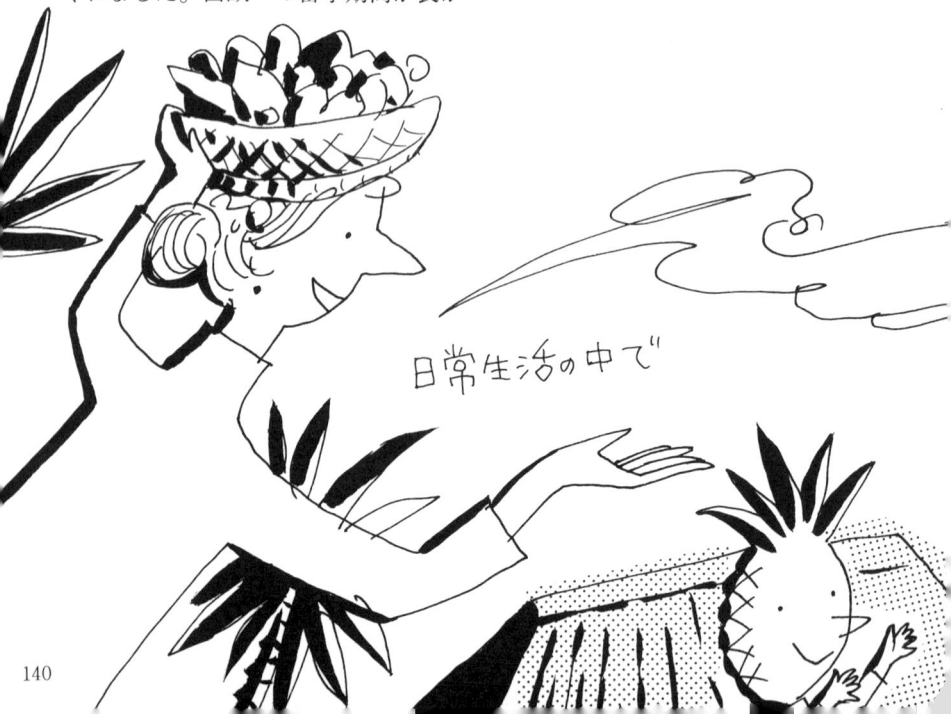

日常生活の中で

ており、耳で覚えたことを記憶していました。文字は同じでもイントネーションが違ったり、地域や階層によって意味するものが少し異なっていたりした経験からは、書物では理解できなかったことを教えられたと言っていました。

彼らの対話を目の当たりにして感じたのは、「口頭で伝えられた文化と書かれた文化は本質的に違うのではないか」という疑問のような、確信のようなものでした。

文化が国や地球の枠組みを越えていったり、越境した「文化」がグローバル化していく様は強い覇権主義的な働きかけではない、相互交雑的なこのようなできごとの積み重ねであったろうと思います。芸術は独創的で先駆的試みの積み重ねであり、伝承は些細な日常の交換であり、そのどちらもが文化なのだと思います。

蚊遣り、遣り水、電灯の下の水鉢、乾物の扱い、手作りの漬物、手作りの調味料、出汁のとり方、野菜や穀類のあく抜き、茹でこぼし、こんな些細なことが、アレルギーやアトピー対策に役立つときがあります。これらはみな、私たちが子どもだった頃かもう少し前の時代に、誰もが日常の所作としてやっていたことでした。

これを手ほどきすることなく、語り伝えることをしなかった私たちの母親の時代は、日本は高度経済成長期をむかえ、皆が忙しく新しいものが価値として優位にあった時代でもありました。

今は、右肩が下がっていく時代です。そんなに急がなくてもいいのです。まだ少し残っている私たちの経験や日常を、文字やカタログとして残すのではなく、ひとりがひとりに語りかけ、手ほどきする方法で伝えることはできないものでしょうか。

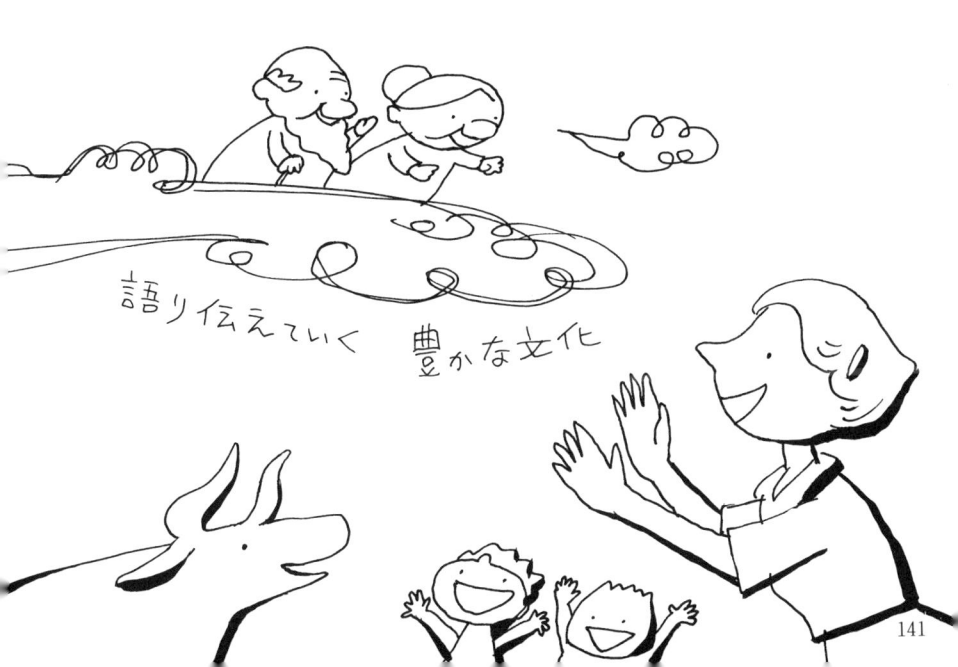

語り伝えていく　豊かな文化

遺伝子治療

どの遺伝子は治療すべきで、どの遺伝子はそのままにしておくのか。淘汰すべき遺伝子はあるのか。誰が考え議論しているのか。疑問はたくさんあります。

ぜんそく発症に関わる遺伝子が、ヒト遺伝子のどこの配列にあるか、複数箇所発見できているそうです。家系にぜんそくをもつ人が多いとき、将来遺伝子治療を受けて、ぜんそく遺伝子を治療して発症しないようにできることは、うれしいでしょうか。

ぜんそく傾向のある人は、自律神経のバランスが悪かったり、男性ホルモンが優位に働く傾向があったとします。身体の傾向がそのままで、ぜんそくが起こらなかったとして、身体の傾向はどこに向かうのでしょうか。別なアンバランスは発露されないのでしょうか。

仮にぜんそくを「病」と捉えれば、病は不都合で治さなければならない対象となるかもしれません。

しかし「身体のアンバランスを発露させるもの」と捉えたとき、身体は休養を促し、身体のどこかにある過剰をぜんそく症状として発露させるものとなります。

「疾患」は「身体を自らが治すために起こすできごとだ」という捉え方もあります。

「ウイルスに対する発熱の働き」や、「消化不良による下痢や嘔吐」はわかりやすいのですが、ぜんそくもアトピー性皮膚炎も花粉症も、発症は身体が自ら起こす「治療の過程」なのだと考えるのには、少し理解の道筋が必要でしょうか。

身体があるじとなって、治す力を発揮する過程においては、治療薬は伴送者となります。

こんな書き方をすると、アトピー、アレルギーを軽視しすぎだ、重い症状を経験したことがないからそんな悠長なことを言うのだと、疾患に苦しむ人からお叱りを受けそうです。病気があったほうがいいと思っているわけではないのです。

しかし、遺伝子治療はいわばこれから生まれてくる人の治療です。アトピー、アレルギー性疾患の発症背景が、

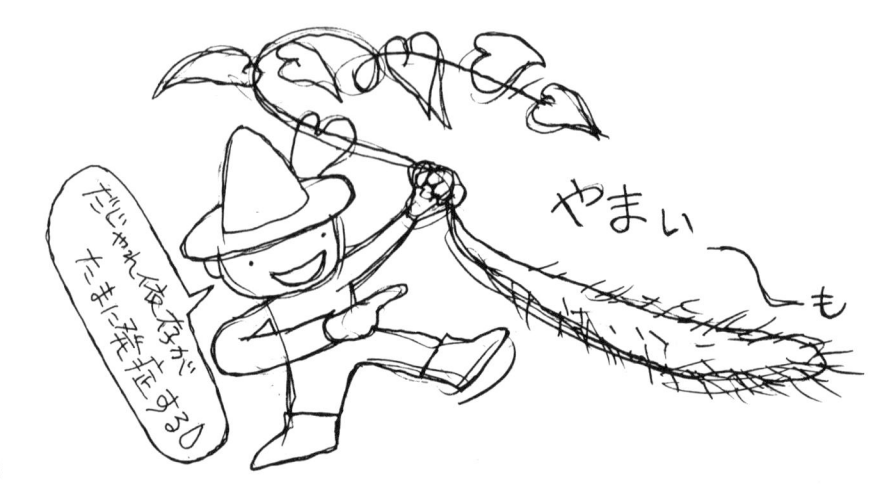

仮に心身への高度なストレスが原因だったとして、その疾患を発症することによって、高度なストレスを回避しなければならないことを、身体の自然が自分に気づかせてくれているとは考えられないでしょうか。そういった、人間の自らに備わった安全装置をなくしてしまったら、ヒトの自然は壊されてしまうのではないかということを懸念しているのです。病気という安全装置を失った後、どうやって高度なストレスの過剰に気づくのでしょうか。

遺伝子治療を巡る論議はいつも、「倫理」をテーマにしています。それは間違いではないのですが、しかし、病の意味は語られているでしょうか。そのことをもっと知りたいと思います。

遺伝子治療は、「病」と「身体」の関係をどのように捉えるか、ということと深く関わっています。「病をもって生きるとはどういうことか」という死生観についても、もっと多くの人が対話すべきだと思います。

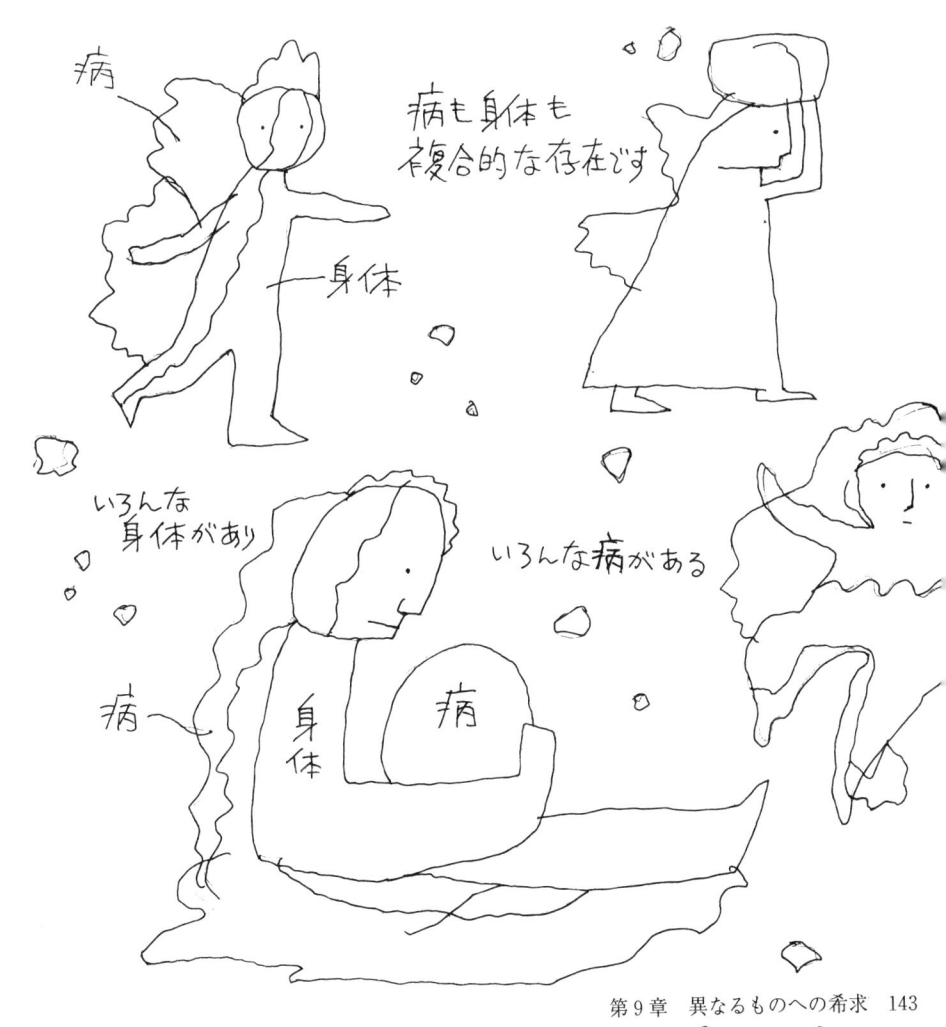

病

身体

病も身体も複合的な存在です

いろんな身体があり

いろんな病がある

病

身体 病

第9章 異なるものへの希求

人と同じでもいいし、人と同じでなくてもいい

　保育園で行われる毎月のお誕生会には、必ずと言っていいほどケーキが登場します。

　例えば30人の中の一人の食物アレルギーの子が、自分のお誕生日に、食べられないケーキやお菓子の袋を持って帰らせられる光景を思い浮かべてみませんか。

　「同じ月の誕生日の他の子に悪いからケーキをとりやめるわけにはいかない」「一人だけ特別にはできない」と、全国のさまざまな園の園長先生がおっしゃったのです。

　なぜケーキでなければならないのでしょうか。お祝いは別のものでも楽しめるのに、「皆で楽しむ」ことをなぜテーマにしないのでしょうか。

　好き嫌いがあって、全員の好物を統一できないのであれば、全員の好みを聞いておいて、全部を机に並べ、一人一人ずつ自分で選んでお土産にするというプレゼントはできないのでしょうか。

　食べられないものを持ち帰らせるくらいなら、ケーキの日に代わりのものしか出せなかったとしても、これがあなたへのプレゼントだよと、なぜ真っ直ぐに説得を試みないのでしょうか。

　保育者資格とは、そういった子どもとの向き合い方もできないほど、「やわなもの」なのでしょうか。保育園の保育力の可能性は無限にあります。

　異なる子どもに、大人がどのように接しているか、子どもは必ず見ています。食べられないケーキを持たされた姿を通して、子どもは「少数者は無視してかまわない」という残酷を学びます。

　保育者として学び、保育の現場に立つ人がなぜそのことに気づかないのか不思議です。

　子どもの可能性に立ち会う大人たちは、だからこそ、共に喜ぶ、共に楽しむ、共に生きる姿を模索すべきなのです。

　一方で親たちは、「ひとりだけ特別はだめ」などという思考停止タイプの保育園にめげていてはいけません。誕生日に食べられないケーキが渡されることは前もってわかります。

　「今日は誕生日会だね、○○ちゃんのパーティー用のおやつはおうちに用意してあるから、保育園から帰ったら食べようね。保育園のおやつの時間は

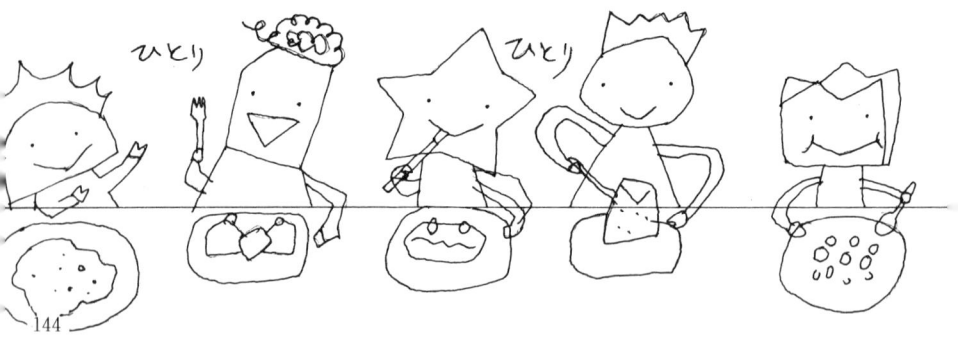

代わりの××を食べてね。いつもと同じだけれど、お楽しみはおうちのパーティーのときまでとっておこうね」と語りかけてみませんか。

3歳には3歳の、5歳には5歳の納得の方法があります。サツマイモや雑穀を使ってケーキを作ることもできますから、それを作ることを苦にしない人は、ぜひ自宅で作って食べさせてあげてください。

そんなことはできそうにないという人は、食べられる素材で、ゼリーや寒天やご飯で、ケーキ風のものを作って楽しんでもいいし、本人が好きなまったく違う別のものを用意してもいいと思います。

「人並みの楽しみ方」が「ケーキ」に象徴されることのおかしさに気づかず、人と同じケーキを食べさせられなかったことを、どうか悲しまないでください。

保育園が出すケーキとそっくり同じサイズ、同じ形の別のものを、野菜や澱粉で作った母親の努力は否定したくありません。その愛情の重みは親子でいつか共有できるものだと思うからです。

けれども、私はその方法を誰かに伝授したいとは思いません。

「人並み」や「人と同じ」を受け入れる側にいる間は、疾患をもつ子は「人並み以下」であり、「人と同じであろうとする」ことから逃れられないからです。

食物アレルギーやアナフィラキシーを起こす子どもにとっては、危機を教えることが何よりも重要です。自分は、なぜ今これを食べることができないのか、なぜこれに触れてはいけないのか、なぜこれを吸い込まないように努力するのか、丁寧に、本人が理解できるように、何度でも、説明することが大切です。

自分の疾患に対する理解は、2歳には2歳からの、5歳には5歳からの理解の仕方があります。

それはマニュアルとしてあるのではなく、親と子が手をつないだり歩いたり、見詰め合ったりしながら工夫して見つける対話の方法がうまくいけば、きっと実現します。

叱ったり強い口調で話すのではなく、普通に淡々と、時には楽しい雰囲気の中で、自分の危険とその回避の方法を理解させることが大切です。

悲観や、悲しみを伝えるのではなく、自分を大切なものとして取り扱う方法を伝授すると考えればよいのです。

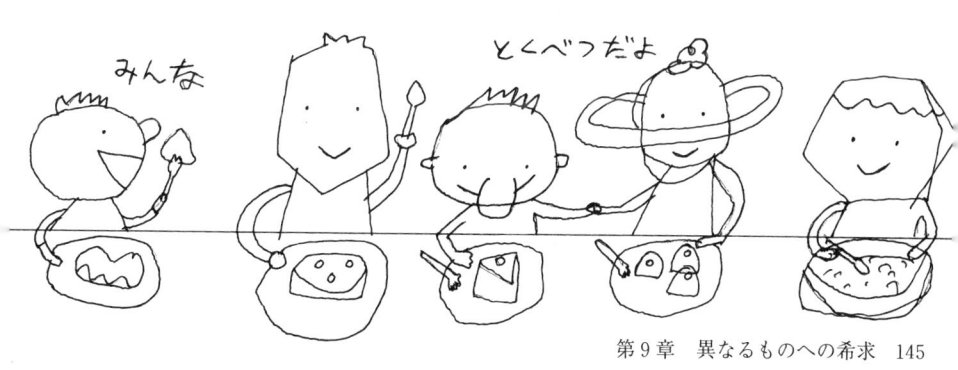

第9章 異なるものへの希求

概念整理の方法

　いくつかの地域の学校給食献立表（ほとんどの小学校では給食の献立表を毎月児童に配布しています）を集めて比較して見ていたときのことです。多くの学校では原材料を説明する項目すらなかったのですが、数校には原材料の項目がありました。しかしいずれも、表示義務化の対象品目となった5品目（卵、乳、小麦、そば、落花生）のうち、そばを除く4品目しかチェック項目がありませんでした。献立表を寄せてくれた人はみな食物アレルギー対策の必要があり、学校と対話していた人たちでしたから、何か知っていることはないか尋ねたのですが、4品目のチェック項目しかない理由は誰も知りませんでした。ある集会でそのことを話すと、「北海道で、そばアレルギーの児童が亡くなって以来、そばを原材料とする食物は学校ではぜったい出さないのだ」と会場にいた栄養士さんが教えてくれました。別の栄養士さんからは「そんなことも知らないでよく発表しているな」とお叱りを受けました。

　整理しなければならないことが何点かあります。
① そばアレルギーで亡くなった児童が死に至った背景には、即時型の反応を起こした児童を大人の付き添いなしに帰宅させた学校の判断ミスがあり、「アレルゲンのそばを食べたから死亡した」という単純なできごとではないという事実はすでに報道されています。食べてしまった直後に病院に連れて行き緊急の処置を施していたら、尊い命を失うことはありませんでした。
② 5品目のうち、卵、乳、小麦は患者数が多いという実態から、そば、落花生は、患者数は必ずしも多くはないが劇症の傾向があることから、表示が義務付けられました。

　しかし、即時型のアナフィラキシーや呼吸困難はいずれの食品でも起こる可能性があります。
③ そばを給食に使用しないことが前提になっているということを、多くの食物アレルギー患者やその家族は知らされていません。
④ そばアレルギーで微量混入も注意しなければならない人にとっては、表示項目がないということは、ノーチェックと考えざるを得ません。

　必要な情報は、材料に使用している食品がどこのメーカーで、どのようにして作られたかということです。商品名やメーカー名が開示されれば、保護者は自分で個別に調べることができます。
（例：うどんについて知りたい情報は、うどんの製造ラインと同様のラインでそばが作られていないか、別々のラインではあっても同じ部屋で作られてはいないか、などです。）

＊キャリーオーバー
　加工食品に使われる食品添加物や加工助剤は表示が義務付けられていますが、加工食品を原材料としてさらに別な加工食品が作られた場合、もともとの食品に使われていた食品添加物や加工助剤はごく微量にしか含まれないことになります。もともとあった働きが、ごく微量の残存であるため特にその働きが発揮されない場合は、表示をしなくてもよいことになっています。これをキャリーオーバーといいます。→

⑤特定原材料が表示義務化された内容は、数ppmであっても成分が含まれる場合は表示しなければならないということ、キャリーオーバー＊も表示義務の範囲となること、製造上必ず混入するものは表示しなければならないこと、などです。

⑥特定原材料が表示義務化されたのは、容器包装されたものが対象となり、学校給食はその対象ではありません。しかし、給食は毎日必ず食べる食事であることから、保護者たちは原材料表示義務化のずっと以前から、学校給食の原材料を知らせてほしいと要望してきました。

⑦情報を開示するということは、誰かが自分なりの判断で情報を取捨選択して見せることではありません。

⑧学校給食においては、どのメーカーの食品を材料に使用しているかを知っているのは、主に栄養士です。栄養士にライン混入のチェックを求めているのではなく、「栄養士しか知り得ない情報を全て開示してほしい」と求めているのです。メーカー名や商品名がわかれば、さらに詳しい情報を自分で手に入れることができます。

⑨食物アレルギーの人でも、微量の混入であれば発症しない人もいます。加熱されていることで、発症しない人もいます。求める情報の範囲や深さは、人によって異なるのです。

← 2001年の特定原材料表示の義務化によって、例えば原材料が「大豆、塩、安息呑酸塩」の醤油を使った「醤油味のせんべい」は、以前の表示では「醤油、米粉」の表示だったものが、「醤油、米粉、（原材料の一部に大豆、小麦を含む）」等と表示されるようになりました。

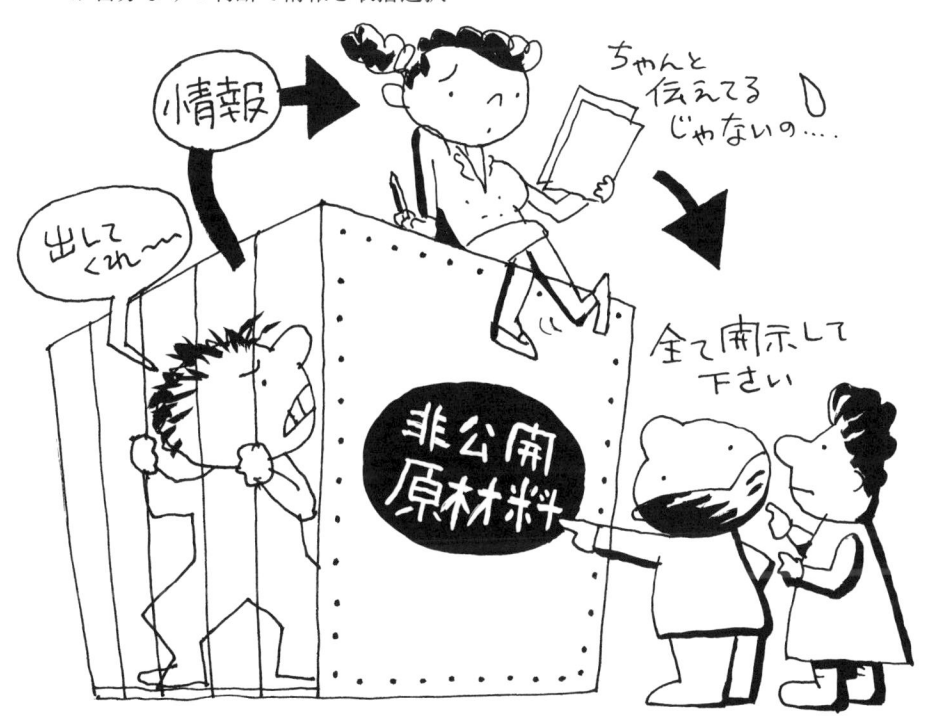

学校給食のメニュー作りでは「そばを抜くことが大前提」だと説明してくださった多くの栄養士には感謝します。けれども、上記の①から⑨をご覧いただくと、それは本質的なそばアレルギー対策になっていないことがおわかりいただけるでしょうか。

また、死亡事故（事件）があったからそば対策をするというのは、あまりにも安易で、事実を正しく捉えていないと思います。本質的な死亡事故対策をするのであれば、リスクコミュニケーションを目的として、担任、保護者、栄養士、調理員、教頭らが一堂に会して、子どもの状況、クラスの状況、調理室の状況、近隣の病院の受け入れ、発症したときの対処など必要なことを話し合っておくべきです。その上で、個別調理をするのか、代替持参なのか、取り除くのか、弁当持参なのかといった対処を検討すればよいのです。

仮にアレルギー対応できず、弁当持参という結論が出た場合は、弁当持参による児童へのフォローや学級内の理解の醸成など、やるべきことはむしろ多くなり、多角的になります。

「アレルギー対応しないと学校が決めれば、母親が調理の責任を負うのだから学校は関係ない」という発想が出て来るとすれば、それは教育者としての責任を放棄していると言わざるを得ません。

また、そばとその他の食物の違いは、不幸な事故のきっかけとなったか、ならなかったかということ以外に危険度の差はないと考えるべきです。卵、乳、小麦の患者数はそばに比べ格段に多く、危険度の高さは同等であるのに、そばは対処して、その他の食物は対処しないという状況は、矛盾に満ちています。このできごとは、事実認識の浅さが生み出したものなのか、教育行政のある部分がことなかれ主義であるからなのか定かではありません。驚く私に追い討ちをかけるようにして、別の学校関係者が、「卵、乳、小麦はいろいろなものに入っていて難しいけれど、そばは簡単だからいっせいに決まったんだよ。きっと」とささやきました。それは、食品加工の現状を知らない人の発想なのではないかと思います。今の状況は、努力してそばを含まない食物を選んで献立を立てている栄養士さんにとっても、そば対策を望む保護者にとっても、より良い結果は生まれてきません。

より良い学校生活のために大人たちは何ができるのか、一人ひとりの児童の状況に照らして考えることから始められないでしょうか。

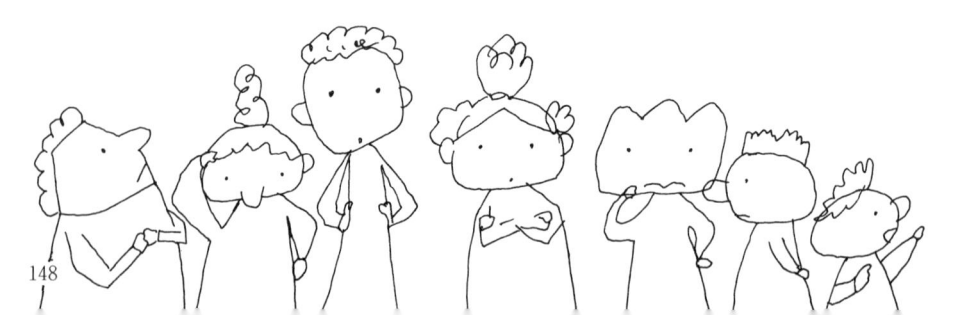

異なるものの魅力

　自然と共に生きる、共に喜ぶ・共に生きる、異なるものとして共に生きる、置き去りにされつつ共に生きる、共に生きるはいろいろありますね。

　身体の不如意と共に生きる、治そうとする身体と共に生きる。

　共に生きるのは誰ですか。誰が生きるのか、いつどこで、どんなふうに。

　自然や人々や文化や時代や、身体や不自由や病気や辛い症状や、とにかくいろいろなものが、自分とは別のものとして、「共に生きる」を形づくっています。

　アレルギー性疾患やアトピー性皮膚炎のある人は、十把一絡げにしづらい人々です。ここではあえて「異なるもの」と名づけてみました。

　誰かと同じではなく、誰かと同じになれない、これはすばらしいことではありませんか。普通は人並みの人生を歩むのに、私たちは人並みになってもならなくてもどちらでもいいことを選べるのですから。

　保育園や学校や会社やレストランや温泉で、拒絶されたときに、そのどうしてよいかわからない、判断停止をしている怯えた姿を、静かに見つめましょう。その怯えた人たちと、私たちは共に生きるのです。

　いつ、どこで、どんなふうにも生きられる。異なるものの魅力はそこにあります。

アレルギーパラダイス

　後戻りできない時間の経過を、どのように歩み直すのか、想像してみてください。

　私たちの身体が2世代60年の歳月を費やし学んだことを、別の時間、別の文化を生きる人々に伝えることに意味はあるでしょうか。

　例えば隣人のイスラムの人々は何を主食とするのでしょうか。ボスニアやイラクやアフガニスタンの人々はどうでしょうか。

　彼らはどの動物の乳なら飲めるのでしょうか。永く食べてきた穀類は何でしょう。調味料はどのようなものを使うのでしょうか。どのような発酵食物をもっているでしょうか。

　哀れみや憐憫という暴力を振るわず、未来への侵略を犯さないために、私たちは隣人に教わらなければならないことがたくさんあります。

　幸福や健康といった普遍的な価値と考えられていることがらであっても、民族や環境、年齢や性別や生きてきた歴史が異なれば、求める価値や安心できる姿は同じだとは限らないのです。

　一人ひとりの固有の存在を大切にしようとする意思や、異なる価値や異なる生き方を尊重することを、相互に約束できたなら、私たちはさまざまな人と共に生きることができるのではないでしょうか。

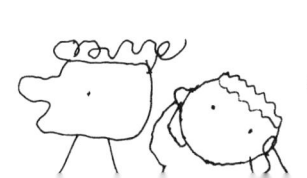

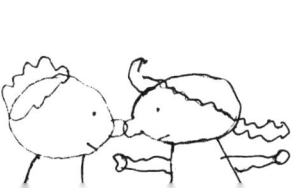

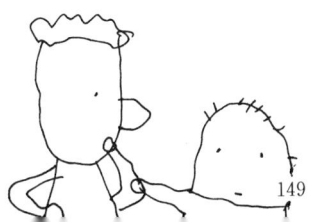

アレルギーパラダイスとは何でしょうか。水や大気の汚染を解決することが困難だったり、食環境や生活環境が変化するなど、それらがみな身体への悪影響を及ぼす、子どもが健やかに成長するには困難な世界のことでしょうか。それはすでに私たちが生きている現実の世界のような気がします。パラダイスはこれから私たちが切り拓く世界のことです。

人と自分が違っていることをすでに知っている人はたぶん気づかぬうちにパラダイスの扉を開けています。アトピーやアレルギーがあって、生きにくいと毎日をなんとかやりくりしている人にこそふさわしい扉ではないかと思うのですが、どう思われますか。

一人ひとりが違うひとり

1200人の生徒が通う小学校に、お弁当を持参する子どもが二人いました。同じ年に入学し同じクラスになりました。二人とも卵、乳製品、小麦を食べるとぜんそく発作が起こるのですが、片方のAさんは、取り分けが可能でした。「取り分け」というのは、例えばシチューを作るときに、野菜を煮込むところまでは同じ鍋で調理し、ルーを入れる直前に1人分だけ小鍋に具と煮汁を取り分けて、塩で味を整えシチューの代替にするものです。もう一人のBさんは菜箸やお鍋のふちなどに乳製品や小麦がついても、間違ってそれを口にしてしまったときには呼吸困難などの症状が起こってしまう「微量混入に注意しなければならない」アナフィラキシーを起こす人でした。

Bさんは、危険を回避するため、取り分けたものは食べず、持参したお弁当を食べていました。Aさんも取り分けが無理なオムレツや、卵の入った炒めものなどのメニューのときは、お弁当を持って学校に登校しました。

お弁当を食べるか食べないかという区別で言えば、二人ともお弁当を食べる人でした。

ところで、Bさんには保育園に通っている弟がいます。弟も同じような体質でお弁当を持っていかなければなりませんが、他の子が食べる給食と同じメニューにしなければならず、お母さんはとても苦労して時間をかけてお弁当を作っていました。そのためお母さんは、保育園にお弁当を届けた後にBさんのところに毎日お弁当を届けていました。

Aさんは水筒を肩からかけて、ランドセルに入らないお弁当は手に持って登校していました。

Aさんは上級生にお弁当を取り上げられて、からかいの対象にされました。Bさんは、からかわれずにすみました。

ところでAさんは、アレルゲンを間違って食べなければぜんそくの発作や湿疹が出ることはなく、見た目は特に変わった様子はありませんでした。B

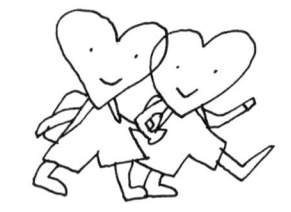

さんは、皮膚がかさかさしていて空気の乾いた日は、皮膚が白く粉を吹いたようになりました。Bさんは、粉ふきイモとからかわれました。

二人が同じようにからかわれたことがあります。「弁当食ってもかさかさなら、給食を食え」とBさんは言われ、「なんともないなら弁当食うな」とAさんはからかわれたのです。

この二人は特別な二人ではありません。

足に火傷の跡が残っている子がいて、全員が半ズボンで体育の授業を受けるとき、ひとりだけ彼は長ズボンをはいていました。いつもそうなので「お前貧乏だから半ズボン買えないんだろ」と言われました。その子はくやしくてあるとき堂々と半ズボンをはき、火傷の跡が残る足も気にしないようにして体育の授業を受けました。翌日から彼は「ケロイド男」「虐待児」と呼ばれるようになりました。火傷の理由は、誰かから虐待を受けたわけではなく、事故にあったせいだったのですが、真実の中身は、周りの人にとって関係のないことだったのです。

前述のAさんはある日学校から泣いて帰ってきました。お弁当箱をいつものように取り上げられて、みんながそれを回覧してふざけていたとき、Bさんのところにそれが回っていったのに、Bさんは助けてくれずに、別の人にお弁当箱を回してしまったというのです。

同じようで違う二人だけれど、少し似ている二人だから助け合っていけるかもしれないと、ひそかにAさんは思っていたのです。でもそれは期待はずれだったといってAさんは泣いていたのです。

Aさんのお母さんはAさんに「ねえ、ずっと前にケロイド男の話をしてくれたよね。あなたもその子のことをケロイド男と呼んでいるの?」と尋ねました。「うん。時々」とAさんは答えました。

「そのことと、今日あなたが出会ったできごとは同じだということがわかる? 誰でも少しずつ違っていて、悲しいことや隠しておきたいと思うことがあるのに、どうして自分と違う何かを見つけるとめくじらをたてて違うことにこだわるのかなあ」

「今日悲しい思いをしたきみはね、その思いを忘れずにとっておいて、誰かが悲しい思いをしているところに出くわしたら、悲しかったときのことを必ず思い出してほしいの。きっと何をしたらいいかわかるはずだから」。Aさんとお母さんは、それから手をつないでだっこしておんぶして、頭をぐりぐりしておやつを食べました。

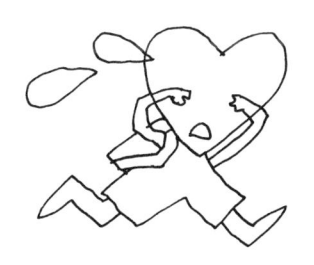

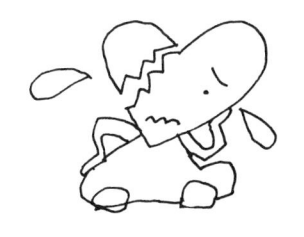

第9章 異なるものへの希求 151

阪神淡路大震災が起こったとき、家が壊れて身一つで公園で寝泊まりしなければならなくなった人がたくさんいて、その人たちを支援するために多くの人が助けに行きました。お弁当を配ったり、炊き出しを炊いたりして、飢えてしまわないようにみんな一生懸命になりました。そのとき、震災が起こる以前から路上で暮らしている人もお弁当をとりに行ったのだけれど、「あんたは被災者じゃないからだめだ」とボランティアの人から言われていました。別の炊き出しの場所では、被災した人たちが「あんたと我々は違う。出て行ってくれ」と言って、炊き出しを渡さないだけでなく、雨露がしのげる公園からも路上生活者を追い出してしまいました。

飢えることを許される人と、許されない人がいるのでしょうか。生きるために食べ物を求める人に、資格は必要なのでしょうか。1月17日になると、そのことが必ず頭をよぎります。

悲しい思いは癒してはいけないのです。口に出したり文字にしたり絵に描いたり、何でもかまわないから身体の外に出して、その後で大事にたたんでしまっておくことが隣人のために必要です。

あなたは悪くないのだということは、みんな知っているのです。それなのになぜ悲しい思いに晒されるのか。そのことについて、どんなに小さな子どもでも知る機会が与えられなければならないと思います。

「共生の教育が立ち向かうべき対象は、交換不能な一人ひとりの経験を均質化し排除し差別化する権力関係のすべてである。『普遍的人間』を掲げる人間主義も、一人ひとりの差異を抽象化し一元的に均質化することを通して、結果的に、階級、階層、民族、性の差異を序列化し差別化する機能をもつことに注意する必要がある。あらゆる差別の根幹には、多様な差異を備えた一人ひとりの『個人』を特定の『集団』のラベルで一括し置き換える思想がある。と同時に、あらゆる差別の根幹に

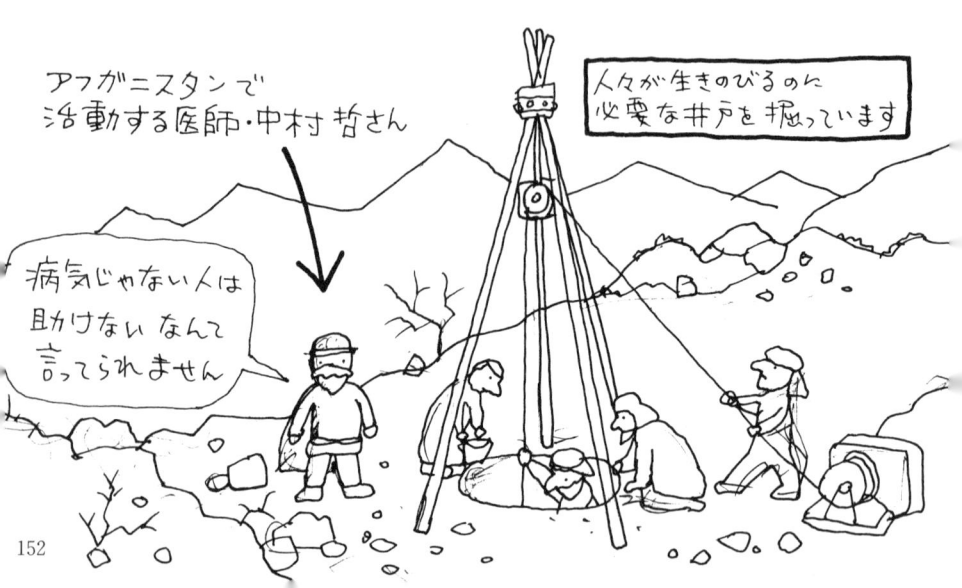

アフガニスタンで活動する医師・中村哲さん

人々が生きのびるのに必要な井戸を掘っています

病気じゃない人は助けない なんて言ってられません

は、自分に連なる『他者』を、自分と同一の『身内』に置き換えて支配したり、自分とは無関係な『他人』へと置き換えて排除する思想がある。『共生』を求める実践は、抽象的な『集団』を具体的な『個人』へと変換し、自分と同一化している『身内』を自立した『他者』として尊重し、自分とは無関係な『他人』を親密な『他者』として組み換える実践と言ってもよいだろう。その出発点において、『あらゆる差異よ、万歳！』の標語が掲げられるべきだと思うのである」（「共生へのユートピアとその挫折」佐藤学、199ページ〜200ページ引用　栗原彬編『日本社会の差別構造』弘文堂）

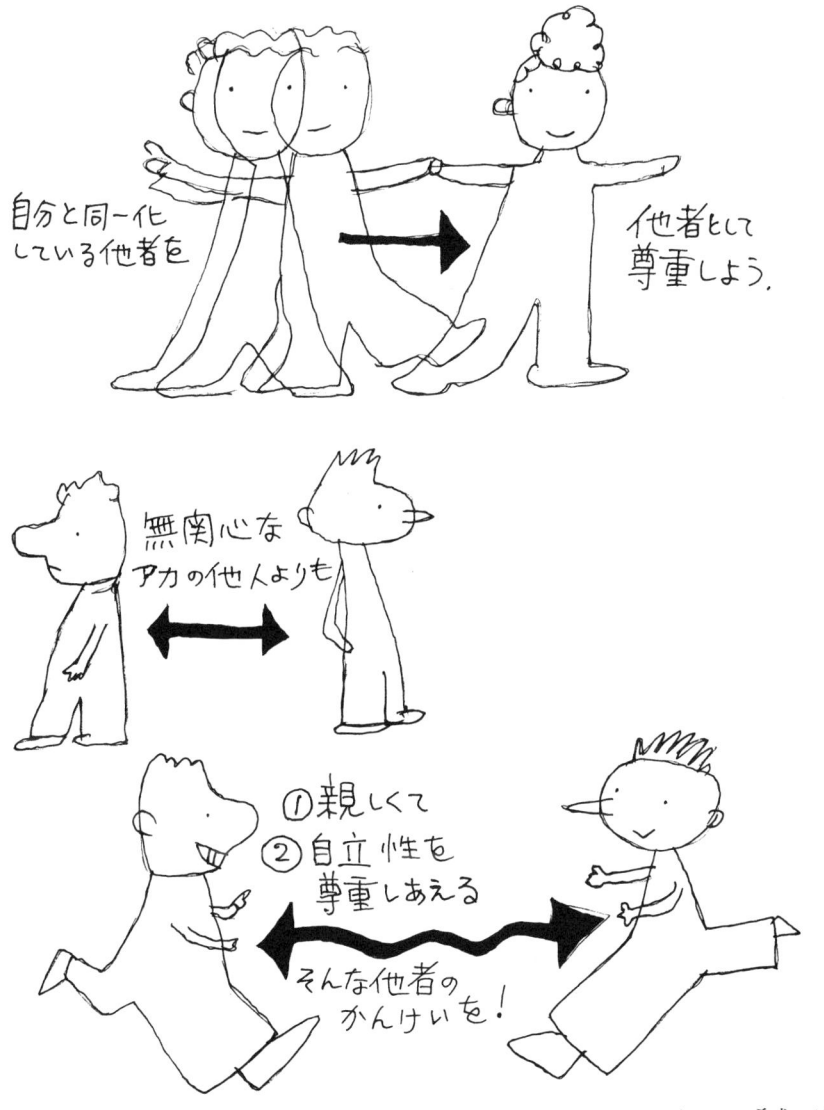

自分と同一化している他者を　→　他者として尊重しよう。

無関心なアカの他人よりも　⇔

①親しくて
②自立性を尊重しあえる

そんな他者のかんけいを！

第9章　異なるものへの希求　153

エピローグ　子どもの発達と病について
──科学への道しるべ──

「アトピッ子地球の子ネットワーク」に子どもたちの心理ストレスについて電話相談が寄せられます。以下はある子どもの記録です。

この子どもの経験は特定の個人のものですが、電話相談の中ではこの子と同じような経験にしばしば出会います。個人の体験を通して科学へと視界を広げていく道筋をたどり、子どもたちの未来について考察するきっかけにしようと思います。

病の意味

父親が帰宅するとぜんそくの発作を起こすような子どもがいました。

特に冬場、居間で石油ストーブを焚いていて、父がタバコを吸い始めると、ひどいときにはチアノーゼを起こすほどのぜんそく発作を起こし、救急車で病院に運ばれなければなりませんでした。

記憶は4歳頃からあるのですが、入退院を繰り返すうちに、居間にいる父を見ても、タバコを吸っている父を見ても、恐ろしい感じがするようになって、父親の前ではいつも萎縮していたと思います。

父親もまた、そんな娘を見てうれしいはずはなく、娘が発作を起こすたびに「精神がたるんでいるから発作を起こすのだ」と言っていました。

そんな父との関わりのせいでしょうか、娘は自分がぜんそくを起こすのは精神的に弱い証で、病気になるということは恥ずべきことだと、長いあいだ思い込んでおりました。

治療費が家計を圧迫することも手伝って、発作を起こせば父親は不機嫌になり、その父を前にして母親は黙々と娘の世話をやいていました。室内に酸素ボンベを置き、文字どおり母親は一晩中眠らずに、娘の口元に酸素マスクを当ててくれていました。

母に甘え、父を恐れる子ども時代はとても長かったように感じます。当時は、インヘラー（携帯の気管支拡張吸入薬）などはなく、ステロイド剤を飲みながら小学校に通っていました。ステロイド*による副作用でムーンフェイス*を起こし、入学記念のクラス写真では、とても大きな顔が写っていました。母が私に謝ったことを、ぼんやりと覚えているのですが、それが副作用に関わることだったということは、ずいぶん後になってから気がつきました。

たぶん、母親のせいなどではないことを、当時6歳の娘は子どもながらにとてもよくわかっていました。母を気の毒に思う気持ちはあっても、逆に謝られるなんて不思議な感じだったと思います。

責任の重み

　母は一大決心をして、ステロイドを飲むのをやめさせました。私は運動性誘発によるぜんそく発作を起こす傾向があり、走ったり、歩いたりすることだけでなく、就寝前に笑い転げることもできない時期がありました。通学日数は、1年間で80日をかろうじて超える程度だったようです。「副作用を恐れて薬を飲まなかったことで、学校にあまり行けなかったけれど、副作用があっても薬を飲んだほうがよかったのか、本当はどうすべきだったのだろう」と、母が一度、私に尋ねたことがあります。すでに子どものいる年になり、母親同士の会話のようにして、母が私に尋ねてくれたのを、今でもとても感謝しています。

　「単純に二者択一では考えられないことだから、どっちでもよかったんだよ。でも、学校に行けなかったことを悔やんではいないよ」と、そんなような答え方をしたと思います。本当は私自身も、どの方法がよかったのかなんてわからないのです。当時の医療レベルもわからないし、母がどうやって主治医と話し合ったのか、想像も及ばないのですから。

　その当時も悩みながら、その後も何十年にもわたって母は迷い続け、ようやく私に尋ねてくれて、私に答えるチャンスをくれました。　当の子どものほうは、そんなことはすっかり忘れてしまっているのに、いつまでも母親としての責任の重みに耐えているなんて、よくないことです。

　「どっちでもよかったのよ」と100回くらいは言ってあげたかった。

＊ステロイド（副腎皮質ホルモン）内服薬
　副腎皮質ホルモンは、人の体内で生成分泌されているが、治療薬として長期に使用すると体内の生成や分泌能力が低下するため、正しい管理のもとに使用されなければならない薬でもある。ぜんそくやアトピー性皮膚炎などの症状が重く、他の治療薬が有効でないときなどに使用されている。免疫抑制作用や抗炎症作用が非常に強く、炎症を抑えることに役立つが、反面副作用が起こる頻度も高いとされている。膠原病、臓器移植のときなどには必須の治療薬となっている。ステロイド外用剤については、副反応の側面が社会生活に支障をきたす例も多くあり、社会的な検討課題として捉えなおす必要がある。

＊ムーンフェイス
　ステロイド（副腎皮質ホルモン）の副作用のひとつ。日本語では満月様顔貌と言われ、文字の表現どおり、顔が丸く大きくあたかも膨らんだような状態になる。内服のステロイド（副腎皮質ホルモン）を多量に継続して服用したときなどに起こる。

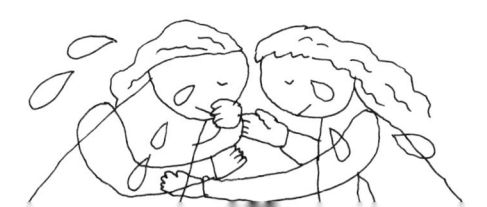

親から受け継ぐ文化

　病気に対して否定的なストロークを受け続けると、人は「病気」に対して否定的なストロークを身につけます。反対に肯定的なストローク*を受け続けた人は、肯定的なストロークを身につけます。

　例えば「また風邪をひいたのね。お母さんの言うことを聞かないからこういうことになるのよ。まったく手がかかってしょうがないわ」と言われるのと、「少し疲れがたまったのかな。無理しないようにして、今日は静かにしていようね」と言われるのでは、受け手の子どもにとっては、その印象はまったく違うものになります。

　そのとき親から発せられた言葉は、親が病気に対してもっているイメージそのものです。長い年月にわたって無意識に伝えられている言葉は、実は「病のもつ意味」を親が子に授けていることに他ならないのです。

　日常のストロークはとても複雑です。言葉はきつくてもイントネーションがやわらかだったり、穏やかな態度であれば、それは温かい肯定的なストロークです。言葉自体はやさしいのに、いじわるな態度だったり、きつい言い方だったりすると、それは冷たい否定的なストロークになります。

　慢性疾患をもつ子どもたちが、その病とともにどのように暮らし、心豊かな時間を過ごすかということと、「病のもつ意味」との間には深い関わりがあります。

閉じた空間の認識

　何歳の頃か定かではないのですが、入院期間が長引いたことがありました。白いベッド、白いカーテン、白い壁、看護婦さんの白い服、お医者さんの白衣。今でこそ小児病棟の壁には、淡い色が施されていたり、動物の絵が描いてあったり、看護婦さんが明るい色のエプロンをつけていたりしますが、当時はただただ白かったのです。

　その時は、平らになって眠ることができず、背中を少し起こし壁と天井の中間を眺めるような状態で過ごしたのですが、自宅に帰ってから視覚が変な感じになっていることに気づきました。遠近感がわからない感じ、宙に浮いた感じというのでしょうか。視界が平板化して、立体の感覚を失うようなや な感じです。その後もこの感覚は、自室に長く寝込んだときに時々起こっていたと思います。

*ストローク
　交流分析の中心的概念のひとつとして用いられる言葉。他者の存在や価値を認めることを意味する何らかの行動や働きかけを重視する。言葉や行動、行為などで相手に働きかけること。眼差し、声の強弱など相手に対しての働きかけとなるものすべて。

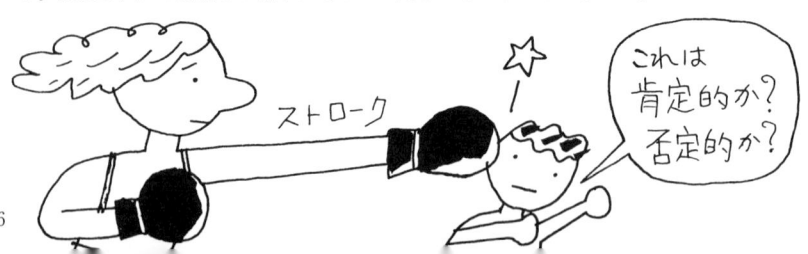

少し年齢が進んだある日、ぼたん雪が降り続いていて、布団の中から窓を通して見える空を、長い間見続けていました。降り続く雪が視界の中で停止し、自分が上昇している感覚にとらわれました。空を漂うような感じが面白くて、少しの間その感覚を楽しんでいたのですが、そのまま命が消えていって誰にも見つけてもらえなくなるような気持ちになって、怖くなって振り向くと、室内の光景は夕刻のほの暗い6畳の自室でした。

　畳の上に先刻の雪が反転したフィルムのように降り続け、私は自分のからだの位置がわからなくなりました。そのときに、今までの不安な浮遊感が視覚に起因するものであることに気づき、私は、自分自身の感覚が、自己認識に深く関わっていることにぼんやりと気づきました。それはたぶん中学生の頃のことで、当時はそのできごとを具体的に意味づけ表現する術はありませんでした。

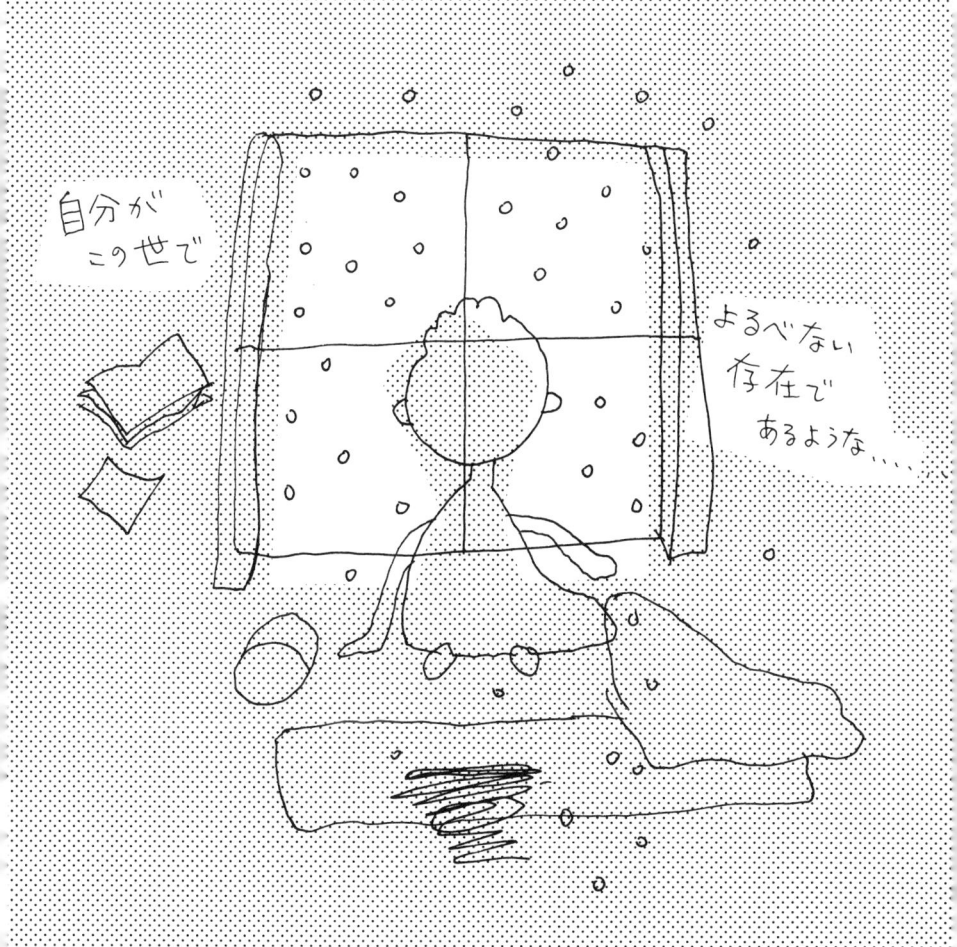

自分が
この世で

よるべない
存在で
あるような……

自分自身の不確かさ

　娘はずっと本を読んでいました。本が友人であり先生だったのです。中学生になって学校に行くようになり、友と出会い詩を書き、本を読み語り合い生きた言語に出会いました。浮遊感に対する不安を言語にすることができるようになったのは、高校生になってからでした。

　ひとりでい続けることと、時々襲ってくる浮遊感は、子どもの成長に何をもたらしたのでしょうか。そのことについて、周りの大人たちはまったく気づかなかったはずです。

　長い間、発作を起こすということは、人間失格の烙印を自分で自分に押し続けることに他なりませんでした。それは父親から言われた言葉に起因するものだったと思います。しかし、それ以上に私を捕らえていたのは、自分自身の不確かさ、世界と自分が乖離しているもどかしさだったのではないかと思います。自分自身に名前をつけ、私が私であるということを言語で捉えるまでに、長い時間がかかりました。

　アイデンティティとの出会いは雪解けの春のように、しあわせを予感するものでしたが、アイデンティティという概念に出会うまで、まだほんの少しだけ寄り道が必要でした。呼吸困難との付き合いは徐々にゆるやかなものになり、インヘラーの登場もあって、なんとか普通の生活を維持できるまでになっていました。起立性低血圧と治療薬による手足の震えが時々あり、そのときだけは多少の不如意がつきまとっていました。

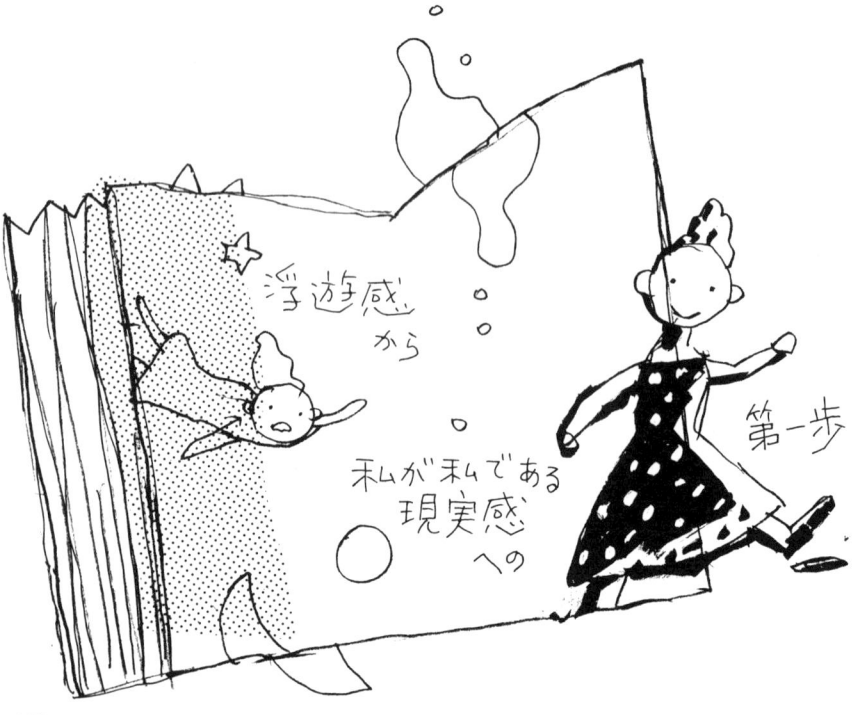

ひとりでい続けることと子どもの成長

　他人と接する経験を通して、人は自分自身の輪郭を確認し、「自」と「他」の認識を深めていきます。自と他が明確に分化し自己の概念が成立するためには、自己が自己でないものを「見ること」と同時に、自己でないものから「見られること」を経験しなければなりません。つまり見ることと見られることの経験が「出会い」であり、「自己」と「他者」を発生させる過程となるのです。

　鑪幹八郎博士は著作『教育と医学』（慶応通信）の中で「それは生まれるのではなく、生む意志とも言えるようなものである。人間関係を注意深く識別し、すべてを『見る』（同時的に『見られる』ことを前提としたままで）努力が要求されるのである」と述べています。自他との出会いは、照れ隠しや取り繕いをせず「取り乱すことができ、人前から身を隠さないで曝し、痛みを体験しながらも、ものへの直視をやめない」意志の力を必要とします。しかし、自己への根強い信頼が土台になければ、この意志の力は生まれ出てきません。

　自己と社会との乖離や人間的接触の不足、人間関係の希薄さは「見ることと見られること」の関係性の機会をのがし、自と他の区別、自己認識に向かう発達を阻害します。

　しかし、病に伏した経験をもったり、自宅から出られなくなったり、見られることにさいなまれた経験をもち、他人と違う「生」を自覚した子どもたちは、意志の力を内在させています。この子どもたちが人間存在への全面的信頼感（自分を無条件で受け入れてくれる愛すべき家族の存在を自覚していること）を身につけることができれば、子どもたちはきっと時間をかけて熟成し、自らのアイデンティティと出会うことができるのです。

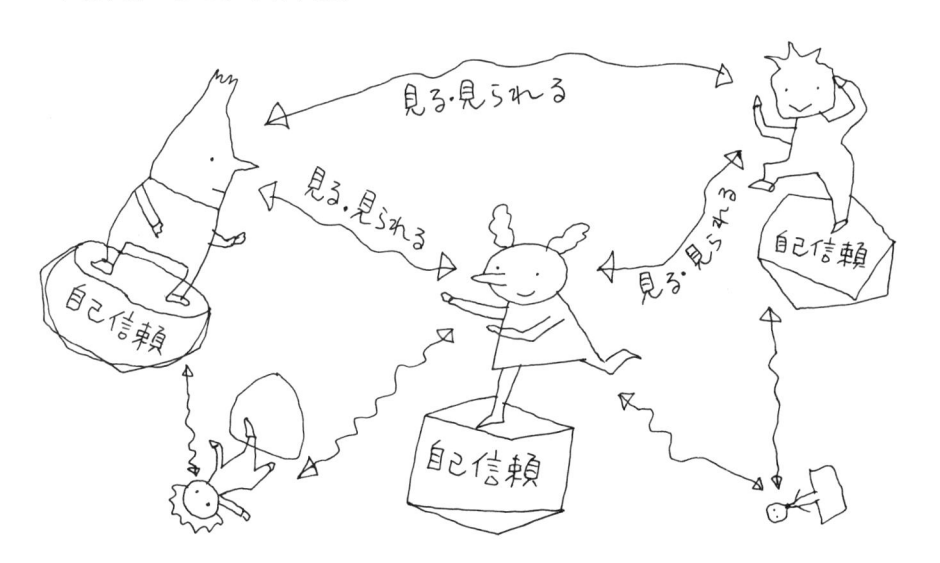

エピローグ　子どもの発達と病について—科学への道しるべ—

父親の居場所

　昭和30年代は、まだ戦後が記憶のなかに生きていて、高度経済成長の鼓舞に乗せられながらも、貧しさ自体をいとおしむようにして、隣人と協力し合って生きているような時代でもありました。父親は家庭のなかで健在で、サザエさんのマンガに象徴されるやさしげな若いお父さんの登場は、まだずっと先のことのようであったと思います。

　そんな時代、治療費の家計圧迫はあいかわらず深刻で、母親はついに働きに出ます。働いて疲れて帰ってきても座る間もなく、母は台所に立たねばなりません。炊事、洗濯、風呂焚き、看病、と走り回る母には、援軍などいなかったと思います。

　ぜんそくの発作を起こすと平たい状態で眠ることができなくなるので、私は部屋の隅に積んだ布団によりかかり、いくつもの枕を置いてからだを支えてもらっていました。時間の経過とともにからだは斜めになり、自分ではどうすることもできなくなって、母を呼びます。浅い息、か細い声、台所仕事の音のなかで声は届かず、指先が白くろうそくのようになり、口と鼻の周りが冷たくなってチアノーゼを起こし意識が遠のいていくことがありました。そんな娘の病気を母親はとても恐ろしいと思っていたようです。

　ただ黙々と働く母が、あるときから激しい人になりました。からだのなかに眠っていた熱が呼び覚まされたようになって、激しく父を罵り、「病気の子の看病さえなぜ手伝えないのか」と責めたのです。父親のいらだちも、母親のいらだちも、娘のせいではなかったのに、幼かった娘はその光景を忘れることができませんでした。

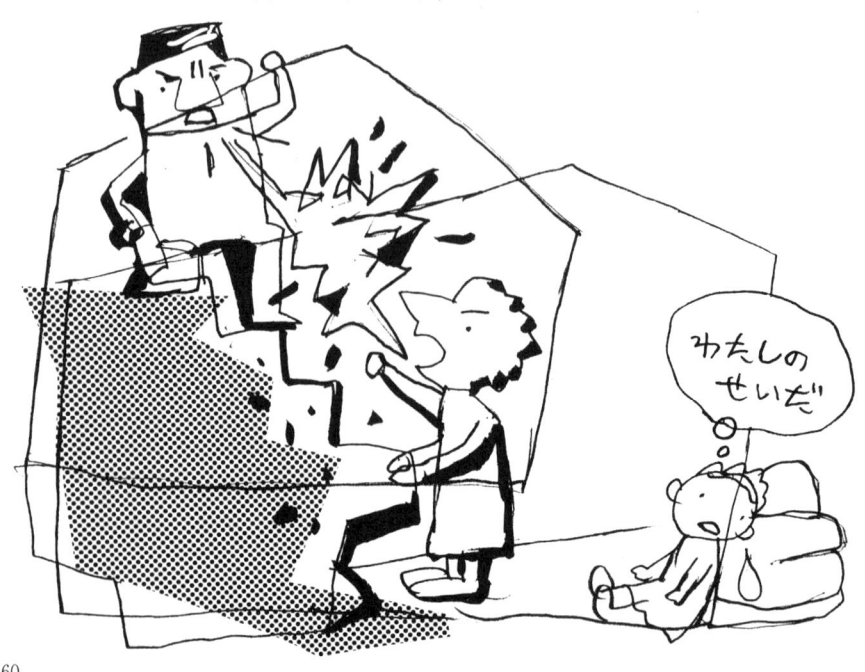

誰のせいでもない

　家計が苦しかったり、両親が激しい話し合いをしていたり、母が休む間もなく働かなければならなかったり……。私さえいなければこんなことにはならなかったのに、そんなふうな思いを、幼い心は溜めこんでいました。「私のせいではなかった」と、娘自身が気づくために、どれだけの歳月を費やしたことでしょう。

　子どもの感受性が目覚めるとき、私たち大人は、それがいつのことなのか気づきようもありません。それでも私たちは、この感受性に立ち会わなければならないのです。

　母は私を抱きしめました。私の生命力を信じる以外に方法がないというようなときは、むしろ呆然としているだけでしたが、きつく叱りすぎたり、私が言葉や喧騒におびえたり、萎縮したりしているときは、ただただ抱きしめてくれました。それが最善の方法だったのかどうか知るよしもないのですが、母の腕の力強さをたしかに感じて、そのときの少女は歩いてこれたのだと思います。

　家長として存在する以外に、家庭のなかに存在する方法を見出せなかった父親の姿や、当時まだ、婦人の労働が一般的でなく、職場や地域においてさえも孤立しがちだった「働く母」の姿を、書物のなかで学び、喧騒の意味が個人的体験から、社会的事象として理解できるに至って、ようやく私は最初の言葉に出会うのです。「私のせいではなかった」と。

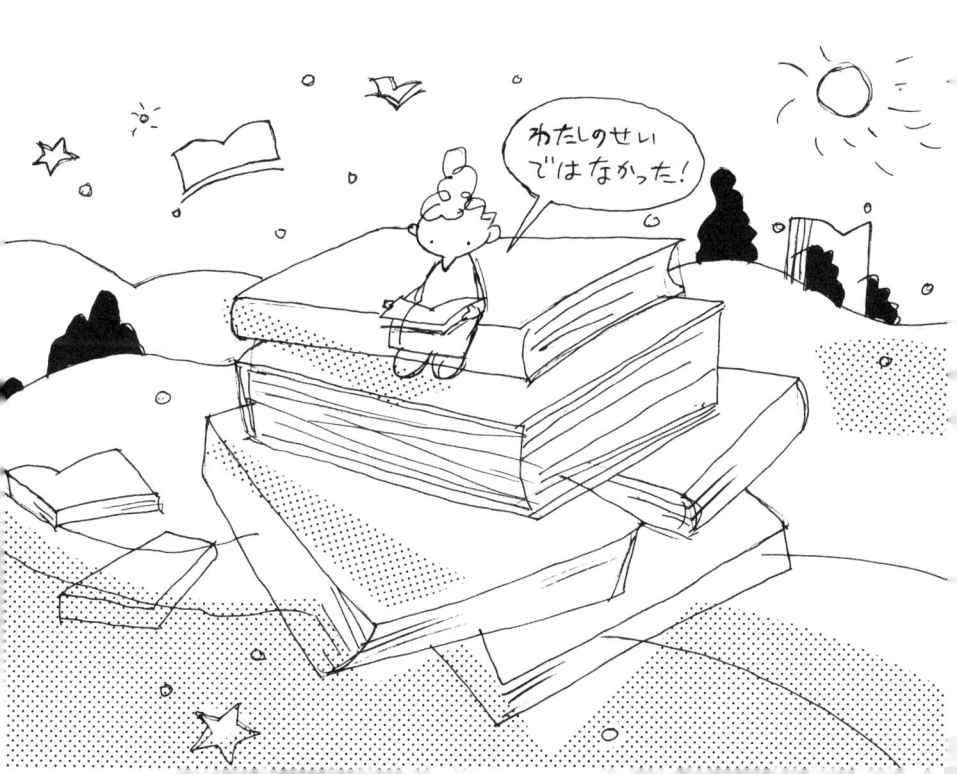

子どもの病によりそう

　私の子どもがぜんそくの発作を起こして病院通いが続いた頃、母がすまなそうに、「私のせいだねえ、私がおまえをぜんそくにさせてしまったから」とつぶやきました。「まさか孫までぜんそくで苦しい思いをするなんて」。母は、どこまでも責任を背負いたいのです。背負わなくてもいい責任に涙し、いつまでたっても、私の人生に決別してくれていないのです。母はその思いから解放されるべきなのです。そして、一人の大人として娘を解放すべきなのです。「お母さん、ぜんそくはお母さんのせいじゃないのよ。それにね、この子だって私のせいでぜんそくになったわけじゃないのよ」母の肩に腕を回しさすってやるのがせいぜいでした。年老いて決別しようもない母の心根を思えば、過去から自立しなければならないのは、私のほうだからです。

　そうか、私はいろいろなトラブルを「私のせい」だと思っていたんだね。幼い頃、抱えきれないほどの不安や辛いできごとを「私のせい」だと思って、生きることに怯えていたんだね。「生きていてもいいんだよ」。怖がらなくてもいいのだと、あの頃の少女に早く伝えてあげたかった。

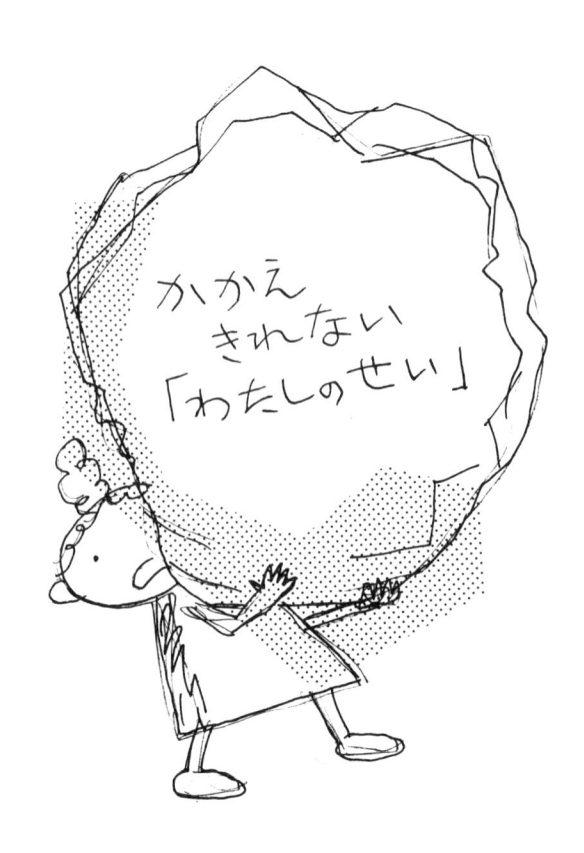

何に従属し何から自立するのか

　女性が働きに出るという家庭内でのエポックは、二つの混乱を派生させます。一つ目の混乱は、「男は外で働き家族を養い女は家にいて内を守る」という家父長制のシステムに身をゆだねている「父＝男」の立場のゆらぎです。二つ目の混乱は、家父長制を否定することを意図せず、図らずも外に出て働かざるを得なかった「母＝女」の内面世界における「従属と自立」の葛藤です。大人が家の中に二人存在し、共に外に仕事をもちながら、一方の人間のみが、病人の介護と家事をきりもりする姿は、家族との絆を守り続けるために行われている行為のように見えながら、実は家族との「共生」を解体していきます。

　日常に費やされる時間と、消耗される体力は有限です。そのうえ、からだとこころは不可分なものであるため、時間と体力を消費する身体は、こころの消耗も余儀なくするため、際限なく同じ状況を継続させることは困難だからです。

　頑張ることが続けられなくなれば、どこかで疲れや怒りや悲しみや我慢は爆発しなければなりません。「頑張る」姿の裏には、「頑張らなければそれが成り立たない現実がある」という幻想が存在しなければなりません。その幻想の根拠を繙き始めたときに出会うのが、性役割とその概念についてです。子どもが疾病をもち、その困難に向かおうとするとき、多くの母親が図らずも出会ってしまうテーマが「何に従属し、何から自立しようとしているのか」という命題なのです。

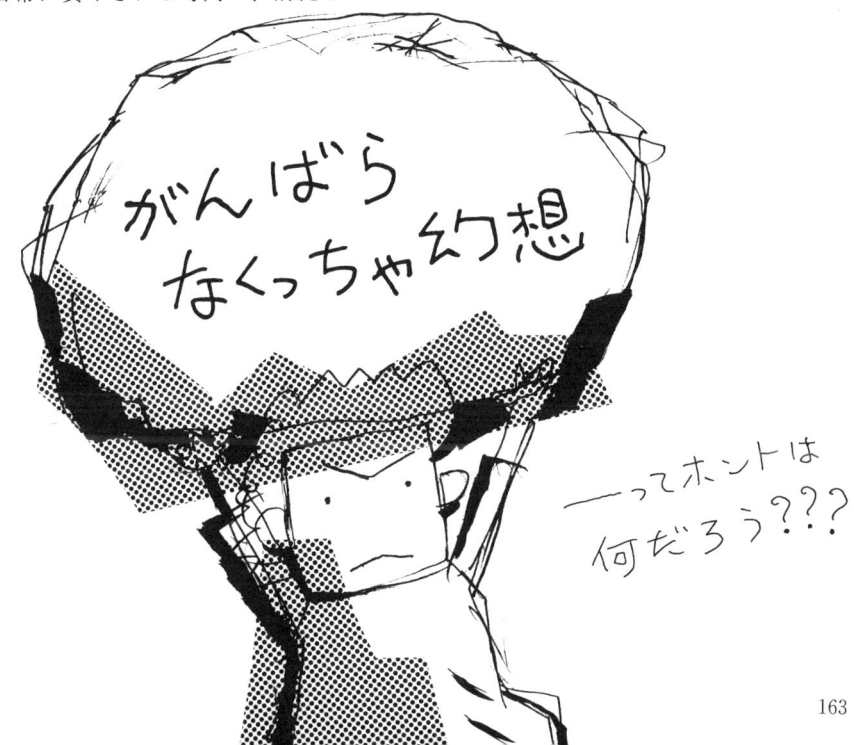

がんばら
なくっちゃ幻想

——ってホントは
何だろう???

完成された記憶

　このページには、思春期を迎えた頃の「私(わたし)」が繰り返し登場します。同じようなエピソードを紹介しながら、「子どもの心の動き」から眺めてみたり、「同じ時代の社会の動きと母親の立場」を比較してみたり、「父親の生き方」を分析してみたりしています。

　何か記憶に残るようなエピソードが起こったとき、そのエピソードに出会った本人が、そのできごとの全体像をすべて把握しているとは限りません。そして時には、格納された記憶の中のできごとは、ずっとあとになって思い出されたときに補足され、補完され、「完成された記憶」としてもう一度、格納庫の中にしまい込まれることもあります。

　そのとき何を感じたの？
　そのときはうれしかった？　悲しかった？
　どんなふうにしたかった？
　今それをやろうとすると、どんなふうになる？
　今それをやろうとしてもできないときは、違うやり方はないの？

　もっともっとたくさんの質問を、社会生活を営む「私」や、子どもの頃の「私」に投げかけながら、回答を言葉で引き出します。言葉が繙かれ、尋ねた相手の耳に届いたとき、こころの中の格納庫は少しずつ分解、解体されていきます。すべての解体の様子をご紹介するのは大変なので、テーマに関わりのありそうな部分を選びながら、ここに記しているつもりです。

　なぜそんなことをしたの？
　やってみてどうだった？
　それは気持ちよかった？
　そのときに気づいたことはある？
　発見したことは何？
　質問はすべて解体される「わたし」へのプレゼントです。

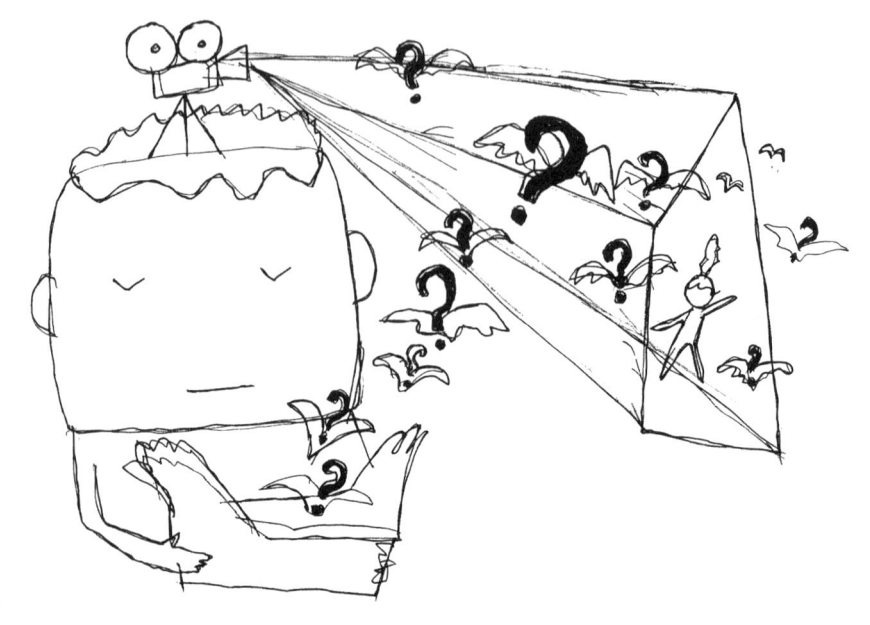

なるほどが大切

　ちょっとだけ白状しなければならないのですが、この「エピソードを聞いて、たくさんの質問をプレゼントする」方法は、アトピッ子地球の子ネットワークの電話相談の手法として、時々どき用いられています。

　電話は必ず話す人と聞く人が電話を媒介して存在しますから、「話したり聞いたりする関係」はたいていの場合はうまくいって、穏やかなおしゃべりが成立し「またね」と言って受話器を置くことができます。

　でも、思春期を迎えて時々けんかしたりしている我が子に対して、お母さんが質問ばかりすると、「話したくない、聞きたくない状況」も出現しますから、質問は必ずしもプレゼントにはなりません。

　療養中の人や、辛かったことが山積みのままの人や、動くことができずにいる人が身近にいらしたら、その人には触れずにそっとしておいて、ためしに自分へのプレゼントを用意してみてください。

　そのときのコツは、どんな回答が飛びだしてきても、なるほど、なるほどと返事をすることです。

　「わたし」へのプレゼントが有効なのは、自分自身がプレゼンターになったときか、「なるほど」ともっともらしくうなずいてくれる友人、もしくはパートナーがプレゼンターとして用意できたときだと思います。

　できるだけ自然にもっともらしく、「なるほど」と言ってくれるよう、友人やパートナーを説得して、ぜひ一度トライしてみてください。

　自分自身がプレゼンターになるときは、日記やメモや散文や詩に表現して、言葉を引き出してください。耳で聞く相手がいないので、書いたものを小さな声で読み上げて、自分で聞いてもいいかもしれません。恥ずかしくてそんなことできないときは、書くだけで十分です。

この紙面でのプレゼントは、
・あなたの名前（姓名の名のほうね）は誰がつけたの？
・その名前にはどんな意味が込められているの？

プレゼントは、この二つだけで十分なのですが、せっかくですからもう少し。
・今あなたはなんて呼ばれている？
・そう呼ばれたときどんなふうに感じる？
・最近名前で呼ばれたことはある？
・誰が名前で呼ぶの？
・名前で呼ばれるとどんな感じがする？
・それはなぜ？
・あなたはなんて呼ばれたい？

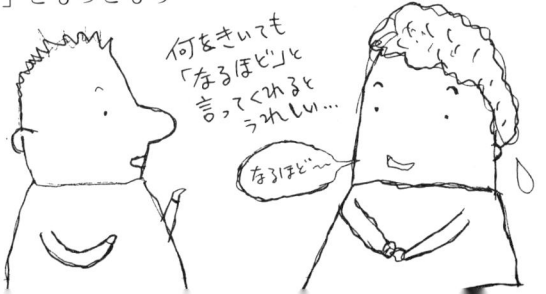

スティグマについて

「スティグマ」という言葉があります。「完全な形で社会的に受け入れられることが拒まれている人の状態、あるいはその社会の一員として"失格"させる属性」という訳があります（『社会学小辞典』有斐閣）。

簡単な単語として訳されている言葉が見あたらないので、ここでは「スティグマ」とそのままのかたちで使います。

もう少し辞書的に追ってみると、こんな表現もあります。「対人的状況において、正常からは逸脱したとみなされ（望ましくない、汚らわしいなど）他人の蔑視と不信を買うような欠点・短所・ハンディキャップなどの属性」。スティグマとして認識される一般の例としては、「外人」「障害者」などが挙げられます。余談かもしれませんが、外人という言葉のなかには、外国から来た人を指す以外に、在日韓国人・在日朝鮮人の人々も含まれていることがあります。

さて、そのスティグマですが、例えば人と同じ物が食べられないとか、人と違ってお弁当持参で学校に行かなくてはならない、人前で常に身体をかきむしっているという状態の人などが、社会や集団との関係性において被る、いわれなき処遇を受けたときに意識される状態も該当すると思います。

健常者と対置したときスティグマを負うものとしての役割を担わされるのは、多くの場合集団生活のなかにいて、「皆と同じ」ではない状況が訪れたときです。

日常的に担わせられている負の役割に名前をつけ、その構造を理解し、それを集団や社会のなかで解体していくという素朴な作業を、私たちはやり残していると感じています。

集団の仕組み、偏見の所在、差別の構造を知り、解決の道筋へ向かいたいと思います。この作業は、単純に抗議したり、立場を主張することで得られるものとは、また違ったものを手に入れられると期待しています。

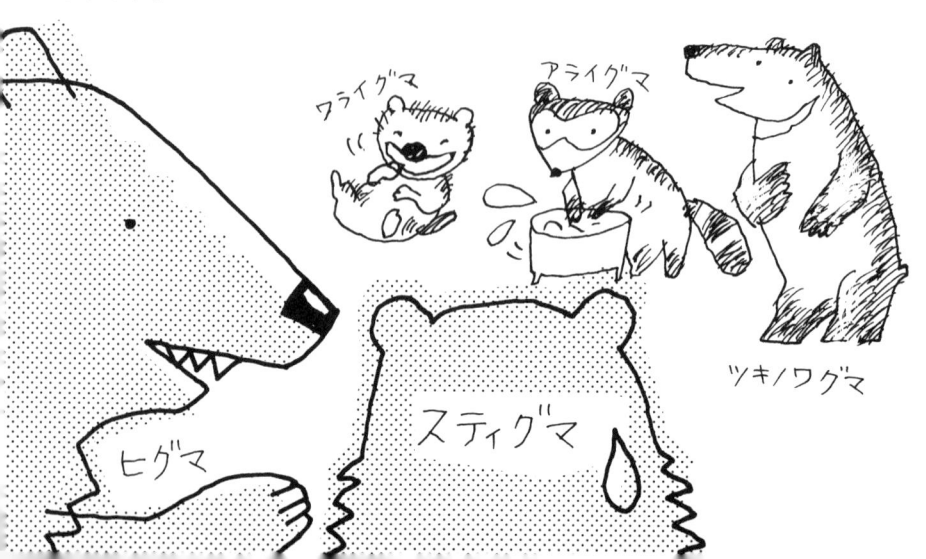

アレルギー性炎症による起立性低血圧

　子どものからだと心・全国研究会議の開催報告の記事にこんなコメントがありました。

　「(前略) 石塚さんは、報告の中で、息子が小学校5年生の時に『アレルギー性炎症による起立性低血圧』にかかり、6年生の9月から不登校になっていった経過、高校生となった今の様子などを話した。人よりも疲れがちで部活動中も随時に休んでいると、先生からなまけていると指摘されたこと、体育の時間の運動量が限度でそれ以上動くと一日半も動けなくなってしまうこと、朝食や昼食も食べられず痩せていってしまったことなど詳しく報告が行われた。(中略)『不登校というと、だれもが心の問題だととらえがちですが、体の具合が悪くて学校にいけないという子がいることもわかってほしい』と強く訴えた」とあります。

　患者数としてどのくらいの実態が把握されているのか調べたことはありませんが、起立性低血圧は、アレルギー性疾患の一つの様態です。こころのもちよう、立ち居ふるまいのまずさ、自己管理のまずさと評されてしまうことが多々ありますが、症状による不如意はいかんともしがたいものがあります。自分以外にその症状をもつ人がいることはわかっていても、そのことについて触れた文章に出会うのは、この記事が初めてでした。

　思春期の年齢にさしかかった人の家族から、「このような症状を他に聞かないが、本当に医師の診断のとおりアレルギーなのだろうか。我が子は特別なのだろうか」という電話が時折ですがかかってきます。

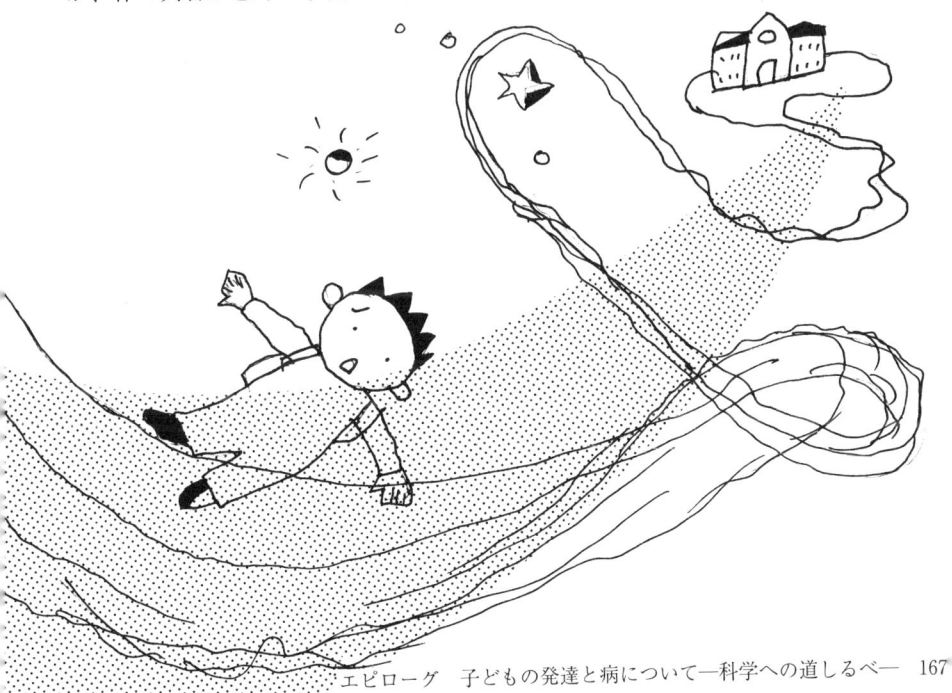

怠惰な諦め

　登校できないなんて、やはり辛いものです。自分一人置いていかれたようなもどかしさと寂しさにかられ、やり場のない怒りもこみあげて、周りの人に対しても自分に対してもやさしくなるのは難しくなってしまうのです。

　筆者自身は、道端でもどこでも倒れるときは倒れると腹をくくって暮らす毎日ですが、この記事を見るまでは、症状が辛いとはあまり感じていませんでした。私は社会人ですが、学校のように出席日数や登校時間や授業中の姿勢などについて、意欲を管理・束縛される状況にはありません。

　「ねばならない」ことからできるだけ遠くの場所に逃げるように、努力することができるのです。学校に行っているよりはるかに自由です。成人してしまえば、よっぽどの無理をしない限り、起立性低血圧が頻繁に起こり、体力がなく、動きや思考が緩慢になってしまうような状態にはなりませんが、何かの拍子でその状態になってしまうと食事が喉を通らなくなったり、時には食べるたびに嘔吐したり、自分がダメなヤツに思えて少々うつ傾向になったりして、ますますダメなほうに自分を追いやってしまうこともあります。

　20歳前後の症状が重かった時期には、ほとんどものを食べずに数カ月を過ごし、生理も止まり、今にして思えば命を粗末にしようとしていたと思います。それは若者にありがちな「死」への希求などという、さも美しげなものではなく、しんどさから逃れたい「生きる」ことに対する怠惰な諦めであったかもしれません。「精神的な弱さを、疾患の様態の辛さと一緒くたにしていたのではないか？」と振り返れば自問が始まります。

　大人になって症状がぶり返したとき、偶然前述の記事を見てはっとさせられました。患者の実像は、患者自らが語らなければ、その状況は人に伝わらないし、理解を得ることは難しいということを実感したのです。

　健常、通常、普通、健康に対置する言葉はなんでしょう。常ならぬものとしてみれば、異常でしょうか。他にも障害者、病人など、その姿かたちに形容されるものに即した呼ばれ方が与え

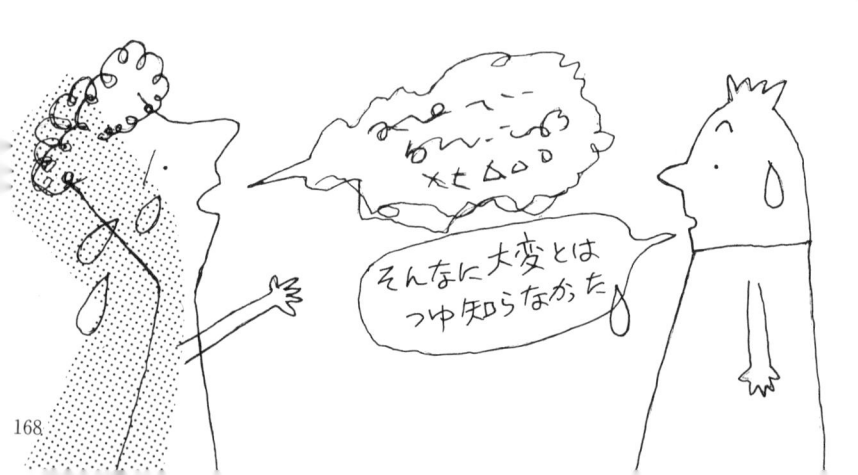

られています。手足がなえている、目が見えない、体力がない、皮膚が痒い、息がうまくできないなど、平均値からみればそれ以下の「異常」の領域は、健常や通常の人々が構成する社会や状況によって変化します。そこに住む、対置され続ける私たちはスティグマをもつ者です。弱者に対する強者の関係を俯瞰してみれば、白人に対する非白人、日本人に対する在日の人々、性役割としての男性に対する女性、若者に対する老人、など、すべては同じ構造、同じ記号が付与されていることに気づきます。抑圧、強制、脅迫、差別、支配、排除、疎外の力学がそこに歴然と横たわっているのです。

全ての人は学ぶ権利を有しています。たとえ自らの身体的理由で人と同じ行動をとることができなかったとしても、「学ぶ権利」が疎外される正当な理由などどこにも存在しないのです。スティグマをもつ者が「健常」な領域に到達するように無理に動くようしむけられたり、演じさせられたりすること、それ自体が抑圧であり、生きる権利や学ぶ権利の剝奪であることを、私たちは知らなければなりません。

弱い身体だから学校に行けなかった悲しみの本当の中身は、自由に対する渇望です。

病気であることが理由で学校に行けない人がいる、ということを認知させるということは、そのような人の学ぶ権利をどのように保障すべきかという、行動や実践につながらなければならないと思います。

学校に行き続けることで身体が辛くなり登校困難になった人が、自ら選んで学校を休み、今は身体を癒すことを選ぼうとする、その選択も、行きたいけれど行けない人が学校に行こうとする選択も、等価のものです。

抑圧に対する抵抗は「力」ではなく、状況の説明から始まります。「健常」な領域では行動できない自らのスティグマを知り、周りの人の理解と共感を得ることが必要です。学ぶ権利は等しくあり、その権利を得るための条件や前提は何も存在しないのだということを固く信じることも重要です。(つまり、病気が治ったら学校に行けるのではなく、病気であっても学校に行ける道をすべての大人たちが準備する責任があるということです。)

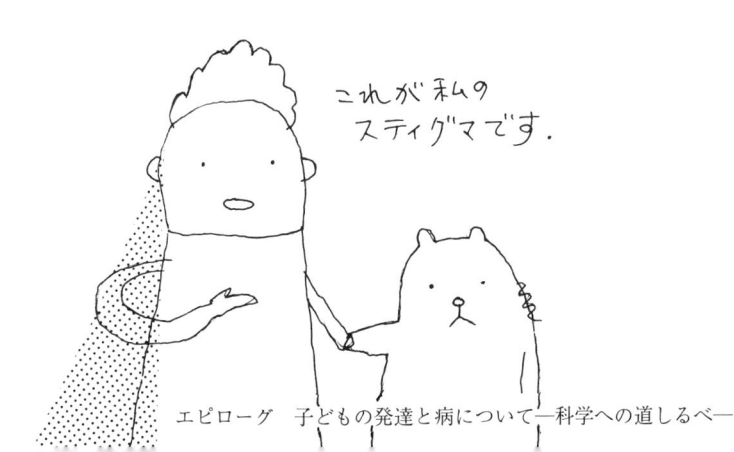

これが私のスティグマです。

他の人と違うということ

　自分が、他の人と違う何か特別な事情があって、同じ洋服を着ることができなかったり、同じものを食べられなかったり、同じように走れなかったり、じっとしていることができなかったりというように、アトピー性皮膚炎やアレルギー性疾患をもつ人は、さまざまな「他の人と同じではない」ことがらを抱えています。

　そのことに対していわれなき批判や中傷や不利益を被ったり、心理的に痛めつけられたりしたとき、「病気」はスティグマとして存在することが明確になるのです。私たちはそのスティグマをどのように捉えていけばよいのでしょうか。「差別との闘いとは、とりもなおさず、言語構造や概念装置をも含めて、文化を根本的にトランスフォーム（変容、変形、変換）すること。解放とは、文化をつくりかえていくことで、結果として、既存の構造を脱構築していくことである。（中略）差別をなくすために、私／たちを解放するために、いったいどこまで遡り、何を問い直すことから始めればいいのだろうか。（中略）終着点が見えたと思ったら、その結論は疑われなくてはならない。『救いは一歩踏み出すことだ。さてもう一歩。そしてこの同じ一歩を繰り返すことだ』（中略）進む方向に誤りがないか、絶えず自問自答を続けながら、無限にこの一歩一歩を繰り返す、その過程そのものが〈解放〉だ」（岩波講座　現代社会学所収：アイデンティティを超えて　鄭暎惠）

自己確認の仕方

　自己と他者との相互関係によって、自と他が認識され、自己が他者から評価承認される。その相互の関係性によってアイデンティティは発生するという社会学の立場からの視点があります。人は、より良い評価や自分が納得できる評価を価値あるものとして、その価値の束を集め自己の存在を確認します。

　価値ある自己を認め、自己を確認することで、自己への信頼性を強めていくことは、心理学的、あるいは発達心理学的な側面においても、重要な意味をもつと考えられています。

　けれども、自己の内面にある「負の意味の束」となるような、例えば、劣っている、惨めな、虚弱なというような、「選びたくない自己」を選ばず、好ましい、輝かしい自己を選びとり続けること自体が、すでに強いものと弱

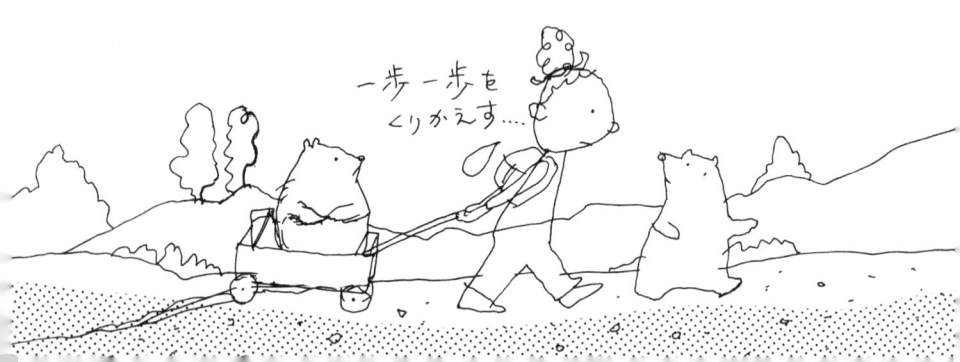

いもの、立派なものと惨めなものというような、二項が対立した相対化された価値概念に規定されています。

スティグマを超え差別と向き合うということは、強い信頼性に支えられた自己（アイデンティティ）をもち、外界にあるいわれなきものと闘い、打ち勝つということではありません。

それが「解放」であったり自由であるということでは、決してないのです。

自己への静かなまなざしをもち、他者から評価され、自分を認めたいために選びとってきた、価値ある自分の姿の、後ろ側に潜んでいる選びとらなかった自己の姿も静かに見つめること。

「選び」「選ばなかった」その「まなざし」自体を見つめ、自分が選びとり、不断の構築を続けていたアイデンティティの真の姿と、そこに根深く横たわる、他者よりも優位でありたい、他者との差別化を試みたい、私はあの人よりはまし、というような、「差別」へのまなざしを育てる根幹の姿を見つめ、そのまなざしを超えていくことが「自己を解放していくこと」なのではないでしょうか。

自由の意味

家族や生活に関わるさまざまな場面や、あるいは文化のなかにおいて、アイデンティティは、意味の束として構築され続けたはずです。いくつもの「私」が集う、自らのアイデンティティを、自覚的に認識することが、最初の一歩です。

そのようにして出会った「アイデンティティ」を選びとることもできるし、選ばないという道もあります。けれども、文化や構造を背負うアイデンティティとはそもそも何ものなのか、その構築の意味自体を疑い、アイデンティティをもつ、もたないということ自体からも自由であるという道もあります。

アイデンティティへの自由とアイデンティティからの自由。少しまわりくどい話だったでしょうか。（『スティグマの社会学』ゴッフマン著、石里毅訳、せりか書房）

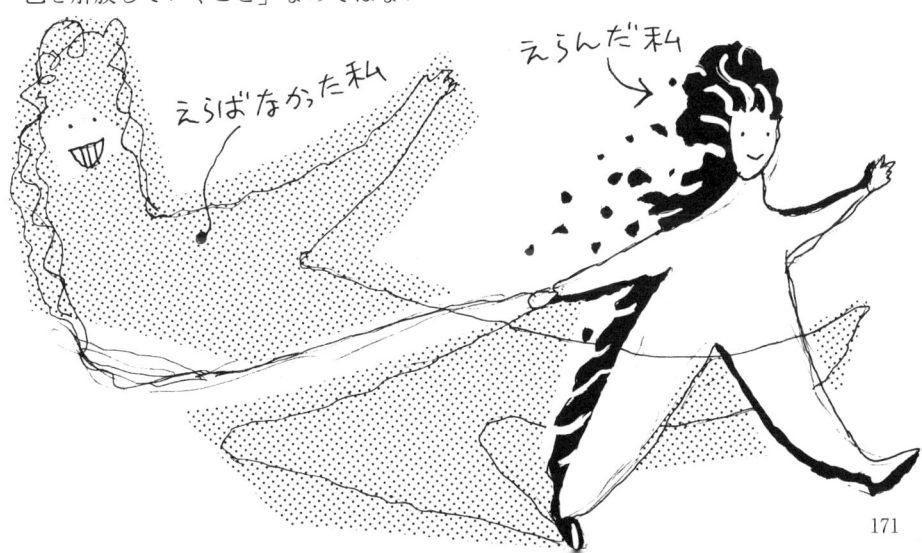

えらばなかった私

えらんだ私

〈参考文献〉
『環境汚染雲』五月書房（塚本治弘著）
〈環境を調べる・環境を守る①〉『大気汚染と酸性雨』さ・え・ら書房（塚本治弘著）
『人体汚染—法医学からの検証—』金原出版（吉村昌雄著）
『沈黙の春』新潮社（レイチェル・カーソン著）
『奪われし未来』翔泳社（シーア・コルボーン／ダイアン・ダマノスキ／ジョン・ピーターソン・マイヤーズ共著）
『アレルギー—正しい治療のために—』中公新書（長屋宏著）
『こまで進んだ花粉症治療法』岩波アクティブ新書（佐橋紀男＋花粉情報協会編）
『化学物質過敏症—忍び寄る現代病の早期発見と治療—』保健同人社（宮田幹夫著）
『生きている土の世界』農文協（松尾嘉朗・奥園壽子著）
『食品加工の知識』幸書房（太田静行著）
『医学と食品辞典』朝日出版社
『やさしくわかるアトピーの治し方』永岡書店（アトピッ子地球の子ネットワーク著）
〈シリーズ安全な暮らしを創る〉『―食べることが楽しくなる―アトピッ子料理ガイド』コモンズ（アトピッ子地球の子ネットワーク・安藤京子・赤城智美共著）
『食をとりまく環境—歴史に学ぶ健康とのかかわり—』学会出版センター（柳田友道著）
『イーティングアライブ』桐書房（ジョン・マトスン著）
『食の新視点』医食同源選書（木村修一著、明治製菓編）

『ホルモンのしくみ』日本実業出版社（大石正道著）
『病気と医療の社会学』世界思想社（田口宏昭著）
『弱くある自由へ』青土社（立岩真也著）
『脱病院化社会――医療の限界』晶文社（イヴァン・イリッチ著、金子嗣朗訳）
岩波講座　現代社会学『身体と間身体の社会学』
岩波講座　現代社会学『ジェンダーの社会学』
『ジェンダーの心理学』ミネルヴァ書房（青野篤子・森永康子・土肥伊都子著）
『ピエール・ブルデュー1930－2002』藤原書店（加藤晴久編）
『文化人類学キーワード』有斐閣双書（山下晋司・船曳建夫編）
『日本社会の差別構造』弘文堂（栗原彬編）
『教育と医学』慶応通信（鑪幹八郎著）
『社会学小辞典』有斐閣
『社会学辞典』弘文堂（見田宗介著）
『スティグマの社会学』せりか書房（ゴッフマン著、石里毅訳）
岩波講座　現代社会学所収『アイデンティティを超えて』（鄭暎恵）
『ガンディーの真理—戦闘的非暴力の起源—』みすず書房（E. H. エリクソン著、星野美智子訳）
『食とジェンダー』ドメス出版（竹井恵美子編）
『文化人類学最新熟語100』弘文堂
『脱学校化社会』東京創元社（イヴァン・イリッチ著）
調査結果報告書『慢性疾患を持つ子どもの療育実態について』（アトピッ子地球の子ネットワーク）

あとがき

　数年前には、母親が子どもの疾患（食物アレルギーとアトピー性皮膚炎）を悲観し、子どもを殺害する事件がおきました。今年に入っては家族の心中未遂がありました。

　1991年、2003年の厚生労働省の調査では、いずれも国民の三人にひとりがなんらかのアレルギー性疾患に罹患しているという統計データが報告されています。

　国民の課題でありながら社会の仕組みの中に救済や支援の形が、実態として示されていなかった「アレルギー」というテーマ。近年になってようやく公的機関が様々な取り組みに着手しました。公的支援の成熟が「病気の治療」や「社会生活における QOL の向上」に加えて、成長発達課題にも着目し「子育て環境」にも目配りをするものであってほしいと願っています。

　私たち（アトピッ子地球の子ネットワーク）はこの12年間「個人の病気」から「社会の問題」へと「アレルギー」の意味の転換を試みてきました。FOR BEGINNERS SCIENCE の執筆は、今まで様々な方と出会い話し合ったことや勉強したことを整理するとてもいい機会となりました。この１冊は、テーマの入り口のつもりで書きました。背景にある様々なテーマにさらに踏み込めるように、手がかりとなる本を参考文献としてご紹介しました。市民の担う社会変革がより広範なものになるように、社会運動の領域で「哲学」や「言語」がもっと丁寧に整理されることを願っています。

　言葉で表現し切れなかった意図や話題の背景を、イラストの清重さんがたくさん補ってくださいました。図表の整理や概念の整理をアトピッ子地球の子ネットワークの仲間たち、岡村直子さんと代表の吉澤淳さんがサポートしてくれました。

　活動しながら考えながらちっとも進まない執筆を、辛抱強く待ってくださり叱咤してくださった、現代書館の菊地泰博さんに心より感謝申し上げます。

2005年９月吉日

赤城智美

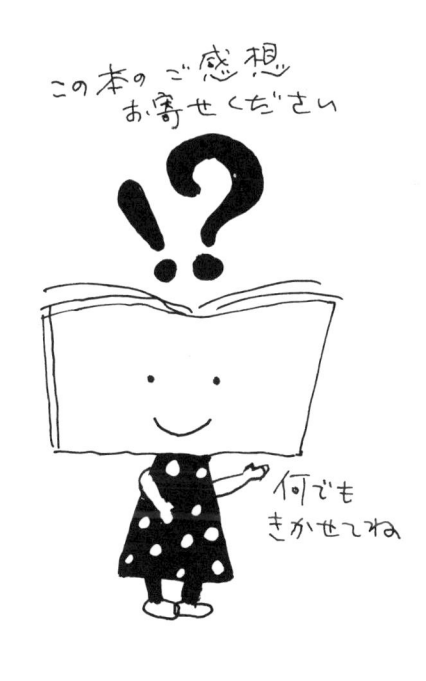

アトピッ子地球の子ネットワーク活動案内

■受容と共感、そして寛容へ　アトピー・アレルギー性疾患をもつ患者とその家族を支援し、人と自然が共生し多様な価値を認めあい、誰もが共に生きることができる社会をつくりたいと考えている、1993年に発足したNPO法人です。
　暮らし方のアドバイス、疾患発症の背景としての環境問題と患者のQOL（生活の質）向上、最新の知見の集積と発信、テーマの社会化に向けた各種事業を実施しています。

■活動概要
- 電話相談窓口の開設　「もしもし、あのう……」ではじまる会話なら、なんでもOKです。TEL 03-5414-7421、毎週木金曜日、11：00～12：00／13：00～15：00（祝日、8月休）
- 月刊情報誌『アトピー最前線』の発行／見本誌無料送付・夏休み環境教育キャンプ・食農環境教育プログラムの開発と実施・講師派遣・原稿執筆
- 患者職業訓練・電話相談員養成　他・講座・講演会・セミナー開催・夜の患者交流会／思春期以降の患者対象／毎月第2金曜日18：00～予約制・情報閲覧スペース開放／毎月第2火曜日、予約制・患者動向調査　等

■企業や団体へのサポート
- 調査研究事業（設計、解析）・電話相談事業・環境教育事業・アレルギー対応商品や環境共生型商品の開発コンサルタント事業・人事教育研修・職業訓練事業・講師派遣・原稿執筆等

■入会案内
- 会員　年会費4,000円／患者とその家族を対象としています。
『アトピー最前線』送付及びバックナンバー1年分贈呈。会員専用電話相談日有り。イベントに会員割引参加。・賛助会員年会費　賛助会員・個人10,000円／1口　賛助会員・団体50,000円／1口　・購読会員　年会費5000円

■アトピッ子地球の子ネットワーク
代　表　吉澤　淳
連絡先　〒106-0032東京都港区六本木4-7-14みなとNPOハウス3F
ＴＥＬ　03-5414-7421　FAX　03-5414-7423
　　　　http://www.atopicco.org　E-mail:info@atopicco.org
＊ご一報くだされば、案内資料をお送りします。

赤城智美●文

1960年生まれ。東洋大学社会学部社会学科卒。研究所、環境 NGO スタッフとして、社会調査、グループインタビューを多く手がけてきた。アトピッ子地球の子ネットワーク設立。同事務局長。著書『アトピッ子ダイアリー』(合同出版)、『やさしくわかるアトピーの治し方』(永岡出版)、共著『食べることが楽しくなるアトピッ子料理ガイド』(コモンズ)など。

清重伸之●絵

1947年、徳島県生まれ。
迎賓館天井画修復補手。
東京芸術大学・大学院修了。
米国、St. Olaf 大学と Bajus-Jones 映画社で、アニメーションを実習・勤務。
現在はフリー。
各地の NGO の人々と出会いつつ、福祉・環境・平和の分野でイラストを乱作。
絵画シリーズ「星と水の旅」「ここちよい夢」ほか。
フォー・ビギナーズ・シリーズでは『本居宣長』『司馬遼太郎と「坂の上の雲」』『ヤマトタケル』がある。

FOR BEGINNERS SCIENCE ⑪
アレルギーと楽しく生きる

2005年10月15日　第1版第1刷発行

文・赤城智美
絵・清重伸之
装幀・足立秀夫

発行所　株式会社現代書館
発行者　菊地泰博
東京都千代田区飯田橋 3-2-5
郵便番号 102-0072
電話 (03) 3221-1321
FAX (03) 3262-5906
振替 00120-3-83725
http://www.gendaishokan.co.jp/

写植版下・太平社
印刷・東光印刷所/平河工業社
製本・越後堂製本

Ⓒ Printed in Japan, 2005
校正協力　岩田純子
定価はカバーに表示してあります。
落丁・乱丁本はおとりかえいたします。
ISBN4-7684-1212-2

FOR BEGINNERS SCIENCE

20世紀は科学の時代と言われた。しかし、21世紀は近代科学の反省の時でもある。それは、先端科学の成果が、必ずしも人類の未来を見定めたものではないのではないか、という反省である。反省とは否定ではない。もう一度考え直すということだ。私たちには分かっているようで、実は曖昧なことが多い。先端科学は、凡人には理解不可能なものなのだろうか？　このシリーズは、健康を中心に、私たちが日常的に享受している科学の成果を根本から問い直し、安全な生活を提案してみようとして企画された。(定価各1500円＋税)

既刊
① 電磁波
② 遺伝子組み換え（食物編）
③ 新築病
④ 誰もがかかる化学物質過敏症
⑤ 遺伝子組み換え動物
⑥ 最新 危ない化粧品
⑦ 遺伝子組み換え イネ編
⑧ プラスチック
⑨ 資源化する人体
⑩ 最新 危ない水
⑪ 最新 危ないコンビニ食
⑫ アレルギーと楽しく生きる

FOR BEGINNERS シリーズ (定価各1200円＋税)

歴史上の人物、事件等を文とイラストで表現した「見る思想書」。世界各国で好評を博しているものを、日本では小社が版権を獲得し、独自に日本版オリジナルも刊行しているものである。

① フロイト
② アインシュタイン
③ マルクス
④ 反原発*
⑤ レーニン*
⑥ 毛沢東*
⑦ トロツキー*
⑧ 戸籍
⑨ 資本主義*
⑩ 吉田松陰
⑪ 日本の仏教
⑫ 全学連
⑬ ダーウィン
⑭ エコロジー*
⑮ 憲法
⑯ マイコン
⑰ 資本論
⑱ 七大経済学
⑲ 食糧
⑳ 天皇制
㉑ 生命操作
㉒ 般若心経
㉓ 自然食*
㉔ 教科書
㉕ 近代女性史
㉖ 冤罪・狭山事件*
㉗ 民法
㉘ 日本の警察
㉙ エントロピー
㉚ インスタントアート
㉛ 大杉栄*
㉜ 吉本隆明
㉝ 家族
㉞ フランス革命
㉟ 三島由紀夫
㊱ イスラム教
㊲ チャップリン
㊳ 差別
㊴ アナキズム*
㊵ 柳田国男
㊶ 非暴力
㊷ 右翼
㊸ 性
㊹ 地方自治
㊺ 太宰治
㊻ エイズ
㊼ ニーチェ
㊽ 新宗教
㊾ 観音経
㊿ 日本の権力
51 芥川龍之介
52 ライヒ
53 ヤクザ
54 精神医療
55 部落差別と人権
56 死刑
57 ガイア
58 刑法
59 コロンブス
60 総覧・地球環境
61 宮沢賢治
62 地図
63 歎異抄
64 マルコムX
65 ユング
66 日本の軍隊(上巻)
67 日本の軍隊(下巻)
68 マフィア
69 宝塚
70 ドラッグ
71 にっぽん NIPPON
72 占星術
73 障害者
74 花岡事件
75 本居宣長
76 黒澤明
77 ヘーゲル
78 東洋思想
79 現代資本主義
80 経済学入門
81 ラカン
82 部落差別と人権Ⅱ
83 ブレヒト
84 レヴィ-ストロース
85 フーコー
86 カント
87 ハイデガー
88 スピルバーグ
89 記号論
90 数学
91 西田幾多郎
92 部落差別と宗教
93 司馬遼太郎と「坂の上の雲」
94 六大学野球
95 神道
96 新選組
97 チョムスキー
98 ヤマトタケル
99 住基ネットと人権

以後続刊　＊は品切